ÆTIOLOGISCHE STUDIEN.

ÆTIOLOGISCHE STUDIEN

von

Dr. KRIEGER

Kreisarzt und Privatdocent für Hygiene an der Universität Strassburg.

Ueber die Disposition zu Catarrh, Croup und Diphtheritis der Luftwege.

Mit 25 chromotypographischen Tabellen.

Zweite vervollständigte Ausgabe

STRASSBURG

VERLAG VON KARL J. TRÜBNER

1880

Strassburg, Druck von G. Fischbach. — 2746.

Vorwort zur zweiten Ausgabe.

So wohlwollend die sämmtlichen Besprechungen und Erwähnungen meiner ætiologischen Studien waren und so sehr dieselben den Verfasser auch befriedigen mussten, so wurden doch einzelne, allerdings wenige Punkte beanstandet. Es sind dies zum Theil solche, welche in der vorliegenden Ausgabe abgestellt werden konnten, wie der Mangel eines Inhaltsverzeichnisses.

Den Vorwurf, dass ich nur einzelne Jahrgänge der englischen Statistik benutzte statt des gesammten vorliegenden Materials, hoffe ich dadurch erledigt zu haben, dass ich letzteres nachträglich nach dem Supplement to the 35 annual Reports of the Registrar-General, London 1875 bearbeitete. Ich erhielt eine so vollständige Uebereinstimmung mit den Angaben der von mir benutzten Jahre, dass, wie dies einer meiner Kritiker (Geissler) voraussah, «die Beweisführung nur noch sicherere Stützen gewonnen hat.» Angesichts dieser Sachlage mochte ich mich zu Aenderungen nicht entschliessen, da die Bearbeitung der englischen Statistik aus den Jahren 1848—1872 zu genau denselben Resultaten und Schlüssen führt wie das Material aus den Jahren 1858 und 1859.

Weitere wesentliche Einwürfe sind mir nicht bekannt geworden; fortgesetzte Beobachtungen haben mich in meiner Ueberzeugung nur bestärkt, dass bei den in Frage gestellten krankhaften Prozessen die Disposition der wesentlichere Factor der Pathogenese ist, dessen Studium und Bekämpfung einen weit grösseren Erfolg verspricht, als das Suchen und der Kampf gegen die hypothetischen specifischen Erreger dieser Krankheiten.

Heidenhain hat (in Virchow's Archiv, Bd. 70, 441) experimentell gezeigt, dass bei Thieren durch halbstündliche Einathmung von trockenheisser Luft (70—80° C.) Croup nicht erzeugt werden kann. Nach eigener eingehender Prüfung kann ich diese Angabe bestätigen. Durch eine so hoch temperirte Luft tritt nur eine Erweiterung der Gefässe ein, welche so hochgradig wird, dass die Thiere durch Lungenödem zu Grunde gehen, insofern man sie 2—3 Stunden eine solche Luft einathmen lässt. Die Thiere erholen sich wieder bei kürzerer Dauer des Versuches, indem die Hyperämie nach einiger Zeit vorübergeht.

Diese Experimente sprechen nicht gegen meine Hypothese der Schädlichkeit einer allzu trockenen warmen Luft, da ich nicht aufstellte dass dieselbe allein im Stande sei Croup zu erzeugen. Es müssen vielmehr diese Versuche als eine Bestätigung meiner Ansicht aufgefasst werden, dass eine zu trockenwarme Luft in cumulirender Einwirkung durch Erzeugung von Hyperämie schädlich werden und eventuell als ein Factor der Disposition auftreten kann. Eine Veröffentlichung meiner Versuche wird in kürzester Frist erfolgen.

Strassburg, September 1879.

Der Verfasser.

Inhaltsverzeichniss.

Ueber die

Disposition zu Catarrh, Croup und Diphtheritis der Luftwege.

I.

Einleitung.

Zur Entstehung aller acuten Krankheiten, welche nicht durch chemische Reize, mechanische Insulte etc. hervorgerufen werden, bedarf es ausser der Einwirkung einer Gelegenheitsursache oder eines specifischen Krankheitserregers einer ganz bestimmten individuellen Disposition. Dass z. B. thermische Einwirkungen von der gleichen Intensität, ob wir dieselbe nun als Wärme oder Kälte bezeichnen, bei dem einen Menschen eine Erkrankung, bei einem anderen nicht das mindeste Unwohlsein hervorrufen, kann nur von der Individualität der Betreffenden abhängen, und dass die gleiche Erkältung bei dem Einen Schnupfen, bei dem Anderen Bronchialcatarrh, bei einem Dritten oder Vierten einen Kolikanfall oder Diarrhöe, Zahnschmerzen oder Facialislähmung oder irgend eine andere rheumatische Affection hervorruft, ist lediglich von der individuellen Krankheitsanlage bedingt[1].

Diese von der tagtäglichen Erfahrung bestätigten Sätze sind wohl allgemein angenommen und werden heutzutage von Niemanden mehr bestritten.

[1] Anm. Liebermeister: Einleitung zu den Infections-Krankheiten, pag. 16 im Handbuch der spec. Path. und Therapie von Ziemssen 1874.

Uhle und Wagner, allgem. Pathologie, 1876, in den betr. Kapiteln.

Man sieht also jede entzündliche Krankheit als das Produkt zweier Faktoren an, der Disposition zur Krankheit und des Krankheitserregers. Was ich unter Disposition verstehe, werde ich im Laufe meiner Arbeit auseinander setzen; Krankheitserreger ist nur der allgemeine Ausdruck für Alles was fähig ist, die Disposition zu einer bestimmten Krankheit auszulösen: — bei den Blattern ist der Krankheitserreger das Blatterngift, bei einer Erkältungskrankheit die thermische Einwirkung. Meine Untersuchungen befassen sich nur wenig mit dem Krankheitserreger, und ich werde stets diesen allgemeinen Ausdruck gebrauchen, da ich mich für keine der streitigen Ansichten in Betreff des letzteren entscheiden möchte.

Eine der auffallendsten Eigenthümlichkeiten wird bei vielen, wenn auch nicht bei allen Krankheiten beobachtet, deren Entstehung wir der Infection durch einen specifischen Krankheitserreger zuzuschreiben pflegen. Seit Jahrhunderten hat die ihnen folgende Immunität auf das Vorhandensein einer bestimmten und zur Entstehung der betreffenden Infectionskrankheit nothwendigen individuellen Disposition aufmerksam gemacht. Dieselbe besteht, wie wir wissen, darin, dass das einmalige Ueberstehen der Krankheit für eine gewisse Zeit oder selbst für das ganze Leben einen absoluten oder relativen Schutz gegen die gleiche Krankheit verleiht. Diese Immunität tritt insbesondere hervor bei Masern, Scharlach, Variola, Vaccine, exanthematischem Typhus, Gelbfieber und Keuchhusten.

Alle diese acuten Infectionskrankheiten unterscheiden sich in diesem Punkte wesentlich von der ersterwähnten Gruppe von acuten Krankheiten, bei denen wir eine Infection nicht nachweisen können oder annehmen und deren Krankheitserreger nicht specifischer Natur ist.

Nach dem Ueberstehen der nicht infectiösen Krankheiten tritt nicht allein keine Immunität ein, sondern sogar häufig eine entschiedene Neigung zu Rückfällen. Wir befürchten demnach, dass eine Disposition zu Catarrhen der verschiedenen Abschnitte des Darmkanals und der Luftwege, zu rheumatischen Affectionen etc. noch fortbesteht, wenn auch die betr. acute Erkrankung schon abgelaufen ist, und betrachten den Ort der Erkrankung als den „locus minoris resistentiæ“, insofern wir nicht die Krankheit der Einwirkung einer Gelegenheitsursache von greifbarer Intensität zuschreiben konnten.

Ueber die aetiologische Stellung von Catarrh, Croup und Diphtheritis der Luftwege ist man bis jetzt noch nicht einig. Ohne des Näheren darauf einzugehen, schliesse ich mich vorläufig der weitaus grösseren Mehrzahl der Aerzte an, welche den Anschauungen von Hirsch[1] folgt, und nur einige Formen des Catarrh (Keuchhusten, Influenza) sowie die Diphtherie den Infectionskrankheiten zurechnet. Hier möchte ich indessen hervorheben, dass sich die Diphtherie in Bezug auf die Neigung zu Rückfällen nach überstandener Krankheit ähnlich verhält wie der nicht infectiöse Catarrh.

Die häufigen Recidiven des gewöhnlichen nicht infectiösen Catarrh sind jedem Laien bekannt. In Bezug auf Croup sagt schon Roser von Rosenstein, einer der ersten Schriftsteller die über denselben geschrieben[2]: „derjenige der einmal mit Croup behaftet gewesen, kann denselben wieder bekommen“, und ähnlich äussern sich viele ältere Autoren, welche sich über diesen Punkt aussprechen. Ja die Napoleon'schen Preisträger Jurine und Albers[3] wollen bei ein und demselben Kind, der erstere 7, der zweite 9 Mal Croup beobachtet haben; Clemens, in Frankfurt, hat Kinder behandelt, die mit dem 7. Jahre 16 ausgebildete Bräuneanfälle hatten[4]. Mit Recht rechnet man solche Fälle dem sogen. Pseudocroup zu, welcher sich durch seine Neigung zu Recidiven auszeichnet. Und wenn auch einige Autoren wie Niemeyer[5] behaupten, dass eine „Neigung zu Recidiven nach Croup zurück bleibe,“ so sprechen doch erfahrene Aerzte sich wieder dagegen aus, wie Guersant, Valleix und Monti. Ich kann zu dieser Frage einen kleinen Beitrag liefern, insofern ich ein Mädchen von 5 Jahren, Febr. 1867, an Laryngitis crouposa behandelte, welche nach Auswerfen von Croupmembranen rasch in Genesung überging. Ungefähr 3 Wochen nach der Erkrankung recidivirte der Process, nachdem eine intensive Erkältung vorausgegangen war, und das Kind erlag der zweiten Attaque. Die Recidiven sind wohl desshalb so selten, weil 70 °/₀ und mehr der an Croup Erkrankten sterben, und die Altersdisposition rasch schwindet.

[1] Anm. Hirsch, Handbuch der historisch-geographischen Pathologie, 1860.

[2] Rosen v. Rosenstein, Kinderkrankheiten, 1774.

[3] Encyclopädie der med. Wissenschaften, v. Meissner. Leipzig 1830, 1. Band.

[4] J. f. Kinderkrankheiten, 1860, pag. 192.

[5] Niemeyer, die Krankheiten der Respirationsorgane, 1858, pag. 14 u. 24.

Von grösserem ätiologischen Interesse ist die Frage nach Immunität bei der Diphtherie. Oertel[1] sagt hierüber: „Ein einmaliges Ueberstehen der Krankheit bringt niemals eine derartige Veränderung im Organismus hervor, wie es bei den Masern, Scharlach und Blattern der Fall ist, dass das diphtheritische Contagium an demselben auf längere Zeit hin nicht mehr haftet und eine gewisse Immunität gegen diese Krankheit gesichert ist.“ In der That weist die Literatur eine grosse Zahl von zwei und mehrmaligen Erkrankungen nach. Um einen der neuesten Beobachter zu erwähnen — Letzerich von Braunfels hat sogar „häufige Infectionen“ an sich selbst beobachtet[2].

Die Diphtherie steht also in Bezug auf Immunität in der Mitte zwischen dem gewöhnlichen Catarrh einerseits und den Masern, Scharlach, Keuchhusten[3] andererseits, nach deren einmaligem Ueberstehen die Disposition fast immer erlöscht. Wollte man eine Immunitätsreihe bilden analog der electro-chemischen Reihe, so wäre dieselbe in folgender Weise anzuordnen:

Masern, Keuchhusten ——— *Diphtherie, Catarrh.*

Wenn ich diesen Unterschied zwischen der Diphtherie und den übrigen Infectionskrankheiten besprochen habe, so geschah das mehr der Vollständigkeit halber, nicht aber um ein besonderes Gewicht darauf zu legen und weitgehende Schlüsse daran zu knüpfen.

Trotzdem nun eine gleiche Immunität nach überstandener Krankheit nicht existirt und auf eine individuelle Disposition nicht mit der gleichen Bestimmtheit hinweist, wie die Immunität nach Masern, Scharlach und Blattern, so ist doch sowohl beim gewöhnlichen Catarrh als bei Croup und Diphtherie die Annahme einer zur Erkrankung nothwendigen Disposition unbedingt erforderlich, um wohlconstatirte Thatsachen der Pathogenese zu erklären. Ehe ich dieselben bespreche, muss ich in dem nächsten Kapitel erst auf einige allgemeine Verhältnisse näher eingehen.

[1] Anm. Oertel, Diphtherie, Handbuch der spec. Path. u. Therapie, v. Ziemssen, 1874, p. 564.

[2] Anm. Virchow's Archiv, 63. Bd., p. 182.

[3] Anm. Niemeyer, l. c., p. 75.

II.

Bis zur jüngsten Zeit haben sich die Ansichten über das Verhältniss des Croup zur Diphtherie noch so wenig geklärt, dass fast jeder Beobachter, der über eine dieser Krankheiten berichtet, seine Stellung zu den Fragen, welche in Betracht kommen, auseinander setzt. Dies zwingt auch mich, mit kurzen Worten auf die in Rede stehenden Verhältnisse einzugehen, zumal ich von einem bis jetzt noch in keiner grösseren Arbeit vertretenen Gesichtspunkte ausgehe.

Vom grob pathologisch-anatomischen Standpunkte, wie Wagner sich ausdrückt, bezeichnet man bekanntlich mit Croup diejenige Exsudationsform, bei welcher ein fibrinöses Exsudat auf die freie unverletzte oder höchstens hyperämische Schleimhaut gesetzt ist, während bei Diphtheritis ein Exsudat in die Schleimhaut selbst eingelagert ist, und hier die bekannten Folgen nach sich zieht. Ob nun dieses Exsudat von gleicher oder ähnlicher Beschaffenheit, ob es eine Pharyngitis crouposa gibt u. s. w., sind Fragen, die hier nicht weiter interessiren. In anatomischer Beziehung sind also Croup und Diphtheritis nur Modificationen des entzündlichen Processes, und manche Beobachter fassen letztere nur als eine Steigerung ein und desselben krankhaften Vorgangs auf, wie andere auch Catarrh und Croup blos als graduell verschiedene Krankheitsprocesse ansehen.

Dieser anatomischen Eintheilung gegenüber steht nun die ätiologische, welche, unbekümmert um die anatomische Form, die Krankheit nach ihrem Krankheitserreger benennt. Da nun der specifische Krankheitserreger der Diphtherie bald nur einen einfachen Catarrh, bald Croup, bald Diphtheritis im anatomischen Sinne verursacht, so nennt man alle diese Formen nach ihrem Krankheitserreger Diphtherie, unterscheidet aber eine catarrhalische, croupöse, ulceröse und gangränöse Form derselben. Alle diese Formen werden den Infectionskrankheiten zugerechnet, und um die leidigen Auseinandersetzungen zu vermeiden, schlägt Roser[1] vor, mit Diphtherie die

[1] Archiv der Heilk., 1869, 1-4.

Krankheit, mit Diphtheritis die anatomische Form zu bezeichnen, Senator [1] die Krankheit Synanche contagiosa zu nennen. Ohne die Vortheile der Senator'schen Unterscheidung zu verkennen, finde ich es doch für zweckmässig, mich der Roser'schen Bezeichnungsweise anzuschliessen. Während nun einige Beobachter auch den genuinen Croup der Luftwege der Diphtherie zurechnen, halten andere an dem entzündlichen nicht infectiösen Character desselben fest. Namen von gleich gutem Klang vertreten die genannten sich gegenüber stehenden Ansichten.

Ueber den eigentlichen Krankheitserreger des entzündlichen Croup weiss man gerade so viel oder vielmehr ebenso wenig, wie über den der meisten entzündlichen Krankheiten. Auch über den Krankheitserreger der Diphtherie sind bekanntlich die Acten noch nicht geschlossen, insbesondere nicht über die Frage, welche Rolle die Pilze spielen, die man in den pathologischen Producten findet.

Alle diese Fragen stehen meinen Untersuchungen grossentheils fern. Ich bin desshalb angenehmer Weise nicht gezwungen, Stellung zu denselben nehmen zu müssen. Um die Krankheitserreger kümmere ich mich nur soweit, als ich den Versuch machen werde, auseinander zu setzen und womöglich zu entscheiden, welche Thatsachen der Pathogenese auf den Krankheitserreger, und welche auf die Disposition zu deuten sind. So schwierig diese Frage in vielen Fällen ist, so muss ich sie doch in Angriff nehmen, weil es ausserdem unmöglich wäre, irgend eine Beobachtung zu verwerthen.

Da nach den heutigen ätiologischen Anschauungen ein und dasselbe spec. Gift bald nur Catarrh, bald Croup, bald Diphtheritis auszulösen vermag, so muss man von diesem Standpunkte doch zugeben, dass anderweitige ätiologische Verschiedenheiten diese Processe trennen, welche, meines Erachtens und wie ich nachzuweisen hoffe, nur in der Disposition beruhen können. Aus diesem Grunde stelle ich mich auf den anatomischen Standpunkt und nehme eine Disposition zu Catarrh, zu Croup, gleichviel ob letzterer genuin oder durch das spec. Gift der Diphtherie verursacht ist, ferner eine Disposition zur Diphtheritis an. Complicirt sich Croup mit Diphtheritis, so nehme ich eine Disposition zu beiden Krankheitsprocessen an bei ein und demselben Individuum, und rechne diesen Fall sowohl zu Croup als zur Diphtheritis.

[1] Sammlung klinischer Vorträge v. Volkmann, Nº 78, über Synanche contagiosa.

Was die Diagnose betrifft, so macht dieselbe bei vielen nicht ganz bestimmt characterisirten Krankheitsfällen sowohl vom anatomischen als ätiologischen Standpunkte aus viele Schwierigkeiten [1]. Buhl hebt schon die Schwierigkeiten der anatomischen Diagnose hervor und Senator die der ätiologischen [2]. Letzterer macht es von dem Vorhandensein einer Epidemie abhängig, ob eine catarrhalische Angina der Synanche contagiosa resp. Diphtherie zugerechnet werden soll oder nicht.

Wichtig sind nun die Consequenzen dieser verschiedenen Art und Weise der Eintheilung in Bezug auf die Statistik. Diejenigen, welche auf dem rein anatomischen Standpunkte stehen, also nur Diphtheritis i. e. die schweren Formen zur Diphtherie rechnen, sind so unglücklich, 40, 50 und mehr Procente ihrer Diphtheriekranken zu verlieren, während die Beobachter, welche auf ätiologischer, freilich häufig etwas willkürlicher Basis stehen, mit 4—5 % Mortalität, die Diphtherie als eine bei weitem nicht so gefährliche Krankheit erscheinen lassen, als man allgemein anzunehmen gewohnt ist. Ueber die glänzenden Resultate der letzteren fehlen freilich spöttische Bemerkungen Seitens der ersteren so wenig, als über die analogen der Napoleonischen Preisträger in Bezug auf Behandlung des Croup, welche schwere Fälle von Laryngitis catarrhalis, sogen. Pseudocroup der Lar. membranacea zurechneten. Als Beweis wie es in der Morbiditäts-Statistik nur darauf ankömmt, was man unter Diphtherie versteht, diene die nachfolgende Zusammenstellung der Behandlungs-Resultate. Ein Engländer, John Brigdes, verlor 2 1/2 %, Letzerich 4 — 5, Jacobi (Amerika) 6 %, Grave in Norwegen 10 %, Zimmermann 16 %, Bouillon-la-Grange 32 %, Sech 43, de Wineht über 51 % ihrer Diphtherie-Kranken. Oppolzer und Henoch, letzterer allerdings in der Spitalpraxis, verloren mehr als die Hälfte ihrer Kranken.

Für die Benützung der statistischen Daten sind diese Verhältnisse sehr wichtig. Da die Morbiditätsstatistiken nach so verschiedenen Principien aufgestellt sind, so darf man sie nur mit einer gewissen

[1] Anm. Zeitschr. für Biologie, 3. Band, 1867, p. 342.

[2] Anm. Sammlung klinischer Vorträge v. Volkmann, N° 78, Synanche contagiosa, p. 622.

Vorsicht benützen. Es gewährt daher Vortheile, die Mortalitätsstatistik zu verwerthen, da sich die Sterblichkeit nicht um das Eintheilungsprincip bekümmert. Dies, sowie die Dürftigkeit der Morbiditätsstatistiken, ist die Ursache, wesshalb ich die Mortalitätsstatistik häufiger als die Morbiditätsstatistiken verwerthe.

Von der anatomischen und ätiologischen Eintheilung ist diejenige, welche den officiellen Mortalitätsstatistiken zu Grunde liegt, sehr verschieden. Sie ist ein Gemisch der ätiologischen und anatomischen Eintheilung mit Berücksichtigung der Localisation, verschieden nach Ort und Zeit je nach den Anschauungen der Aerzte, welche sich auch auf den Laien und den Todtenschauer übertragen. Diese Unklarheit der Statistik, eine nothwendige Folge der wechselnden Ansichten im Laufe der letzten Jahrzehnte, bereitet die grössten Schwierigkeiten, sobald es sich um Trennung von Croup und Diphtheritis handelt.

Was in den officiellen Statistiken als Croup bezeichnet wird, ist nur dem geringsten Theile nach genuiner Croup, sondern mehrentheils diphtheritischer. Nach meiner Auffassung ist dies kein Fehler. Auch ist der Nachtheil nicht so gross, dass eine Anzahl von schwerer Laryngitis catarrhalis mitgezählt werden, da die Todesfälle an ihr selten sind.

Da im jugendlichen Alter die grösste Zahl der Sterbfälle an Diphtherie in Folge von Complication des Croup mit Diphtheritis erfolgt, so muss man eine grosse Zahl der Todesfälle an Croup auch der Diphtheritis, solche der Diphtheritis auch dem Croup zurechnen.

Trotz ihrer auch von mir keineswegs bestrittenen Fehler, besitzt die officielle Statistik einen viel grösseren Werth und Glaubwürdigkeit, als man ihr für gewöhnlich zugesteht. Mit Recht sagt von ihr Bohn[1]: „Zu ihrem Schutze muss man sich erinnern, dass der Croup eine zu laute und prægnante Erscheinung ist, und dass da, wo er tödtlich endete, die Diagnose nicht zweifelhaft sein konnte.“

Sobald es sich um grössere Zahlen handelt, gleichen sich die Fehler aus, und der Leser wird späterhin oft eine wunderbare Uebereinstimmung der Resultate der Statistik finden.

[1] Königsberger medizin. Jahrbücher, 1859.

III.

Die Altersdisposition.

Schon die einzige Thatsache, dass Catarrh, Croup und Diphtheritis bestimmte Perioden des Kindesalters so ungemein bevorzugen, lässt kaum zweifeln, dass die Disposition bei der Genese eine grosse Rolle spielt. So auffallend die Verschiedenheit der Altersdisposition ist, so wenig sind noch ihre Ursachen erforscht. Das genaue Studium der Altersdisposition führt zu wichtigen Schlüssen, und dies mag deren ausführliche Besprechung rechtfertigen.

Während einige Infectionskrankheiten, insbes. Variola, Keuchhusten und Syphilis von der Mutter auf die Frucht übertragen werden können, ist dies meines Wissens noch nie weder beim nicht infectiösen Catarrh noch Croup noch Diphtherie[1] beobachtet worden; so wenig je ein Kind mit Magen- oder Darmcatarrh zur Welt kommt, ebenso wenig wird ein Kind mit Catarrh der Luftwege geboren. Aber letztere Krankheit kann sich bekanntlich sehr rasch entwickeln. Auf welche Weise dies für gewöhnlich geschieht, hat meines Wissens Jörg[2] zuerst näher beschrieben in Uebereinstimmung mit Billard:

«Ein neugeborenes Kind wird, wenn man selbiges mehr oder weniger erkältet, von der Gelbsucht, keineswegs aber vom Husten befallen. Diese Neigung zur Gelbsucht hält ohngefähr die ersten 4-6 Wochen nach der Geburt an, und verliert sich dann allmählig. An ihre Stelle tritt nach und nach die Opportunität zu einer andern Anomalie, und jede leichte Erkältung zieht dem Kinde nun nicht mehr Gelbsucht, sondern mehr oder weniger Husten zu. So selten man ein Kind, welches die ersten 6 Wochen noch nicht zurückgelegt hat, husten hört, so häufig trifft man die Kinder nachher mit dieser Anomalie behaftet. Das neugeborene Kind verfällt in Heiserkeit, aber es hustet nicht. Auf gleiche Weise sind die neugeborenen Kinder auch dem Schnupfen ausgesetzt, und man hört selbige nicht selten von der Geburt an mehrere Tage hinter einander täglich mehrere Male

[1] In der Literatur finde ich nur die nachfolgende Notiz des Engländers John Bridges, Jahrb. f. Kinderkrankh., 1864: «Die von diphth. afficirten Eltern geborenen Kinder bieten immer nach der Geburt Zeichen der Krankheit. Mandeln, Zapfen und Gaumen sind geschwollen, œdematös. Die Leichenöffnung ergibt immer Erguss im Herzbeutel, etc. Von Diphtherie bei der Section ist nichts erwähnt.

[2] Jörg, Handbuch der Kinderkrankheiten, 1836, p. 531.

niessen; man sieht, dass die Nasenschleimhaut reichlich absondert, dessen ungeachtet bleibt der Husten fast gänzlich aus.

Es ist merkwürdig, wie schnell die Organe in ihren krankhaften Aeusserungen wechseln.»

Aehnlich drückt sich West[1] aus, der die Beobachtungen von Jörg bestätigt, wonach diese Empfindlichkeit der Luftröhrenschleimhaut weniger in den ersten 2 Lebensmonaten als später besteht, und dass im Gegensatz hierzu die Nasenschleimhaut nicht so unempfindlich sei. Coryza komme in den ersten Lebensmonaten häufig vor. West fährt dann fort:

«Mit dem zunehmenden Alter der Kinder wächst die Disposition zum Catarrh, und die Empfindlichkeit der respiratorischen Schleimhaut scheint in der Dentitionsperiode ihr Maximum zu erreichen.»

Ich folge einem alten Brauch, statt der eigenen Beobachtungen ältere anzuführen, und habe desshalb nur hinzuzufügen, dass meine Erfahrungen über das erste Auftreten des Catarrh der Nasen- und Luftröhrenschleimhaut mit Jörg und West übereinstimmen. Ich habe lange Zeit mein Augenmerk auf diesen Punkt gerichtet. Frühestens habe ich nach 4—5 Tagen Nasensecretion zuerst spärlich, dann erst in einzelnen Fällen reichlicher beobachtet. Mit 10—14 Tagen kann sich schon unter bestimmten Bedingungen ein sehr intensiver Schnupfen entwickeln, auf dessen Gefährlichkeit bei Neugeborenen Rayer zuerst aufmerksam gemacht hat.

Catarrh des Larynx und der Trachea entwickelt sich eventuell viel später und zwar frühestens nach 5 Wochen.

Als Ausnahme können diejenigen Fälle betrachtet werden, in denen Kinder mit Bildungs- oder Entwicklungs-Anomalien geboren werden, welche die Respiration oder Circulation beeinträchtigen. In solchen seltenen Fällen bringen die Kinder die nämliche Disposition mit zur Welt, die ein Herzkranker bei gestörtem Rückfluss des Blutes zum Herzen in so hohem Grade besitzt. Von diesem Gesichtspunkte aus muss der Fall von Weickert[2] aufgefasst werden, beschrieben unter dem Titel: Diphtheritis und Pneumonia hämorrhagica bei einem 7 Tage alten Kinde. Das Kind wird mit livider Haut und mühsamer Respiration geboren. Offenbar handelt es sich um einen Bildungsfehler und um hochgradige Stauung. Sofort nach der Geburt entwickelt sich Catarrh der Luftwege, nach 7 Tagen ein kleines Geschwür am harten Gaumen. Die Section wies Diphtheritis des Kehl-

[1] West, übers. v. Wagner, Kinderkrankheiten, 1857, p. 192.

[2] Jahrbuch für Kinderheilkunde, neue Folge III, p. 332.

kopfs nach mit hæmorrhag. Pneumonie. Aetiologisch lag kein Grund vor, die Krankheit Diphtheritis zu nennen. Man sieht wie rasch sich auf einem Boden von hochgradiger Stauung Catarrh und Geschwüre entwickeln.

Selbstverständlich kann man diejenigen Fälle nicht als Ausnahme bezeichnen, in denen auf die Schleimhaut irgend ein chemischer Reiz einwirkt. Ich habe beobachtet, dass ein Kind von 2 Tagen heftigen Husten acquirirte, nachdem es ziemlich lange in einem mit Rauch gefüllten Zimmer lag.

Dagegen muss als Ausnahme der infectiöse Keuchhusten aufgefasst werden, der sich wie erwähnt schon der Frucht mittheilen, oder neugeborene Kinder in den ersten Lebenstagen befallen kann [1].

Viel später als Catarrh pflegt sich event. Croup [2] einzustellen. Schon F. Home [3], von dem die Bezeichnung Croup herrührt, hebt das auffallende Verhältniss hervor:

«Der Croup befällt vorzugsweise Kinder, und zwar um so häufiger, sobald sie einmal abgewöhnt, je jünger dieselben sind. Kinder die gestillt werden scheinen für Croup weniger disponirt zu sein.»

Croup bei Säuglingen ist in der That sehr selten; bei Neugeborenen kommt er in den ersten Wochen fast gar nicht vor. Den älteren Autoren erschien dies Verhältniss sehr auffallend, so dass sie sorgfältig alle Fälle von Croup im ersten Lebensjahr registrirten, so Double Traité du Croup, 1811. Sachse in Hufelands Journal, 1809, 6. Stück, pag. 10. Das jüngste der erkrankten Kinder (Vieusseux) war 12 Wochen alt, dann 1 von 16, 1 von 21 Wochen u. s. w. Nach einem halben Jahr sind dann die Fälle recht häufig. Das jüngste der von neueren Autoren erwähnten Croup-Kinder ist 5 Wochen alt, ein von Schuller [4] beschriebener Fall von Nasencroup. Bouchut erwähnt indessen Croup bei einem Kinde von 8 Tagen; Monti [5], bei einem 14tägigen Kinde. Billard [6], der gewöhnlich in den neueren Handbüchern als Beobachter von Croup bei Säuglingen angeführt wird, sagt:

«Chez les enfants nouveau-nés le catarrhe bronchique et la coqueluche sont moins fréquents qu'à un âge un peu plus avancé; eh bien! le croup ne se rencontre presque jamais chez eux.»

[1] Lebert, Klinik der Brustkrankheiten, 1873, pag. 243.

[2] Unter Croup verstehe ich stets den *Croup des Larynx*, wie man gewöhnlich die häufigste Form desselben mit Weglassung der Localisation bezeichnet.

[3] Home, Recherches sur la nature, etc., du Croup. Paris 1809.

[4] Jahrb. für Kinderheilkunde, 1871, 331.

[5] Monti, über Croup im Kindesalter.

[6] Archives générales de médecine, 1826, pag. 554.

Billard erwähnt dann die Ausnahmen; er sah in den Bronchien eines an Keuchhusten gestorbenen Kindes von 3 Monaten „une matière blanche épaisse et concrète comme du fromage de lait.“ Ferner hat Billard das Auftreten *von Nasencroup* bei 5 noch jüngeren Kindern unter 40 die an Coryza litten, beobachtet: „au milieu du fluide muqueux une membrane très-épaisse tout à fait analogue à celle du croup.“

Treffend fasst Canstatt[1] dies Verhältniss zusammen mit den Worten:

« Croup entsteht selten vor Ablauf des ersten Lebensjahres, bei säugenden Kindern kommt er sehr selten vor, wenn auch vereinzelte Beispiele davon aufgezeichnet sind. Merkwürdig ist, dass in diesem zarten Alter hingegen der Nasencroup häufiger ist. »

In Bezug auf die Diphtherie, sagt Oertel:

« Kinder unter einem Jahre werden vergleichsweise nur selten von Diphtherie ergriffen, im ersten halben Jahre scheint dem kindlichen Organismus die Empfänglichkeit für diese Krankheit gänzlich zu fehlen. »

Das Wort gänzlich steht nicht vollständig im Einklang mit den Angaben der Literatur. Es sind eben doch eine allerdings kleine Zahl von Beobachtungen gemacht, nach welchen sich Diphtherie resp. die Disposition hierzu sehr rasch nach der Geburt entwickeln kann. Schon Bretonneau[2] hat einen derartigen Fall bei einem Kinde von 15 Tagen beschrieben, welcher jedoch vom anatomischen Standpunkt dem Croup zugerechnet werden muss. Aetiologisch wird man wohl diesen seltenen Fall der Diphtherie zurechnen, denn die 33jährige Pflegerin (ob Mutter oder Pflegerin lässt sich nicht genau aus der Fassung erkennen) des Kindes starb an diphtheritischem Croup. Von den zahlreichen Beobachtungen Bretonneau's (über 100) war das nächstjüngste Kind 8 Monate alt, ebenso alt das jüngste von 461 Erkrankungen die Daviot in einer Epidemie von Pharyngeal-Diphtherie 1841—44 behandelte; das jüngste der von Bohn beobachteten 7 Monate, von Samuelson 8 Monate (50 und 20 Fälle), das jüngste von 51 Croupkranken nach Hönerkopf $1/2$ Jahr; von Bartels 160 Fälle 5 Monate, von Demme 45 Fälle 15 Monate; unter 75 Fällen hat Pauli keinen Säugling, und um auch meine Statistik zu erwähnen, so war von etwa

[1] Canstatt, Handbuch der med. Klinik, III, 1843.
[2] Bretonneau, Traité de la diphthérie, 1826, pag. 36.

100 Fällen von Diphtheritis und Croup das jüngste der erkrankten Kinder 5 Monate alt.

Ferner Luzsinsky zählt unter der grossen Zahl der Wiener Kinderklinik Croup mit 4, 6 und 8 Monaten, Diphtheritis nur bei 2 Säuglingen. Andral stellt in seinen Vorlesungen, 1845, 300 Fälle zusammen, je 1 Croupfall von 1, 3 und 5 Monaten, 18 von 5—12 Monaten, 62 von 1—2 Jahren, dann 45, 54, 52, 29, 29 in den darauffolgenden Jahren, 3 von 7—8, 6 von 8—11 Jahren.

Angesichts solcher Zahlen, welche ich nicht etwa willkürlich aus der Literatur herausgriff, sondern welche diejenigen Angaben, wenn auch nicht erschöpfend, umfassen, die sich über das Minimalalter äussern, thut man wohl gegen die seltenen Fälle der Literatur etwas vorsichtig zu sein. Den Fall von Weikert habe ich schon besprochen und ähnlich kann es sich ja auch in anderen Fällen verhalten. Den eben erwähnten Fall von Bretonneau werde ich noch besprechen. Schwieriger zu beurtheilen wegen ihrer Kürze sind die Mittheilungen von Fröbelius aus dem Petersburger[1] Findelhause über die Diphtherie der Säuglinge. „Von 36 Brustkindern war die grösste Krankenzahl in dem 2wöchentlichen Alter, nächst dem in den ersten Tagen nach der Geburt. Die Ursache der Diphtheritis sucht Fröbelius in „constitutionellen Verhältnissen der Kinder selbst und ihrer Mütter." Fröbelius steht übrigens in Bezug auf Croup den er niemals in den ersten Lebensmonaten beobachtete, in Einklang mit anderen Angaben der Literatur. So sagt Billard :

«M. Baron, dont l'expérience est beaucoup plus étendue que la mienne, m'a affirmé n'avoir jamais observé à l'hospice des Enfants-Trouvés[2] de pellicule membraneux dans les voies aériennes des jeunes enfants, lors même que le croup (hier offenbar Diphtherie) régnait épidémiquement sur des enfants d'un âge plus ou moins avancé qui se trouvent dans la même maison.»

Meines Erachtens handelt es sich bei den Beobachtungen von Fröbelius um die sogenannten Bednar'sche Aphthen, welche nach der Ansicht von Reubold, Bohn und Henoch[3] Ulcerationsprocesse der Follikel der Gaumenschleimhaut sind, und nichts mit Diphtherie zu thun haben. Sie kommen nur bei cachectischen Kindern vor und sind

[1] Petersburger med. Zeitschrift, 1866, Heft XII.

[2] Archives génér. de méd., XII, p. 554.

Charité-Annalen, 1876, pag. 609.

meist mit Soor verbunden. Nur Ritter bezeichnet diese Fälle als Diphtheritis, betont aber deren geringe Intensität und Ausbreitung. Als Beweis, dass es sich hier nicht um Diphtherie handelt, kann man die Beobachtungen von Wagner (bei Ziemssen, VII, 198), von Binder, Becker u. A. anführen, dass selbst da, wo alle Geschwister erkrankt waren, die Säuglinge sehr selten, die Neugeborenen nie erkrankten: Beobachtungen welche ich bestätigen kann.

Jedenfalls sind die Fälle von Diphtheritis in den ersten 6 Monaten nach der Geburt äusserst selten, so dass man wie beim Catarrh und Croup annehmen kann, die Disposition ist bei der Geburt gleich Null, sie kann sich aber unter allerdings sehr seltenen Verhältnissen wie die Disposition zu Catarrh und Croup ziemlich rasch entwickeln, und findet sich erst im zweiten Halbjahre etwas häufiger, jedoch weniger häufig wie die zu Croup.

Die Thatsache, dass die Disposition zu Croup und Diphtherie bei der Geburt gleich Null und erst etwa vom 2. Halbjahr an rasch ansteigt, erscheint mir so wichtig, dass ich sie auch durch die officielle Statistik belegen möchte. In der Berliner Epidemie von 1868/69 starben an brandiger und Mandelbräune 1740, an häutiger Bräune 602 in überwiegender Zahl Kinder. Albu gibt das Alter der Verstorbenen[1] nach den Polizei-Aufzeichnungen. Die von Albu gegebenen Zahlen in Procenten auf die Zahl der in jeder Altersklasse lebenden Kinder nach den Quetelet'schen Mortalitätstafeln berechnet[2] ergibt die Curven in Tab. I, für die ersten 11 Lebensjahre.

Die Croupcurve in ihrer Verlängerung geht fast direct auf den Nullpunkt zu; aber jeder Statistiker wird dieselbe, wie auch die Diphtheriecurve analog ihrem Abfall noch einmal brechen. Ich habe dies in Tab. I durch die punktirten Linien angedeutet.

Derjenige der sich practisch mit Statistik beschäftigt, weiss übrigens, dass die Zahl der Sterbfälle an Diphtherie im ersten Lebensjahr zu hoch angegeben ist. Die Sorgfalt, mit welcher die Diagnosen gestellt und die Todesursachen registrirt werden, entspricht durchschnittlich dem Werthe, welcher dem Gestorbenen zukommt resp. beigelegt wird. Die Todesursachen der Reichen sind immer sorgfältiger registrirt als die der Armen, die der älteren Kinder

[1] Journal für Kinderkrankheiten, 1869, pag. 159.
[2] Oesterlen, Handb. der med. Statistik, 1865, pag. 175.

sorgfältiger wie die der Neugeborenen und Säuglinge. Letztere behandeln in den ärmeren Klassen häufig die Hebammen, erstere der Arzt.

Die „laute und prägnante" Erscheinung des Croup gibt nun viel weniger leicht zu Verwechslungen Anlass, als das was unter brandiger oder Mandelbräune verstanden wird. Zu der letzteren Diagnose kann ja dem Laien oder der Hebamme alles Mögliche Anlass geben, zumal wenn eine Diphtherie-Epidemie herrscht.

Ich habe diese Verhältnisse näher auseinander gesetzt, weil dieser Fehler sich, wie ich fand, in allen officiellen Statistiken findet. Man kann denselben durch gute Statistiken der Sterbfälle oder Erkrankungen von Aerzten wieder corrigiren, die über genügend grosse Zahlen gebieten, und verweise ich hierüber auf die Tab. V-IX.

Ein instructives *Bild wie die Altersdisposition zu diesen drei Krankheitsprocessen der Luftwege sich entwickelt,* gibt die Mortalitätsstatistik. Ich habe hiezu die Angaben der englischen Statistik aus den Jahren 1858 und 1859 gewählt[1], da dieselbe über sehr grosse Zahlen verfügt.

Die erste Curve in Tab. II gibt den Procentsatz der Sterbfälle an sporadischer Bronchitis, bezogen auf die Gesammtsumme der Sterbfälle bis zum 15. Jahre. Sehr ähnlich verhält sich die Curve der Influenza, welche nur noch etwas steiler ansteigt; ich lasse sie weg um das Bild nicht zu verwirren. Dann folgt die Curve der Pneumonie, die des Keuchhustens, endlich die des Croup und der Diphtherie, nach denselben Prinzipien construirt und zwar letztere drei bezogen auf die Summe der Sterbfälle in allen Lebensaltern.

Die Croup und Diphtheritiscurven in Tab. I und II haben einen ziemlich identischen Verlauf, sobald man sie nach gleicher Methode construirt. Die Curven in Tab. I sind zu lesen: auf je 1000 in dem betreffenden Jahr Lebende, starben so und so Viele; die Curven in Tab. II: von 100 Todesfällen an Croup und Diphtherie kommen auf das betr. Lebensjahr die angegebenen Procente.

In Tab. II ist die merkwürdige Uebereinstimmung der Bronchitis und Pneumoniecurve bis zum 15. Jahre zu beachten; sie sagt, dass es sich um identische Krankheitsprocesse handelt, denn bei Kindern unter 5 Jahren „kommt eine andere, als die catarrhalische Form der

[1] Oesterlen, Handb. der med. Statistik, 1865.

Lungenentzündung gar nicht vor[1]," und an reiner Bronchitis stirbt kein Kind, stets tritt bei tödtlichem Ausgang Bronchopneumonie hinzu. Man wird desshalb diese beiden Curven für den nicht infectiösen Catarrh gelten lassen, da die Catarrhalpneumonie stets ein fortgeleiteter secundärer Process ist, und niemals primär in den Alveolen entsteht.

Obwohl sich meine Untersuchungen nicht auf den Keuchhusten beziehen, so habe ich dessen Curve doch beigefügt. Die Disposition zu Keuchhusten ist in den ersten Lebensmonaten, gleich der zu Masern, nur eine geringere wie im zweiten Halbjahr, und erreicht ihren Höhepunkt nach dem ersten Lebensjahre. Keuchhusten wie auch die Masern verursachen event. in den ersten sechs Monaten in der Regel sogar leichtere Erkrankungen wie später.

Die Curven in Tab. II verlaufen nun stets gleich oder ähnlich, welche Mortalitätsstatistiken man immer benützt. Auch mit den Morbiditätsstatistiken kommen sie überein, insofern man nur das Aufsteigen derselben in's Auge fasst. Da diese Curven mit keinen Angaben der Literatur in Widerspruch stehen, so wird man sie auch als Bild der Art und Weise, wie sich die Disposition zu diesen drei Krankheitsformen durchschnittlich und der Zeit nach entwickelt, gelten lassen.

Es ist hiebei beachtenswerth, dass die Curven in derselben Reihenfolge aufsteigen in welcher die Anatomen und Kliniker die Intensität und Schwere der ihnen zukommenden Krankheiten bezeichnen. Denn es sagen alle Statistiken mit einer zu erwähnenden Ausnahme, dass nur desshalb weniger Kinder an Croup im ersten Lebensjahr, und weniger an Diphtheritis im ersten und zweiten Lebensjahre sterben, weil diese Krankheiten seltener sind als im zweiten resp. dritten und vierten Lebensjahr. Je schwerer und intensiver der Process, desto längere Zeit ist also zur Entwicklung seiner Disposition nothwendig. Zu demselben Resultate gelangt man beim weiteren Verfolgen der Altersdisposition.

Die Empfindlichkeit der respiratorischen Schleimhaut gegen Catarrh erreicht nämlich schon in der Dentitionsperiode ihr Maximum[2].

Die Angaben der Autoren, welches Lebensalter zu Croup am meisten disponirt ist, gehen etwas auseinander. Es scheinen hier locale

[1] Rindfleisch, path. Anatomie, 1871, p. 349.
[2] West, l. c., p. 193.

Verschiedenheiten zu bestehen. Doch schwanken alle Angaben nur um das 2., 3. und höchstens noch das 4. Lebensjahr. Viel grösser sind die Differenzen in den Angaben über Diphtherie. Oertel in München gibt das 2.-4., Jacobi in Amerika das 2.-5., Wagner für Leipzig das 2.-6., Förster in Dresden das 2.-7., Müller in Calw das 3.-16., die Franzosen Roger und Daviot das 3.-5., ein englischer Comitébericht das 5.-18., ebenso Gravé in Norwegen, Ditzel in Dänemark das 15.-20. Lebensjahr an. Darin sind aber alle Autoren, welche sich darüber äussern, einig, dass die grössere Zahl der Erkrankungen in ein späteres Lebensalter fällt, als bei dem Croup. Auch hierüber kann ich auf die Tab. Nr. 5, 7 und 8 verweisen, welche zeigen, dass die grössere Morbidität und Mortalität an Diphtheritis in ein späteres Lebensalter fällt wie an Croup, was schon aus der mitgetheilten englischen und berliner Mortalitätsstatistik ersichtlich ist.

Die Altersdisposition zu Catarrh nimmt nun nach der Dentitionsperiode entschieden ab, insbesondere verliert sich die Neigung des Catarrh Bronchopneumonien nach sich zu ziehen. „Alle Beobachtungen stimmen darin überein, dass die ersten drei Lebensjahre diejenigen sind, welche am häufigsten von der Catarrhalpneumonie ergriffen werden." Jürgensen[1].

Der catarrhalische Process wird also leichter, und die grössere Resistenz der älteren Kinder ist nicht die einzige Ursache, dass die Sterblichkeit an den catarrhalischen Affectionen abnimmt. Zu den leichten Formen der catarrhalischen Affectionen bleibt aber der weitaus grössere Theil der Menschen bekanntlich das ganze Leben hinduch disponirt, wenn auch die grössten individuellen Differenzen zu Tage treten.

Anders verhält es sich mit der Altersdisposition zu Croup, welche mit dem 5. und 6. Jahre schon bedeutend abnimmt, um dann etwa im 10. Lebensjahre fast vollständig zu verschwinden. Croup der Nasenschleimhaut wird schon nach dem 5.-6. Lebensjahr gar nicht mehr beobachtet, und Croup des Larynx und der Bronchien gehört nach dem 10. Lebensjahr zu den Seltenheiten. Man kann die Mortalitätscurve des Croup mit geringen Weiterungen ihres Verlaufs als Morbiditätscurve nehmen. „Die beste Prognose bei Tracheotomie wegen Croup gibt das 3.—10. Lebensalter, wie ihre Resultate be-

[1] Handb. der spec. Path. und Ther. von Ziemssen, V. B. II, 1874, pag. 190.

weisen, welche in den Jahren vor der Pubertät vom 10.—14. Lebensjahr gleich schlecht wie bei Kindern unter 2 Jahren sind[1]." Von einer grösseren Resistenz der höheren Lebensalter ist bei Croup keine Rede. Wo also die Mortalitätscurve aufhört, ist auch dessen Morbidität zu Ende, wie auch Tab. IX ergibt.

Ganz anders verhält sich nun die Abnahme der Altersdisposition bei der Diphtherie. Dass die Zahl der Erkrankungen in den Jahren der Pubertät und nachher bedeutend abnimmt, steht nach allen Beobachtern fest, selbst nach den Morbiditätsberichten derer, die auf breitester ätiologischer Basis stehen und jede catarrhalische Angina in epidemischer Verbreitung zur Diphtherie rechnen.

Noch stärker ist die Abnahme der Sterblichkeit. Ranke[2] berechnet für München, dass Diphtherie für Erwachsene mindestens fünfmal weniger gefährlich ist, als für Kinder (bis zum 15. Jahr); zu genau demselben Resultate führen Berechnungen, nach den Angaben von Daviot[3], über eine Epidemie im Departement de Saône-et-Loire 1841/44, und von Jacobi in New-York. Nach einer Zusammenstellung von Chapelle[4] für Holland, 1860, berechne ich 3 1/2 Mal weniger Sterbefälle bei Erwachsenen (von 10 Jahren an) als bei Kindern; zu ähnlichen Resultaten führen Berechnungen kleinerer Morbiditätsstatistiken von Gaupp, Ditzel, Gravé u. A.

In diesen Berechnungen besitzen wir also ein Mittel aus der Mortalität auch die Grösse der Morbidität wenigstens annähernd zu bestimmen.

Untersuchen wir diese Abnahme näher, so finden wir, dass die Tendenz der Diphtherie, Croup der Luftröhre nach sich zu ziehen, ganz entschieden abnimmt. Eine ebenso interessante als instructive Statistik über die Abnahme des diphtheritischen Croup in den späteren Lebensjahren gibt uns Marmisse. Es starben in Bordeaux[5] vom Jahre 1858—1868 im Alter von

Jahren:	0-7	7-11	11-60
An Diphtherie und diphtherit. Croup. . .	721	43	35
davon an diphth. Croup	539	21	2
% des diphth. Croup bezogen auf die Gesammtzahl.	75 %	50 %	6 %

[1] Berliner Statistik von 330 Tracheotomieen. Bartels.
[2] Jahrb. für Kinderkrankheiten, 1869, p. 43.
[3] Mémoirs on Diphtheria, 1859.
[4] Schmidt's Jahrbücher, 119, p. 237.
[5] Journal de Bordeaux, 1868, März.

Die Eigenthümlichkeit der Diphtherie, Croup der Luftwege secundär nach sich zu ziehen, nimmt also sehr rasch ab und verliert sich während und nach der Pubertät fast vollständig.

Es fragt sich nun, was ist die weitere Ursache der Abnahme der Sterblichkeit, denn das Wegbleiben der Complicationen mit Croup erklärt diese Abnahme nur zum Theil. Sind die Erkrankungen durchschnittlich leichter i. e. werden auch die schweren Fälle von Diphtheritis seltener, oder ist die Resistenz der Erwachsenen grösser?

Wenn man auch die letztgenannte Möglichkeit nicht ausser Betracht lassen kann, so verdanken die Erwachsenen doch ihre geringe Sterblichkeit viel weniger ihrer grösseren Resistenz als der geringeren Intensität der Erkrankung. Oertel sagt darüber, l. c., pag. 564, die Diphtherie erreicht bei Erwachsenen gewöhnlich nicht die Intensität und Ausbreitung, wie dies bei Kindern der Fall ist. Meine Erfahrungen stehen insofern im Einklang, als ich gar nie schwere Formen der Diphtherie bei Erwachsenen beobachtet habe, und alle Erkrankungen nur leichte sogenannte catarrhalische Formen oder Pharyngitis crouposa betrafen. Nur zwei schwere Fälle von scarlatinöser Diphtheritis sah ich bei Erwachsenen tödtlich enden.

Aus diesen Angaben der Statistik ergibt sich ein interessantes Verhältniss, welches sich allerdings nur so unvollkommen mit *einheitlichem* Material näher beweisen lässt, dass ich es vorziehe, dasselbe nur schematisch anzudeuten, wie dies in Tab. IV geschieht.

Jede einzelne dieser Curven könnte ich durch statistisches Material belegen, so die Bronchitis-Curven nach den Angaben von Lebert, die von Croup durch eine grosse Statistik von nassauischen Aerzten, die Diptherie-Curven durch Tab. 5, 7 und 8.

Dieses Schema hat desshalb seine Berechtigung, da ich weder an Höhe noch an der Krümmung der Curven in Tab. IV allzu scrupulös festhalte. Es wird dann aber immer ein gewisser *Parallelismus* zwischen der Morbiditätscurve *der catarrhalischen Affectionen* und der der *Diphtherie* bleiben. Da nun aber gerade die catarrhalischen Formen der Diphtherie die leichteren sind und diese nach dem oben Gesagten die Höhe der Curve bestimmen, so gehört dieser Parallelismus dem einfachen Catarrh und der catarrhalischen Diphtherie an.

Die Neigung zu den schweren Formen des Catarrh (Catarrhalpneumonie) schwindet, wie die zu den schweren Formen der Diphtherie, wenn auch erstere früher entsteht und früher weggeht, letztere später entsteht und später schwindet. Die Neigung zu den leichteren Formen des Catarrh und der Diphtherie dagegen schwindet nicht in demselben Grade, sondern vermindert sich nur. Es besteht somit eine gewisse innere Verwandtschaft zwischen Catarrh und Diphtherie, welche wir nirgends anders suchen können als in der Disposition, da ja Catarrh und Diphtherie verschiedene Krankheitserreger haben.

Zwischen diesen beiden Krankheiten steht nun der Larynx-Croup mit dem eigenthümlichen Verhalten, dass die Altersdisposition verhältnissmässig rasch und fast vollständig schwindet. Der Croup nimmt demnach eine eigenartige Stellung zwischen Catarrh und Diphtherie ein.

Ich glaube, mit Vorstehendem die Altersdisposition zu Catarrh, Croup und Diphtheritis richtig geschildert zu haben, und werde wohl kaum auf Widerspruch stossen, wenn ich noch einige Erläuterungen beifüge.

Ich habe bis jetzt, so weit dies möglich war, Croup und Diphtherie getrennt dargestellt, und Manche werden mir einwerfen, dass diese Krankheiten als zusammengehörige Processe gar nicht zu trennen seien (Identisten), und Andere wieder, dass genuiner Croup und diphtheritischer verschiedene Processe seien (Dualisten), und dass also der primäre und secundäre Croup nicht zusammengeworfen werden dürfen.

Insofern nun das Studium der Alterdisposition zur Entscheidung dieser Frage etwas beitragen kann, so gibt dasselbe die folgenden Resultate:

Ditzel[1], ein Arzt in Dänemark, gibt eine sehr gute Zusammenstellung seiner Beobachtungen über die Erkrankungen an genuinem Croup und an Diphtherie, sowie der Sterbfälle an Diphtherie. Ditzel bemerkt ausdrücklich, „dass der grösste Theil der angeführten Fälle genuiner Croup gewesen ist, und dass nur ein sehr kleiner Theil derselben mit Exsudationen im Rachen verbunden war, sowie dass er keinen Fall von Pharyngitis diphtheritica dazu gerechnet habe.“ Graphisch aufgezeichnet sind seine Zahlen in Tab. V.

Die Curven erklären sich von selbst. Stellt man dieser graphischen Darstellung die obenerwähnte Mortalitätsstatistik von Ber-

[1] Journal für Kinderkrankheiten, 1869, pag. 95.

deaux von Marmisse in graphischer Aufzeichnung gegenüber Tab. VI, in welcher die Sterbefälle nach diphtheritischem Croup und Angina diphtheritica geschieden sind, so fällt die Uebereinstimmung dieser beiden Curven auf, da wie oben bemerkt die Morbiditätscurve des Croup, wenn man die Kuppe etwas niedrer macht, auch für die Mortalitätscurve Gültigkeit hat. Die Altersdisposition zu dem, was wir Croup nennen, ob er nun genuin oder diphtheritisch, ist also die nämliche. Man darf demnach, wenigstens insofern die Altersdisposition in Betracht kommt, alle Formen des Croup der Luftwege zusammenfassen, ohne einen Fehler zu begehen.

Zu demselben Resultate führt ein Vergleich der Tabelle Nr. VII, welche eine Morbiditätsstatistik des Croup aus dem Anfange dieses Jahrhunderts und zwar von Sachse gibt[1]. Auch hier zeigt die Alterscurve des damaligen Croup dieselbe Form, wie die von Ditzel und Marmisse. Ich stelle sie einer neueren Statistik von diphtheritischem Croup gegenüber, der von Miller in Neumarkt in Tab. VIII, sowie einer grossen Statistik nassauischer Aerzte über den Croup in Tab. IX. Die Curven steigen überall gleich an, erreichen ihren Höhepunkt mit dem 2.—4. Lebensjahr, um dann rasch abzufallen und mit dem 10. Jahr zu enden. Ob nun die *Erkrankung genuiner oder diphtherischer Croup genannt wird, die Altersdisposition ist dieselbe, heutzutage wie vor Jahrzehnten.*

Von Croup *ganz verschieden* ist aber *die Altersdisposition zur Diphtherie*, welche wir nun, da der diphtheritische Croup getrennt ist, als *Diphtherie des Rachenrings* bezeichnen können. Ich verweise auf Tab. V, VI, VIII und ihre Zusammenstellung in Tab. IX. Das was man heutzutage gewöhnlich als Diphtherie bezeichnet, ist der Altersdisposition nach doch etwas ganz anderes, als der Croup früherer Jahrzehnte, womit ich natürlich die von vielen Beobachtern besprochene Frage nicht entscheiden will, ob die Diphtherie früher nicht so häufig war, oder ob dieselbe nur übersehen und nicht beschrieben wurde. Zu jenem Resultate führt insbesondere auch die Aufzeichnung der von Daviot[2] gegebenen 461 Erkrankungen an Diphtheropathie in Tab. VII. Die Daviot'sche Epidemie in Autun (Frankreich) zeichnet

[1] Hufelands Journal, 1809, VI. Stück, pag. 15.
[2] Memoirs on Diphtheria, 1859, pag. 461.

sich dadurch aus, dass die grösste Mortalität nicht in die ersten fünf, sondern in das 5.-10. Lebensalter fällt, während alle anderen Mortalitätsstatistiken das Maximum der Sterbefälle in jüngere Lebensjahre verlegen. Gerade die Daviot'sche Epidemie war aber durch eine geringe Zahl von Complicationen mit Croup ausgezeichnet, wesshalb Daviot den Namen Pharyngealdiphtherie vorschlägt. Die Daviot'sche Curve bestätigt also, dass die Mortalität an Diphtheritis des Rachenrings in ein späteres Lebensalter fällt und beweist zu gleicher Zeit, dass die Epidemien nicht überall gleichartig sind.

Nach der Statistik von Ditzel fällt die grössere Zahl der Erkrankungen an Diphtherie viel später als in allen von mir durchsuchten Morbiditätsberichten angegeben wird und zwar zwischen das 5. und 20. Lebensjahr. Es würde zu weit führen, näher darauf einzugehen, und liegt nicht im Zweck meiner Arbeit, vergleichende Statistik zu treiben; ich möchte nur kurz erwähnen, dass die Altersdisposition nicht aller Orten die gleiche zu sein scheint. Ein Vergleich der englischen schon erwähnten Statistik und der Berliner Statistik aus den Jahren 1867-1869, welche ebenfalls grosse Zahlen umfasst, auf Tab. III zeigt, dass in England im Alter von 10—15 Jahren dreimal so viel Menschen im Alter von 15—25 und in den folgenden Altersklassen fünfmal so viel an Diphtherie sterben als in Berlin. Diphtheritis verursacht also in England und in Dänemark verhältnissmässig viel häufiger Erkrankungen und Sterbefälle bei Erwachsenen als in Berlin. Soweit ich einige Mortalitätsstatistiken geprüft habe, verhält sich im übrigen Deutschland die Mortalität ähnlich wie in Berlin. Doch sind die vorliegenden Berichte nicht umfangreich genug, diese ätiologisch wichtige Frage zu entscheiden.

Es ist wohl kaum nothwendig zu erläutern, dass die mitgetheilten Statistiken der Erkrankungen an Croup und Diphtherie zu gleicher Zeit den Beleg für die schematische Darstellung in Tab. IV sind. Ebenso sprechen die mitgetheilten Morbiditäts-Statistiken für die Richtigkeit der officiellen Mortalitäts-Statistiken. Noch möchte ich erwähnen, dass ich diese Morbiditäts-Statistiken nicht willkürlich herausgegriffen habe, sondern dass es diejenigen sind, welche ich in der Literatur gefunden habe und die über hinlänglich grosse Zahlen gebieten. Auch die kleineren Statistiken der Aerzte stimmen im grossen Ganzen mit diesen Tabellen überein, nur verlaufen die Curven nicht so abgerundet.

Wenn demnach Hirsch in seinem so vorzüglichen Handbuch (l. c., II. B., pag. 153) sagt, „dass die Diphtherie im Gegensatz zu Croup ebenso eine Krankheit des höheren wie des kindlichen Alters sei", so lehrt ein Blick auf Tab. III, sowie auf die anderen Tabellen, dass diese These in einer solchen Fassung gewiss nicht richtig ist und nicht den thatsächlichen Verhältnissen entspricht.

Hirsch stützt diesen Ausspruch unter Andern auf eine Epidemie in Waad 1826[1], beobachtet von Baud. Allein Baud bemerkt ausdrücklich: „surtout les enfants en ont été atteints." Genauere Zahlen sind nicht gegeben; ferner auf die Epidemie von Tours. Bretonneau, l. c., 121, bemerkt aber, dass unter 150 Gestorbenen kaum 20 Erwachsene waren. Ferner stützt sich Hirsch auf Epidemien unter französischen Truppen[2]. Von diesen war die eine 1854 in der Krimm höchst unbedeutend, wie auch eine mittlerweile in Cochinchina beobachtete Epidemie von Diphtherie unter den französischen Truppen, und die Epidemie der Legion der Vendée, 1818, war vorzugsweise eine Epidemie von Scorbut.

Solche Epidemien beweisen nichts gegen die viel geringere Altersdisposition zur Diphtherie wie sie aus den englischen, französischen, holländischen, dänischen und deutschen Statistiken ersichtlich ist, denn ich behaupte nicht, dass Erwachsene gar keine Disposition haben, sondern nur eine viel geringere. Und wenn Diphtherie eine grössere Zahl von Erwachsenen befällt, wie in der von Guillemaut[3] beschriebenen Epidemie, sowie in der Militärepidemie von Avignon, so ist dies nur ein Beweis, dass auch die individuelle Disposition innerhalb der Altersdisposition eine Rolle spielt und gleichsam über die letztere Herr werden kann. Welches die Bedingungen hiezu sind, zeigt gerade die letztere Epidemie, und werde ich sie desshalb noch näher besprechen.

Folgerungen.

Aus der Thatsache, dass Catarrh, Croup und Diphtheritis jeder Process für sich verlaufen kann, dass ein und dasselbe Agens, der

[1] Biblioth. universelle, 1829.

[2] Haspel, Gazette médicale de Paris, 1855, pag. 829.

[3] Virchow's Jahresbericht pro 1866, II, pag. 117.

Krankheitserreger der Diphtherie bald nur Catarrh, bald Croup, bald Diphtheritis erzeugt, habe ich den Schluss gezogen, dass es drei Dispositionen zu den betreffenden Processen gibt, welche sich allerdings bei ein und demselben Menschen vereinigt finden können.

Aus dem Verhalten dieser drei entzündlichen Processe im Kindesalter darf man, wie ich glaube, den Schluss ziehen, dass die Disposition zu denselben nicht eine angeborene ist. Es ist wenigstens gar nicht denkbar, dass z. B. die Disposition zu Croup Monate lang schlummre, dann bei vielen Kindern zur hellen Flamme auflodere, um dann etwa mit dem 10. Jahre fast vollständig zu verschwinden. Die natürlichste und einfachste Erklärung ist die, dass die Disposition zu Croup sowohl wie die zu Catarrh und Diphtherie *nicht angeboren*, *sondern erworben ist*, also durch irgend welche Einflüsse während der ersten Lebensmonate resp. Jahre hervorgerufen wird. Und sehen wir die Altersdisposition zu Croup mit dem 5. und 6. Lebensjahr abnehmen, um nach einigen weiteren Jahren ganz zu verschwinden, so ist kein Schluss natürlicher, als dass irgend welche Einflüsse die Altersdisposition verringern resp. zum Schwinden bringen, welche denen, die sie hervorgerufen haben, entgegengesetzt sind.

Für diese Annahme spricht denn auch die Thatsache, auf welche meines Wissens bis jetzt noch nicht aufmerksam gemacht worden ist, dass die Altersdisposition zu den drei verschiedenen Krankheitsprocessen auf einer Schleimhaut *sich der Zeit nach in derselben Reihenfolge entwickelt, in welcher die Anatomen und Kliniker die Schwere des Processes bezeichnen.* An die Schwere eines Processes knüpfen wir die Vorstellung, dass entweder intensivere Einwirkungen zu Grunde liegen, oder dass diese Einwirkungen längere Zeit stattgefunden haben. Letzteres ist hier offenbar der Fall, denn die mitgetheilten Curven sagen nichts anderes als: je intensiver der Process, desto längere Zeit hat es in der Regel zur Entwicklung seiner Disposition bedurft. Es ist nicht schwierig statistisch nachzuweisen, dass das Gesagte auch für die Darmschleimhaut und die äussere Haut gilt. Die Disposition zur Ruhr entwickelt sich später wie die zu Darmcatarrh, zu Scharlach später wie zu Masern.

Die Frist, welche vom Tage der Geburt bis zum stärkeren Hervortreten der Altersdisposition vergeht, gibt einen Anhaltspunkt die *mittlere Zeit zu bemessen*, welche zur Entstehung einer jeden der drei Dispositionen durchschnittlich nothwendig ist. Nach dem oben Gesagten können wir als Minimum 8—10 Tage für den einfachen Schnupfen, 5—6 Wochen für einen Bronchialcatarrh, 3—4 Monate für den Larynxcroup, 5—6 Monate für die Disposition zur Diphtheritis beim neugeborenen Kinde rechnen, mit Vernachlässigung der überaus seltenen Ausnahmefälle.

Aus dieser langen Zeitdauer können wir den weitern Schluss ziehen, dass die Einwirkungen, welche die Disposition hervorrufen, nicht intensiver Natur sein können, man muss sich dieselben vielmehr als *geringe, aber mit einer gewissen Stetigkeit einwirkende Schädlichkeiten* denken, welche erst nach längerer Dauer einen Cumulirungseffect hervorbringen. Unser Körper besitzt bekanntlich gegen geringe Schädlichkeiten Compensationsvorrichtungen, welche aber, wenn diese Schädlichkeiten fort und fort einwirken, schliesslich erlahmen, oder den Körper gegen die Einwirkung von Krankheitserreger der mannigfachsten Art weniger resistent erscheinen lassen.

Wir sehen endlich, dass die Disposition zu allen drei Krankheitsprocessen langsamer abnimmt als sie entsteht; ein Verhältniss, das man in Pathologie und Therapie sehr wohl kennt. Von grösster Wichtigkeit ist es in hygienischer Beziehung; denn meines Erachtens wird man den Schwerpunkt der Hygiene dahin verlegen, keine Disposition aufkommen zu lassen, selbstverständlich, wenn man die Ursachen derselben genauer kennt wie heut zu Tage.

Von dem durchschnittlichen Verhalten der Altersdisposition gibt es nun bekanntlich zahlreiche Ausnahmen; z. B. Kinder, die nur eine geringe Disposition zu Catarrhen haben, anderntheils solche, die schon in den ersten Lebensmonaten von Croup befallen werden, ältere Individuen, die an dem bei Erwachsenen so seltenen Larynx-Croup sterben. Bei der Annahme, dass die Disposition erworben ist, führt das ebengenannte Verhalten zum Schluss, dass in solchen Fällen die angenommenen Schädlichkeiten intensivere waren, oder auch in den letzten Fällen, dass dieselben ungewöhnlich lange eingewirkt haben. Wir bezeichnen das Resultat derselben mit dem Namen individuellen Disposition, welche innerhalb der Altersdisposition eine grosse Rolle spielt.

IV.

Die individuelle Disposition.

Die ungemein grossen Differenzen der individuellen Disposition zu den catarrhalischen Affectionen der Luftwege bei Erwachsenen sind jedem Laien bekannt; bei Kindern treten sie insofern weniger hervor, als die Disposition in den frühen Lebensaltern eine ungemein verbreitete und kaum ein Kind von 1—2 Jahren zu finden ist, das noch nicht an Schnupfen und Husten gelitten hat.

Wenn es also auch schwerlich absolut dispositionslose Kinder gibt, so sind die individuellen Differenzen in Bezug auf Häufigkeit und Intensität der Erkrankungen an Catarrhen so gross, dass an der Existenz einer bestimmten individuellen Disposition, welche ich nach dem eben Gesagten als eine erworbene betrachte, nicht zu zweifeln ist.

Auch zu dem entzündlichen Croup müssen wir eine individuelle Disposition annehmen. Ohne die Annahme einer solchen wird uns die Thatsache, dass Kinder von dieser Krankheit befallen werden, während andere, die gleichen oder ähnlichen Gelegenheitsursachen ausgesetzt sind, gesund bleiben, rein unerklärlich.

Bei der Diphtherie weisen uns die Beobachtungen mit aller Bestimmtheit darauf hin, innerhalb der Altersdisposition eine individuelle Disposition anzunehmen, ohne welche uns gewisse epidemiologische Thatsachen rein unerklärlich bleiben.

Das Verhältniss des specifischen Krankheitserregers zur individuellen Empfänglichkeit ist hiebei so wichtig, dass ich gezwungen bin etwas näher darauf einzugehen.

Schon vor Bretonneau sprach sich eine Zahl von Beobachtern für die Contagiosität der Angina maligna aus. Bretonneau trat entschieden für eine solche ein, und ihm schlossen sich nun die grosse Mehrzahl der Beobachter bis zur Neuzeit an, obwohl immer noch Einzelne Zweifel in die Contagiosität der Diphtherie setzten. Diese Frage ist wohl heut zu Tage im Sinne der Infectionslehre entschieden. Ueber den Grad der Ansteckbarkeit, über die Art und Weise, wie sich der spec. Krankheitserreger verbreitet und die Infectionen hervorruft, ist man aber noch nicht einig.

Ein Theil der Aerzte hielt von jeher die Diphtherie für exquisit contagios und schlossen sich dem Carnevale'schen[1] „Cede cito, longinquus abi, serusque reverte" an; Bretonneau vergleicht die Diphtherie in Bezug auf Ansteckbarkeit mit Syphilis und Kuhpocken und sagt, „wenn es sicher ist, dass die Diphtheritis contagios ist, so ist es doch ebenso sicher, dass sie weniger ansteckend ist als andere Krankheiten."

Dieser Vergleich des diphtheritischen Contagiums mit Syphilis und Vaccine fand wenig Beifall. Jaffé[2] führt dagegen an:

«Lässt sich die Mittheilbarkeit der Diphtherie durch Inoculation der kranken Materie nicht leugnen, so bleibt sie dennoch nur eine und zwar beschränkte Art derselben; bei der grösseren Mehrzahl der bekannt gewordenen Fälle lässt sich auch nicht der geringste unmittelbare Contact nachweisen.» Jaffé hätte noch Bretonneau selbst citiren können, der zugesteht: «il faut toutefois convenir que souvent il a été impossible de remonter à l'origine de la contagion, et dans quelques circonstances il était tout à fait improbable qu'elle eût occasionné la maladie.»

Bretonneau[3] schloss sich dann wieder Trendelenburg an, der zu folgenden Schlüssen gelangt:

«Wenn das Contagium nicht *ein fixes* wäre, müsste in Krankenhäusern wo, wie in der letzten Zeit in der hiesigen berliner Klinik, fortwährend meist 2-3 diphtherische Kinder liegen, viel häufiger eine Uebertragung auf andere Kinder vorkommen, als es der Fall ist. Die Angaben von Eberth, dass ein neu angekommener Croupfall nie, ein Diphtheritisfall stets 2-3 andere nach sich ziehen, kann ich nach meinen Erfahrungen nicht bestätigen. Trotzdem wir des beschränkten Raumes wegen bisher die tracheotomirten Kinder nicht von den übrigen isolirt hatten, ist nur 1 Fall von vermuthlicher Uebertragung vorgekommen.»

Gegen Trendelenburg[4] wendet sich Albu, der mit vollem Recht sagt:

«Wenn Trendelenburg für ein fixes Contagium der Diphtheritis plädirt, so werden sich wohl wenige Practiker dem anschliessen wollen; mir sind zu viele Beobachtungen bekannt, wo absolut nur eine Ansteckung durch Uebertragung mittelst der Atmosphäre erklärlich war.»

[1] Bretonneau, l. c., p. 492.
[2] Schmidts Jahrbücher, Bd. 113, pag. 102.
[3] Archiv für klinische Chirurgie, 1869, pag. 85.
[4] Journal für Kinderkrankheiten, 1869, pag. 183.

Meine Beobachtungen über die Art und Weise wie sich die Diphtherie verbreitet, stimmen so sehr mit einer Zusammenstellung von Berichten dänischer Aerzte[1] überein, dass ich dieselben geradezu als das Resultat meiner eigenen Beobachtungen anführen kann.

«Die Diphtherie taucht bald hier bald dort auf, ohne dass es möglich ist, in vielen Fällen eine Ansteckung nachzuweisen, bald kommen mehrere Fälle gleichzeitig aber fern von einander, und ohne dass die geringste Verbindung unter einander stattgefunden hätte, vor; bald liegen längere Zeiträume zwischen den vorgekommenen Fällen ohne nachweisbaren Zusammenhang, so dass man in solchen Fällen eine miasmatische Entstehung der Diphtherie annehmen muss.»

Bricheteau[2] konnte unter 60 Fällen 25 Mal eine Infection nicht nachweisen, 17 Mal musste eine solche durch Hospitalluft angenommen werden, 18 Mal war ein Zusammenhang mit inficirten Localitäten oder Familien zu vermuthen, und nur 14 Mal directe Contagion.

Um auch meine Statistik zu erwähnen, ich lebte unter leicht controlirbaren Verhältnissen, vermochte aber bei 15 Fällen weder eine directe oder indirecte Uebertragung nachweisen; bei 19 Erkrankten musste ich eine Uebertragung durch Drittere oder Infection in der Schule annehmen, um dieselbe zu erklären. Etwa 26 Fälle konnte ich auf directe Ansteckung deuten; es waren dies aber meist die zahlreichen Fälle, in welchen mehrere Glieder Einer Familie erkrankten; ich habe aber nicht näher untersucht, in welchen Fällen ein wirklicher Contact statt hatte; jedenfalls war dies nicht bei allen der Fall.

Oertel, dessen Ansichten ich speciell berücksichtige, da er in dem Ziemssen'schen Handbuche die Diphtherie bearbeitet hat, hält pag. 559 die Diphtherie für eine miasmatisch contagiöse Krankheit; die Verbreitbarkeit des Contagiums erklärt er für eine beschränkte; und endlich glaubt er, „dass die Diphtherie sich spontan durch ein Miasma erzeuge und verbreite.“

Prüft man die vorliegenden pathogenetischen Thatsachen, so müssen dem Krankheitserreger der Diphtherie folgende Eigenschaften zuerkannt werden.

1. Die Impfversuche sowie die vielen Fälle von directer Uebertra-

[1] Die Diphtheritis in Dänemark, Journal für Kinderkrankheiten, pag. 94.
[2] Archives générales de médecine, 1862, Band 19, pag. 460.

gung durch Contagion oder durch die Luft beweisen, dass der erkrankte Körper oder die pathologischen Producte das inficirende Agens in fertiger Form enthält, dass es also keiner weiteren Umbildung oder Entwickelung des Diphtherie-Keimes bedarf, wie solche in hypothetischer Weise bei Typhus, Cholera von einigen Epidemiologen angenommen wird. In der Literatur habe ich nur Eine gegentheilige Ansicht gefunden, die ich später erwähnen werde.

2. Der Krankheitserreger der Diphtherie ist von langer Lebensdauer, i. e. unter gewöhnlichen Verhältnissen nicht leicht zerstörbar. Dafür sprechen die oft sehr langen Intervalle zwischen den einzelnen Erkrankungen, das sprungweise Auftreten der Diphtherie der Zeit nach.

3. Er zeichnet sich durch die Zähigkeit aus, mittelst welcher derselbe an einzelnen Orten, Wohnungen etc. haftet, und daselbst nach Monaten noch vereinzelte Erkrankungen erzeugen kann. (Oertel, l. c., 564.) Hierher gehörige Beobachtungen sollen später erwähnt werden.

4. Ebenso scheinen Wärme und Kälte, Trockenheit und Feuchtigkeit keinen besondern Einfluss auf das diphtheritische Gift auszuüben, da bekanntlich Diphtherie Epidemien[1] bei den extremsten Witterungsverhältnissen, im trockensten und heissesten Sommer, wie im feuchtkalten Winter auftreten und sich entwickeln können. Selbstverständlich habe ich die in unserm Clima zur Beobachtung kommenden Wärmeschwankungen im Auge. Nach Versuchen von Felix[2] in Bukarest sollen die diphtheritischen Producte, einer Kälte von 10—18° C. eine Nacht durch ausgesetzt, ihre Ansteckungsfähigkeit verlieren. Trotzdem herrschte bei jener Kälte Diphtherie in Bukarest wie auch an andern Orten bei grosser Kälte. Bei welchem künstlichen Wärmegrade das diphtheritische Gift zerstört wird, ist für meine Untersuchungen irrelevant. Thatsache ist, dass häufig bei grosser Sommerhitze Diphtherie-Epidemien ihren Anfang nehmen.

Die Verbreitung der Diphtherie erfolgt:

a. In den selteneren Fällen durch Contact mit dem den Krankheitserreger enthaltenden pathologischen Producten, also in ähnlicher Weise wie sich Syphilis verbreitet.

[1] Hirsch, l. c., Band 2, pag. 153.
[2] Wiener med. Wochenschrift, 1870, pag. 845.

b. In häufigeren Fällen durch directe Uebertragung, jedoch ohne unmittelbaren Contact mit den inficirten Personen oder Substanzen. Ich rechne hiezu diejenigen Fälle, bei denen die Infection durch Aufenthalt in Krankenzimmern erklärt werden kann.

c. In gerade so häufigen Fällen durch indirecte Uebertragung oder Verschleppung. W. Squire[1], dessen Name auf dem Gebiete der Epidemiologie in England wohlbekannt ist, sagt: „Kinder deren Geschwister krank sind, können ganz bestimmt die Diphtherie in die Schule tragen."

d. Bei den letzteren Möglichkeiten der Uebertragung müssen wir nothwendiger Weise schon annehmen, dass der Krankheitserreger flüchtig ist. Es bleiben nun die Beobachtungen, bei denen weder Contagium noch directe noch indirecte Uebertragung nachweisbar ist, zu deuten. Sie sind zu zahlreich und unter den mannigfachsten Bedingungen gewonnen, als dass man hier Beobachtungsfehler annehmen könnte.

Dr Radceliffe, der über die Verbreitung der Diphtheritis-Epidemien in England[2] während der Jahre 1848-49 schrieb, kommt denn auch zu dem Schlusse: «Aus der Art und Weise der Verbreitung der Epidemien geht hervor, dass das Contagium nur eine Nebenrolle bei derselben spielt.» Und Bartels bemerkt, trotzdem er selbst eine Infection erlitten, und sein Assistent Seehusen an einer solchen starb: «Eine sorgfältige und unbefangene Prüfung aller bei Entscheidung dieser Frage in Betracht kommenden Umstände, führte mich und Andere zu der Ueberzeugung, dass der Uebertragung eines Contagiums, von den Erkrankten auf Gesunde, nur eine ganz untergeordnete Bedeutung bei der Ausbreitung der Krankheit zugeschrieben werden könne.» Zu einem ähnlichen Schlusse kommt Wertheimber, und zwar in Folge gleicher Beobachtungen in München, wie sie Bartels in Kiel machte, dass nämlich an den entlegensten Punkten der Stadt, ohne allen Zusammenhang, gleichzeitig viele Erkrankungen auftraten.

Diejenigen, welche durch directe oder indirecte Uebertragung sämmtliche Infectionen erklären wollen wie Binder[3], müssen zu so unwahrscheinlichen Annahmen greifen, dass man von einer beschränkten Verbreitbarkeit des Contagiums nicht sprechen kann.

Zur Erklärung der vielen Infectionen ohne nachweisbaren Infectionsherd bleibt natürlich allen möglichen Hypothesen Thür und Thor

1 Allgem. Zeitschrift für Epidemiologie, 1875, Band 2, pag. 1.
2 Jaffé, Schmidts Jahrbücher, Band 119, pag. 239.
3 Wiener med. Wochenschrift, 1872, pag. 850.

geöffnet. Für einen Anhänger der Lehre vom spec. Contagium vivum erscheint es inconsequent, eine „spontane Entstehung durch ein (hypothetisches) Miasma“ anzunehmen. Es kostet am Ende weniger Ueberwindung eine noch grössere Verbreitbarkeit des Krankheitserregers durch die Luft anzunehmen, in ähnlicher Weise wie bei der Influenza.

Vergleicht man die Diphtherie in ihrem epidemischen Auftreten mit Masern, so gelingt es bei weitem leichter, bei diesen die Ansteckung von Fall zu Fall zu verfolgen. Das Maserngift ist bei weitem nicht so flüchtig, viel zerstörbarer als das der Diphtherie. „Man kann den Masern die Thür verschliessen, da die krankmachende Potenz nicht allgemein in der Atmosphäre verbreitet ist“, sagt Panum[1] in seiner bekannten Untersuchung über die Masernepidemie auf den Färœrn. Ferner „die Masern sind nicht miasmatisch, sondern rein contagiös“, „die Masern machen keine Sprünge.“

Wenn wir nun trotzdem bei der Diphtheritis nie eine derartige rasche und allgemeine Verbreitung wie bei den Masern finden, so darf man nicht den Schluss ziehen, wie es meistentheils geschicht, dass „das diphtheritische Gift weniger ansteckend,“ dass „die Verbreitbarkeit des Contagiums eine beschränkte“ ist, sondern nur, dass die *individuelle Disposition keine so allgemeine ist wie bei den Masern.* Das diphtheritische Gift findet eben im Gegensatz zu den Masern, selbst innerhalb des am meisten disponirten Alters, nicht bei allen Kindern einen geeigneten Boden zur Aufnahme und weiterer Entwicklung.

Es ist also zur Erklärung dieser Thatsachen kein anderer Schluss möglich als der, den man schon längst bei Scharlach gezogen hat, dass die individuelle Disposition keine allgemeine ist. Wie leicht aber eine Infection stattfinden kann, wenn erst eine bestimmte Empfänglichkeit vorhanden ist, zeigt gerade diese Krankheit. Die Diphtherie verbindet sich bekanntlich ausserordentlich häufig mit Scharlach; insofern man die cat. Form der Angina wie Senator auch zur Diphtherie rechnet, constant, wenn man nur die diphtheritische zuzählt, in manchen Epidemien in 60, 70 und mehr Procenten. Da nun die gleichzeitige Uebertragung zweier specifischer Gifte unwahrscheinlich erscheint,

[1] Virchow's Archiv, Band 1, pag. 492, 510 u. 511.

so wurden alle nur denkbaren Hypothesen zur Erklärung aufgestellt: das Scharlachgift sei identisch mit dem diphtheritischen Gift, — oder die Rachenaffectionen bei Scharlach seien spec. verschieden von der Rachen-Diphtherie. Ohne des Näheren darauf einzugehen: beide Ansichten finden wenig Anklang, und können leicht widerlegt werden[1]. Die Anhänger eines Contagium vivum sind desshalb gezwungen (wie dies Thomas thut), anzunehmen[2], dass diese beiden Krankheiten sich einfach combiniren, und dass derjenige, der Disposition zu Scharlach hat, in der Regel auch solche zur Diphtherie besitzt, sowie dass Scharlach und Diphtherie gleiche Ansteckungsfähigkeit besitzen.

Da nun die Ansteckungsfähigkeit des Scharlach eine ganz ausserordentlich grosse ist, so müssen wir dieselbe auch der Diphtherie vindiciren, insofern die Disposition hiezu vorhanden.

Diesem Beweis im Grossen stehen nun eine grosse Menge von Einzelbeobachtungen zur Seite, welche direct auf eine individuelle Disposition hindeuten. Es würde zu weit führen, auch nur die Namen der Einzelnen anzuführen; ich erwähne nur die Resultate der Untersuchungen von Demme[3], welche derselbe bei einer Epidemie im Kinderspital zu Bern vornahm:

«Es dürfte wohl wenige Aerzte geben, welche die grosse Contagiosität der Diphtheritis leugnen, allein es liess sich in der Art und Weise der Ausbreitung und der Uebertragung dieser Affection bei unseren Fälleh ein so eigenthümliches Verhalten wahrnehmen, dass ich zu der Ueberzeugung gelangte, es gehöre zu der Inficirung mit Diphtheritis, nicht blos die directe oder indirecte Berührung desselben mit dem diphtheritischen Contagium, sondern, vor Allem, eine *entschiedene Disposition der betreffenden Individuen zur Aufnahme des Infectionsstoffes.*»

Dies ist nach meiner Ueberzeugung die einzige richtige Erklärung für das auffallende Verhalten des Krankheitserregers der Diphtherie. Demme sah, dass häufig die Bettnachbarn der Diphtheritiskranken verschont blieben, während Kinder, die in entfernten Zimmern lagen, von dieser Krankheit befallen wurden.

Zur Annahme einer ganz bestimmten individuellen Disposition füh-

[1] Senator, l. c., pag. 618.

[2] Aerztliche Memorabilien, 1869, pag. 216.

[3] Jahrbuch für Kinderheilkunde, 1868, pag. 14.

ren ferner die vielen Fälle von verschleppter Diphtherie, ohne dass eine weitere Verbreitung erfolgte. So erzählt schon Baud[1]:

«Bien plus, des malades envoyés pour changer d'air là où la maladie n'existait pas, ne l'y ont point communiquée,» und zieht den Schluss «l'angine blanche est épidémique, mais non pas contagieuse.»

Ebenso erwähnt Demme l. c. Fälle, in denen Kranke, aus seinem Spitale in ihre Heimathsorte entlassen, Diphtherie bekamen, ohne dass dieselben weitere Infectionen veranlassten. Hierher gehören auch die Fälle von Ruppius und Allé (Hirsch, l. c., pag. 141), sowie von Bouillon-la-Grange[2].

In diese Categorie sind endlich auch die Erkrankungen an Diphtherie zu rechnen, welche innerhalb ein und derselben Familie eines der Kinder betreffen, ohne dass weitere Infectionen bei den anderen Kindern entstehen. Ich werde dieselben noch ausführlicher besprechen.

Zum Schlusse erwähne ich noch die verschiedene individuelle Disposition der Erwachsenen. Die Infectionen der Erwachsenen sind nicht etwa dadurch zu erklären, dass bei ihnen jedesmal ein Contact mit den inficirenden Substanzen stattgefunden hätte. Von den vielen Tausenden von Aerzten, die Diphtheriekranke verpflegt haben, sind Bourgeois, Herpin, Gillitte, Otto Weber, Gendron, Valleix, Blache, Seehusen und Adami Opfer ihres Berufes geworden. Erstere vier wurden durch Contact inficirt, letztere vier durch blossen Aufenthalt in Krankenzimmern; bei Dr Gendron erfolgte die erste schwere Infection durch Contact, bei der zweiten tödtlichen war ein solcher nicht nachweisbar. Aus diesen Fällen geht übrigens doch hervor, dass durch Contact leichter Infectionen hervorgerufen werden, als durch den flüchtigen Krankheitserreger.

Es scheint übrigens, wie Oertel, l. c., pag. 563, erwähnt, die Empfindlichkeit der Schleimhäute gegen das diphtheritische Gift, auch wenn es direct einwirkt, verschieden zu sein. Oertel erwähnt die negativen Impfversuche von Trousseau, Peter und Fälle, in denen selbst bei tagelanger Gelegenheit zu Contactwirkung, keine Infection erfolgt. Auch Luzcinsky erwähnt ähnliche Fälle, und Monti, der selbst

[1] Biblioth. univers., 1829.
[2] Jahrb. für Kinderkrankheiten, 1860.

eine Augenblennorrhoë davontrug, als ihm diphth. Jauche in den Conjunctivalsack gerathen war, während er früher bei häufiger Gelegenheit zur Infection durch Contact verschont blieb, hält nur die septikämische Form der Diphtherie für ansteckend. Es ist schwer zu bemessen, ob die obengenannten Impfversuche schlecht ausgeführt waren, und ob bei den letzteren Fällen nicht der Zufall eine Rolle spielt. Ich möchte unter obengenannter Reserve folgende Beobachtung beifügen.

Mit Prof. Erb in Heidelberg nahm ich die Tracheotomie bei einem diphtherischen Kinde vor, ich sog Blut und Exsudatfetzen aus der Canule, wie auch noch später mehrmals mit dem Munde, ohne jemals inficirt zu werden. Prof. Erb erkrankte, ohne dass Contact stattgefunden, drei Tage nachher an einer mehrere Tage währenden fieberhaften croupösen Pharyngitis. Ebenso beobachtete ich, wie auch Oertel und Kunze, dass Wärter und Wärterinnen mit dem Munde durch Ausblasen die Canule reinigten, ohne dass Infection erfolgte.

Folgerungen.

Man hat die Ursachen der Altersdisposition, welche sowohl bei Catarrh als auch bei Croup und Diphtheritis im Kindesalter so stark hervortritt, in solchen Einflüssen gesucht, welche dem jugendlichen Alter eigenthümlich sind.

Aber gerade der Mangel, sowie in andern Fällen das auffallende Hervortreten der individuellen Disposition innerhalb der Altersdisposition spricht *gegen die Annahme*, dass die letztere das *nothwendige Resultat der normalen Entwicklung* ist; und wir kommen also auch auf diese Weise wieder zu dem Schlusse, dass die Disposition nur eine erworbene sein kann, und dass wir ihre Ursache in irgend welchen äusseren Einflüssen suchen müssen.

Es soll damit jedoch nicht gesagt sein, dass die geringere Resistenz des kindlichen Alters ohne jegliche Bedeutung sei; es ist vielmehr wahrscheinlich, dass dieselben schädlichen Einflüsse bei einem Kinde die Disposition schneller hervorzurufen vermögen, als dies bei einem Erwachsenen c. p. der Fall ist.

V.

Ueber die Intensität des catarrhalischen, croupösen und diphtheritischen Processes.

Bei meinen bisherigen Auseinandersetzungen wurde lediglich das Zustandekommen der Erkrankung ohne Rücksicht auf ihren weiteren Verlauf in's Auge gefasst. Ich habe demnach bisher das Wort Disposition als gleichbedeutend mit Empfänglichkeit gebraucht. Es fragt sich nun: ist mit der Empfänglichkeit das Wesen dessen, was man unter Disposition zu verstehen hat, erschöpft?

Während von keinem Beobachter, insoweit sich solche äussern, und mit den erwähnten Ausnahmen, die grösstentheils auf irrigen Deutungen beruhen, weder die verschiedene Empfänglichkeit nach Lebensaltern, noch die individuelle Empfänglichkeit bestritten wird, so dass dieselbe als ziemlich allgemein angenommen betrachtet werden darf, gehen beim weiteren Verfolgen der obenerwähnten pathologischen Processe die Ansichten viel weiter auseinander. Insofern es sich um die Frage handelt, ob die Intensität der nachfolgenden Erkrankung von der Disposition oder von dem Krankheitserreger abhängig ist, oder von beiden, und bis zu welchem Grade stossen wir auf die mannigfachsten Differenzen der Beobachter.

Stellt man diese Frage zunächst für den Catarrh und entzündlichen Croup, so habe ich meine bestimmten Gründe, auf dieselbe nicht näher einzugehen, und zwar zunächst, weil so wenig und Unbestimmtes über ihre Krankheitserreger bekannt ist, und ich nicht gerne mit zwei unbekannten Grössen rechne, wenn schon Eine grosse Schwierigkeiten bereitet. Ferner ist diese Frage für meine Untersuchungen über diese Krankheiten irrelevant. Von einiger Wichtigkeit dagegen ist sie für meine Untersuchungen über die Disposition zu Diphtherie, und hier ist ihre Erörterung eher möglich, da man bei bestimmten Annahmen über die Natur des Krankheitserregers nur mit Einer unbekannten Grösse, nämlich der Disposition, zu rechnen hat.

Wie erwähnt, verursacht der Krankheitserreger der Diphtherie bald nur Catarrh, bald Croup, bald Diphtheritis im anatomischen Sinn. Man kann diese Formen in noch einfachere Abtheilungen bringen und nur oberflächliche Formen (Catarrh und Croup) oder tiefgreifende Diphtheritis s. a. unterscheiden, je nachdem der entzündliche Process vorzugsweise auf der Oberfläche oder nach der Tiefe zu verläuft.

Der Anatom beobachtet nun, da jede einzelne der erwähnten Krankheitsformen für sich bestehen, oder sie sich mit einander verbinden, oder endlich auch anders localisiren können, die mannigfaltigsten Combinationen dieser Formen. Wagner[1] gibt eine Zusammenstellung und unterscheidet ohne die catarrhalische Formen deren sechs, davon zwei mit Unterabtheilungen. In ähnlicher Weise ist das klinische Bild verschieden, insbesondere fällt es auf, dass oberflächliche und tiefgreifende Formen im Pharynx ablaufen können mit und ohne Betheiligung der Luftwege. Fast jeder der beobachteten Fälle zeigt in Bezug auf Localisation, flächenartige Ausbreitung, Weiterschreiten in die Tiefe, rascherem oder längerem Verlauf, Eintreten oder Ausbleiben von Allgemeinerscheinungen ein anderes Bild.

Die Erklärungsversuche für die verschiedenen Intensitätsgrade sind äusserst mager. Man begnügt sich, die Thatsache anzuführen ohne nähere Erörterung des Zusammenhanges. Die meisten Beobachter, insofern sie sich darüber äussern, sprechen von einer grösseren „Bösartigkeit“, von einer stärkeren „Virulenz“ des Krankheitserregers; oder auch von einer grösseren Quantität der inficirenden Substanzen, und nur Wenige erwähnen, dass auch die Disposition von Einfluss zu sein scheint.

Nimmt man an, dass der Krankheitserreger der Diphtherie ein chemisch wirkendes Gift sei, etwa wie das putride Gift, so wissen wir, nach den Versuchen von Panum[2], dass die Intensität der Erscheinungen in geradem Verhältniss zu der Menge des eingebrachten chemischen Giftes steht. Allein ich glaube nicht, dass dieses an und für sich wichtige Verhältniss von grossem Belang auf die gewöhnliche Art und Weise der Ansteckung ist, nämlich die durch Uebertragung mittelst der Luft. Es können in diesem Falle überhaupt nur minimale Quantitäten des inficirenden Agens aufgenommen werden, und aus-

[1] Archiv der Heilkunde, 1866, p. 481.
[2] Virchow's Archiv, Band 60, p. 313.

serdem müssen wir annehmen, dass dieses chemische Gift wie eine Art Ferment wirkt, da es ja erlaubt ist, Gährungsprocesse ohne lebende Organismen anzunehmen. Dass eine Reproduction des Giftes stattfindet, steht ausser allem Zweifel, sonst wäre ja die Entstehung einer fortlaufenden Reihe von Erkrankungen durch Ansteckung und eine Vervielfältigung der Krankheit überhaupt nicht denkbar. Bei allen Gährungsprocessen kommt es aber nicht auf die Quantität des Gährungserregers, sondern nur auf die Qualität desselben an.

Wenn eine Differenz der Wirkung nach den Quantitäten des aufgenommenen Krankheitserregers bestünde, so müssten wir ferner beobachten, dass Erkrankungen, die durch indirecte Ansteckung hervorgerufen werden, leichter verlaufen, als solche, die durch directe Ansteckung hervorgebracht werden. Dies ist meines Wissens bis jetzt noch von Niemanden constatirt und mit Zahlen begründet worden. Um kein Missverständniss hervorzurufen: es ist ja sicher, dass der Contact leichter eine Infection bewerkstelligt, als der Krankheitserreger in flüchtiger Form. Ferner ist die Ansteckungsmöglichkeit und die Infectionswahrscheinlichkeit eine um so grössere, je näher der Infectionsherd ist und je länger der Aufenthalt in der Ansteckungssphäre währt. Das ist selbstverständlich und bedarf keiner näheren Auseinandersetzung.

Eine ganz andere Frage ist die, ob die Intensität der nachfolgenden Erkrankung durch diese Momente beeinflusst wird. Für die Infection durch Contact ist dies schon unwahrscheinlich. Ich verweise auf die mitgetheilte Liste der an Diphtherie gestorbenen Aerzte. Vier sind durch Contact, vier durch den flüchtigen Krankheitserreger inficirt worden. Dr. Gendron erlitt die erste schwere Infection durch Contact, die zweite, tödtliche, durch Aufenthalt im Krankenzimmer. Ueber die Zahl der erkrankten Aerzte ist kein so genaues Register geführt, doch finde ich deren vier, die durch Contact leichtere Infectionen erlitten (Kröll, Bartels, Kartell, Monti).

Eine Statistik darüber, ob die Intensität der Erkrankung bei längerer Dauer der Einwirkung des Krankheitserregers und bei directer Uebertragung eine stärkere sei, ist bis jetzt nicht gemacht worden; ich muss nach meinen eigenen Beobachtungen behaupten: gerade die Fälle, bei denen eine Infection unwahrscheinlich oder nur schwer erklärlich, verlaufen durchschnittlich schwerer, als die bei denen eine directe Infection nachgewiesen werden konnte, und werde noch andere derartige Beobachtungen anführen.

So weist denn Alles darauf hin, dass die Intensität der Erkrankung nicht von der Menge des eingeführten Krankheitserregers (als chemisches Ferment gedacht) abhängen kann.

Es ist hiebei ohne Belang, ob man sich vorstellt, dass der specifische Krankheitserreger zuerst von dem Blute aufgenommen wird, und von da aus die secundären Localisationen hervorruft (Trousseau, Luzsinsky, Buhl u. A.), oder ob man der entgegengesetzten Ansicht sich anschliesst, dass die Diphtherie als locale Infection beginne, und event. in kürzerer oder längerer Zeit sich zur allgem. Infection entwickele. Die grössere Zahl der Beobachter schliesst sich der letzteren Ansicht aus Gründen an, wie sie schon Trendelenburg und insbesondere auch Œrtel des Näheren auseinander gesetzt haben. Für meine Untersuchungen ist diese Frage irrelevant, insofern die Buhl'sche Auffassung in noch höherem Grade die Annahme einer bestimmten localen Disposition bedarf, wie die seiner Gegner. In der nachfolgenden Auseinandersetzung gehe ich von der ziemlich allgemeinen Annahme aus, dass die örtliche Infection das primäre sei. *Mutatis mutandis* lassen sich meine Folgerungen auch auf die entgegengesetzte Ansicht beziehen.

Schliesst man sich der herrschenden Theorie an, dass Pilze die Krankheitserreger der Diphtherie seien, und dass also die Infection durch Uebertragung von Mikrococcen von Kranken auf Gesunde zu Stande kommt, so erklärt sich die Bevorzugung der Rachen- und Respirationsschleimhaut als Lieblingssitz der Infection gegenüber allen anderen Schleimhäuten in plausibler Weise damit, dass die mit den Mikrococcen beladene Inspirationsluft an diesen Parthieen vorbeistreicht und dort dieselben absetzt. Sind empfängliche Parthieen der Schleimhaut vorhanden, so haften die Pilze und entwickeln sich weiter, insofern ihnen der Boden behagt. Das Wesen der individuellen Disposition würde also zunächst darin bestehen, dass empfängliche Schleimhautparthieen, die sich zur Weiterentwicklung eignen, vorhanden sind.

Eine der ersten Lebenseigenschaften niederer Organismen ist die, dass sie sich in ganz unbeschränkter Weise rasch vermehren, so lange der Boden günstig ist. Es ist also c. par. *nur eine Frage der Zeit*, innerhalb welcher die Abkömmlinge von wenigen Pilzen in ebenso grosser Masse auf einem empfänglichen und zu ihrer Entwickelung günstigen Puncte der Schleimhaut vorhanden sind, als die Abkömmlinge von vielen Pilzen. Es ist einerlei, ob 1, ob 10 oder 100 Pilze haften; es kommt lediglich auf den Boden an, in welchem sie wuchern. In der Quantität der Pilze kann also die Ursache nicht gesucht werden, dass in dem einen Falle die Pilze auf dem empfänglichen Punkte in die Tiefe wuchern, i. e. Diphtheritis verursachen, in einem andern nur Catarrh oder Croup.

Auch die Verschiedenheit der Flächenausbreitung, das Weitergreifen oder Localisirtbleiben der Diphtherie können wir nicht durch die grössere oder geringere Zahl der Pilze, welche haften, oder durch vielfache Infectionsherde erklären. Schon Bretonneau[1] bemerkt: *L'inflammation diphthérique se propage d'une manière toute particulière sur la surface des membranes muqueuses qu'elle envahit; elle s'y étend à peu près comme un liquide qui s'épanche ou qui coule.* Und ähnlich beschreiben alle Beobachter die flächenartige Ausbreitung der Diphtherie auf den Schleimhäuten. Die Ausbreitung des diphtheritischen Processes bei Scharlach wird von Monti[2] ganz ähnlich beschrieben. „Von der hintern Pharynxwand verbreitet sich die Diphtheritis zunächst auf die Tonsille, die Uvula und die Gaumenbögen. 23 weitere Fälle zeigten keine weitere Abweichung von der eben beschriebenen Entwickelung." Ich will damit durchaus nicht behaupten, dass die Infection nicht von vielfachen Herden ausgehen könne; es ist dies sogar häufig der Fall. Aber auch hierbei ist der Schlusseffect derselbe und nur *eine Frage der Zeit.*

Ganz ähnliche Resultate ergeben die Impfversuche, insbesondere von Trendelenburg und Œrtel. Von Einem Punkt aus wird „radienförmig" die ganze Schleimhaut überzogen. Es ist also ganz gleichgültig, ob ein localer Infectionsherd oder ob deren mehrere bestehen. Thatsächlich findet aber diese flächenartige Ausbreitung bei weitem nicht in allen Fällen statt. Leichte wie schwere Formen der Diphtherie sehen wir z. B. im Pharynx verlaufen, ohne Betheiligung der Luftwege. Viele Beobachter, wie Falger[3], erklären die letztere dadurch,

[1] L. c., p. 42.

[2] Jahrbuch für Kinderheilkunde, Band IV, Heft 1.

[3] Virchow's Archiv, Band 61, p. 408.

dass die Pilze von ihrem ursprünglichen Infectionsherde losgerissen werden und dann secundär Kehlkopf und Trachea befallen. Aber warum thun sie das nicht immer, warum thun sie dies z. B. in vielen Fällen von schwerer Pharyngeal-Diphtherie nicht, während die Pilze in anderen gerade so häufigen Fällen, wenn der Pharynx kaum erkrankt ist, hinabsteigen? Und warum dann in so symmetrischer Form, scharf abgegrenzt an der Rima glottidis, wie man es nicht schärfer mit der Feder zeichnen kann, in continuirlicher Schicht, auf deren Bedeutung zuerst Trendelenburg aufmerksam gemacht hat, und nicht etwa in multiplen Herden? Mir sind diese Verhältnisse nur dann erklärlich, wenn ich eine scharf umgränzte locale Disposition annehme. Wenn die Diphtherie in den Kehlkopf und die Trachea hinabsteigt, so war *eine Disposition der Fläche nach* vorhanden, gerade so wie eine *locale Disposition der Tiefe nach* vorhanden war, wenn sie tiefere Zerstörungen der Gewebe setzt. Von der Quantität der eingeathmeten Pilze lässt sich diese Verschiedenheit, meines Erachtens, nun und nimmer erklären.

Noch häufiger findet man als Erklärung der Intensität des Processes die Annahme, dass die Pilze einmal „bösartiger“ werden, als ein andermal, dass die „Virulenz des Contagium vivum“ eine verschiedene sei. Nichts ist willkürlicher als diese Annahme, für welche wir nach Allem, was wir über das Leben und die Fortpflanzungsfähigkeit der Pilze wissen, nicht die mindesten Anhaltspunkte haben. Ein lebender Pilz wird seine Entwicklungsphasen durchmachen und sich vermehren, wenn er die nöthigen Bedingungen hierzu findet, und um so rascher, je günstiger die Bedingungen für denselben sind. Dass er aber irgend eine andere morphologische Form und andere Eigenschaften annimmt, als ihm seiner specifischen Natur nach zukommen, ist meines Wissens nirgends und durch keinerlei biologische Thatsachen erwiesen. — Ich will dabei die Frage offen lassen, ob nicht in Epidemien die nach Ort und Zeit getrennt sind, die Pilze ihren Character ändern können, obwohl mir das höchst unwahrscheinlich ist. Aber dass in ein und derselben Epidemie die Stammpilze gegen den X. bösartig, deren erste Generation gegen Y. gutartig, deren zweite gegen Z. wieder bösartig sind, ist doch eine zu willkürliche durch Nichts unterstützte Annahme.

Keinem Arzt fällt es ein, die Bösartigkeit eines Falles von Blattern der grösseren Virulenz des Giftes zuzuschreiben, da die tagtägliche

Erfahrung lehrt, dass Variola durch Ansteckung von Variolois, Variolois durch Ansteckung von Variola entstehen kann und entsteht. Und ganz ähnlich liegen die Thatsachen bei der Diphtherie. Bei der Diphtherie können wir nur die Ansteckung nicht so leicht von Fall zu Fall beobachten; wo wir aber eine solche Ansteckung wahrnehmen, sehen wir, dass von den schwersten Formen die leichtesten und von den leichtesten Formen die schwersten entstehen können.

Oertel, der auch eine grössere Virulenz des Contagiums annimmt, indem er sagt „die Virulenz ist um so grösser, je schwerer der Fall ist, von dem das Contagium abstammt," schwächt diese Behauptung ab, indem er fortfährt: „Die Intensität des Processes ist im concreten Falle nicht immer maassgebend für die Schwere eines von ihm inficirten; ausnahmsweise kann eine der mildesten Formen zu einer tödtlichen Erkrankung führen." Es ist nicht schwer, für das umgekehrte Verhältniss viele Belege in der medic. Literatur zu finden, z. B. in dem Bayerischen ärztl. Intelligenzblatt, woselbst (1869, pag. 413) Ott über einen Fall berichtet, wobei ein 10jähriges Kind zuerst erkrankte und starb. Von ihm wurden zwei Brüder inficirt, 6 und 13 Jahre alt, welche nach kurzer Krankheitsdauer genasen."

Ja, Albu berichtet aus Berlin[1]: „Ich habe fast immer leichtere Erkrankungen nach jedem schweren Falle in derselben Familie eintreten sehen," und Aehnliches berichtet Wagner von Leipzig (bei Ziemssen, VII, pag. 199).

Wenn das umgekehrte Verhältniss nicht stattfinden würde, dann müsste eine jede Epidemie fortwährend bösartiger werden, die leichten Fälle von Diphtherie wären auf den Aussterbe-Etat gesetzt. Dies ist aber, wenigstens in München, Gottlob nicht der Fall. Ranke[2] sagt: Diphtherie und Croup war von 1864—1867 2 ½ Mal häufiger als von 1860—1863. Die relative Gefährlichkeit dieser Erkrankungen blieb sich aber in beiden Zeiträumen so ziemlich gleich." Und dass die Diphtheritis auch an anderen Orten nicht „bösartiger" wird, geht aus vielen Berichten hervor, die nur 5—6 °/o Sterbfälle angeben.

Sehen wir uns nach den epidemiologischen Berichten um, ob die

Journal für Kinderkrankheiten, 1869, pag. 185.
Jahrbuch für Kinderheilkunde, 1869, pag. 42.

Diphtherie bei ihrem Beginn oder bei ihrem Ablauf bösartiger sei, so beobachtete Gingibre[1] eine Epidemie, bei der die Erkrankungen im Anfang fast immer tödtlich waren; in der Periode der Abnahme der Krankheit wurde auch die Gefahr eine geringere; J. Bridges,[2] eine Epidemie von 3000 Kranken die anfangs bösartig auftrat, später aber sehr milde verlief. Ich habe eine Menge von epidemiologischen Berichten durchlesen, kann mich aber nicht erinnern für das umgekehrte Verhältniss ein Beispiel gefunden zu haben; in der Regel erwähnen die Epidemiologen nichts über diesen Punkt. Stellwag[3] fasst dies Verhältniss bei der Diphtherie der Conjunctiva zusammen mit den Worten: „Wie bei anderen epidemisch auftretenden Krankheiten soll im Beginn der Epidemien das procentarische Verhältniss der ungünstig verlaufenden Fälle ein grösseres sein als während der Abnahme der Epidemien.“

Als allgemeinen Beweis dass die Intensität des diphtheritischen Processes von der Disposition abhängig ist, führe ich die obenerwähnte Thatsache an, dass in dem Maasse als die Altersdisposition zur Diphtherie abnimmt, auch die Intensität des Processes geringer wird. Wenn also der Empfänglichkeit und der Intensität ein gewisser Parallelismus zukömmt, so ist es nicht logisch, die Abnahme der Empfänglichkeit bei Erwachsenen der geringeren Disposition, die Abnahme der Intensität dem spec. Krankheitserreger zuzuschreiben. Es ist auch gar nicht abzusehen, warum die Pilze gegen Erwachsene gutartiger sein sollten, als gegen Kinder.

Folgerungen.

Bei meinen bisherigen Untersuchungen ging ich von der Annahme aus, dass die Entstehung von Catarrh, Croup und Diphtherie von dem Zusammenwirken zweier Factoren, der Disposition und dem Krankheitserreger, abhängig ist. Bezeichnet man mit M die Erkrankung (Catarrh, Croup oder Diphtherie), mit D die Disposition zu derselben, mit v den Krankheitserreger, so ist

$$M = D \cdot v,$$

[1] Montpellier, Gaz. méd., 1866.
[2] Med. Times, 1864, August.
[3] Lehrbuch der Augenheilkunde, 1861, pag. 360.

i. e. ohne Disposition und ohne Krankheitserreger findet eine Erkrankung nicht statt.

Bei der Diphtherie ist nun die Grösse von M, i. e. die Intensität des Processes, dessen Form und Ausbreitung nach Fläche und Tiefe, nicht etwa von dem Krankheitserreger, ob wir uns denselben als chemischen fermentartigen Körper oder als niedere Organismen vorstellen, abhängig, sondern lediglich von der Disposition. Ich stelle mir also den Krankheitserreger wie eine auslösende Kraft vor: die Summe der ausgelösten Kräfte ist nicht von dieser, sondern von der Summe der auszulösenden Kräfte abhängig. Man kann also die Disposition zur Diphtherie dahin definiren, dass sie alle diejenigen Eigenschaften unseres Körpers in sich schliesst, welche *nicht allein die Empfänglichkeit für den Krankheitserreger bedingen, sondern auch Form und Intensität der Erkrankung bestimmen.*

Ich bin auf diese Verhältnisse desshalb ausführlicher eingegangen, weil gerade dieses Abhängigkeitsverhältniss der Intensität der Diphtherie für die ätiologische Forschung von grösster Wichtigkeit ist. Bezeichnet man mit M^1 die Intensität der Diphtherie, so ist $M^1 = D$ i. e. wir dürfen *die Intensität der Erkrankung als Maassstab der Grösse der Disposition* annehmen, und können den Krankheitserreger als constante Grösse vernachlässigen, ohne uns weiter um denselben zu bekümmern. Dies vereinfacht natürlich die Untersuchung über die Ursachen der Disposition in erheblicher Weise.

Die in den vorstehenden Kapiteln gezogenen Folgerungen sind nicht etwa theoretische Voraussetzungen, von denen aus ich meine Untersuchungen und Beobachtungen vornahm, sondern sie sind das Resultat derselben. Ich habe dieselben ihrer Mittheilung vorausgeschickt, weil die Darstellung dadurch wesentlich erleichtert wird.

Zum Schlusse dieses Abschnittes habe ich noch einen weiteren Erklärungsversuch der Intensität dieser Processe zu besprechen, insofern dieselbe einer grösseren Resistenz der Erkrankten zugeschrieben wird. Während man bei dem Worte Disposition mehr ein passives Verhalten des Organismus im Auge hat, und etwa an eine besondere Beschaffenheit der Gewebe, Unverletztheit derselben etc. denkt, schliesst der Begriff Resistenz in sich, dass active Vorrichtungen unseres Körpers zur Abwehr der Krankheit vorhanden und funktionsfähig sind. In diesem Sinne erklären also Oertel l. c. und Eberth[1] die Intensität mit der Resistenz unseres Körpers, ersterer, indem er die weissen Blutkörperchen die Pilze in sich aufnehmen und vernichten lässt; letzterer, indem er sagt: „Durch Eiterung werden die Pilzrasen abgelöst und entfernt; von ihrem Ausbleiben hängt das Eindringen dieser Organismen ab."

Es handelt sich demnach, bei Gebrauch des Wortes Resistenz, nur um eine andere Auffassung des Wesens der Disposition, insofern die Intensität des Processes in Betracht kommt. Welche Auffassung die richtigere, ist theilweise Gegenstand meiner Untersuchungen.

Verschieden hievon ist der Begriff dessen, was man gewöhnlich unter Resistenz versteht, und in diesem Sinne habe ich selbst dies Wort gebraucht. Erwachsene überstehen im Allgemeinen leichter einen Krankheitsprocess von derselben Intensität als Kinder, kräftige Individuen leichter als schwächliche. Wo dies nicht der Fall ist, muss die Intensität des Processes eine grössere sein. Auf diese Weise ist die grössere Sterblichkeit der Kinder von 5—10 Jahren bei einer geringeren Morbidität wie die von 0—5 Jahren in der Epidemie von Pharyngeal-Diphtherie in Autun (Tab. 7) und die grössere Sterblichkeit der Tracheotomirten nach dem 10ten Lebensalter aufzufassen.

VI.

Die Familiendisposition.

Ausser vielen andern Aehnlichkeiten und Beziehungen zwischen Scharlach und Diphtherie ist ihnen auch die Eigenthümlichkeit gemeinsam, dass einzelne Familien viel heftiger durch diese Krankheiten leiden, als andere welche sich in ganz ähnlichen Verhältnissen befinden. Die Literatur ist voll von derartigen traurigen Fällen. Die oben erwähnte Zusammenstellung der Berichte von dänischen[2] Aerzten

[1] Correspondenzblatt der Schweizer Aerzte, N° 1.

[2] Journal für Kinderkrankheiten, 1869, pag. 94.

schildert die thatsächlichen Verhältnisse so übereinstimmend mit dem was ich selbst gesehen, dass ich die betr. Stelle als das Resultat meiner Beobachtungen wiedergeben kann. „Oefters geschah es, dass in Einem Hause nur Ein Individuum ergriffen wurde, obschon keine sonderlichen Maassregeln getroffen waren, um die Verbreitung der Krankheit auf die übrigen zu verhindern. Oefters geschah es aber auch, dass mehrere Personen in dem Hause, wo hinein die Krankheit gedrungen war, ergriffen wurden."

Und Bartels[1] sagt darüber: „Es wurden mehrfach in derselben Familie mehrere Kinder gleichzeitig, oder kurz hinter einander ergriffen; ja es ist auch hier in Kiel vorgekommen, dass vier Geschwister binnen wenigen Wochen an Diphtheritis starben; allein in der ganz überwiegenden Mehrzahl der Fälle blieb es bei Einem Erkrankungsfalle in der Familie, obgleich in unserer Poliklinik das erkrankte Kind während seiner Krankheit nicht allein dasselbe Zimmer, sondern auch das Bett mit seinen Geschwistern theilen musste." Aehnliches berichtet Luzsinsky[2] aus Wien, und Wagner von Leipzig (bei Ziemssen, VII, pag. 109).

Fälle wie die letzterwähnten habe auch ich beobachtet, ohne sagen zu können, dass sie die Mehrzahl waren; ich habe eben so häufig gesehen, dass auch die anderen Kinder in mehr oder minder hohem Grade erkrankten. Ein Engländer, Ballard, gibt eine Statistik, wonach in 9 Familien noch andere Mitglieder an Diphtherie ergriffen wurden, in 15 kamen nicht diphtheritische Anginen vor, in 8 litten einige Personen an Diphtherie, andere an Angina, in 15 wurde weder Diphtherie noch Angina beobachtet. Wenn man nun annimmt, dass die Diphtherie durch die gesunden Geschwister der Erkrankten, z. B. in der Schule, Infectionen hervorrufen kann, so kann doch nur der Mangel an individueller Disposition in den oben erwähnten Fällen die Ansteckung verhüten.

Eine Stelle von Bretonneau[3], in welcher derselbe die auffallende Thatsache der Erkrankungen von Grossmutter, Tochter und Enkelkind der Familie Beauharnais an Angina maligna, Scorbut und Croup bespricht, wird gewöhnlich dahin gedeutet, als habe Bretonneau eine

1 Deutsches Archiv für clinische Medizin, 1866, l. c., pag. 372.
2 Journal für Kinderkrankheiten, 1866, 226.
3 Bretonneau, l. c., pag. 65.

Art erblicher Anlage angenommen. Ich selbst kann dies aus dieser Stelle nicht herauslesen, und auch keine andere Stelle finden, die auf eine derartige Meinung hindeutet.

Trousseau[1] nahm eine erbliche Anlage zur Diphtherie an, wie die englischen Aerzte Cheyne und Buchan eine solche zu Croup, Steiner eine solche zu Pseudocroup angenommen haben.

Auch Niemeyer[2] spricht von einer Art erblicher Anlage zu Croup, ohne dass er mit dieser Ansicht viel Anklang gefunden hätte, so wenig wie Trousseau und Cheyne. Nach Abelin[3], in Schweden, woselbst Croup so ausserordentlich häufig ist, wird der Einfluss der erblichen Anlage von den schwedischen Aerzten entschieden in Abrede gestellt.

Erkranken mehrere Kinder Einer Familie an Croup oder Diphtherie, so könnte dies allerdings in der Aehnlichkeit ihrer Organisation beruhen, und diese könnte man auf eine erbliche Anlage zurückbeziehen. Allein in den weitaus meisten Fällen bleiben nicht allein die Eltern verschont, sondern es ist auch nicht einmal nachgewiesen worden, dass sie als Kinder an ähnlichen Erkrankungen gelitten haben. Man kann aber doch nicht vererben, was man selbst nicht hat oder gehabt hat.

Niemeyer betont, dass vorzugsweise Kinder von tuberculösen Eltern die Disposition zu Croup hätten; jedenfalls bilden diese Fälle die Minderzahl, und selbst wenn eine genaue Statistik eine grössere Disposition der Kinder von tuberculösen Eltern nachwiese, würde ich nicht an eine Vererbung der Disposition glauben, da Tuberculöse in der Regel gewisse Eigenthümlichkeiten in ihren Lebensgewohnheiten besitzen, in denen ich die die Disposition erzeugenden Ursachen viel eher suchen möchte.

Ich erkläre mir die Familiendisposition einfach durch die Einwirkung derselben die Disposition erzeugenden Potenzen. Eine derartige Annahme macht keine Schwierigkeiten, wenn sämmtliche Kinder Einer Familie befallen werden; grössere Schwierigkeiten macht die Erklärung, wenn nur das eine oder andere der Kinder Disposition zeigt.

[1] Jaffé, Schmidt's Jahrb., Band 113, pag. 102.

[2] L. c., pag. 15.

[3] Jahrb. für Kinderkrankheiten, 1865.

VII.

Ein Fall von Familiendisposition.

Ich beginne nun einen auffallenden Fall von Familiendisposition in ausführlicher Weise mitzutheilen, weil derselbe der *Ausgangs- und Mittelpunkt meiner Untersuchungen* bildet, und bitte den Leser denselben mit um so grösserer Geduld zu verfolgen, als ich dann meine anderen Beobachtungen um so kürzer erwähnen kann.

Ende November 1866 zu einem Arbeiter Namens Foos gebeten, traf ich dessen Familie in grösster Verzweiflung. Die Eltern hatten, und zwar zu drei verschiedenen Zeiten, in den Jahren 1859, 1864 und 1865, drei Kinder an diphtheritischem (?) Croup verloren, und nun war von den drei überlebenden Geschwistern ein Mädchen von 5 Jahren unter Symptomen erkrankt, welche nicht zweifeln liessen, dass diese für ihre Familie so verhängnissvolle Krankheit wieder im Anzug war.

Sie hatten sich nicht geirrt; ich fand Diphtheritis des Rachenrings mit beginnender croupöser Erkrankung des Larynx, wie später ausgehustete Croupmembranen bewiesen. Nach drei Tagen starb das Kind unter den Erscheinungen des absteigenden Croup, verbunden mit allgemeinen Lähmungs-Erscheinungen. Die Tracheotonomie nahm ich in diesem Falle nicht vor, weil sie nicht gestattet wurde. Drei Tage später erkrankte das zweite Kind derselben Familie — 9 Monate alt — unter den Erscheinungen des entzündlichen Croup, trotzdem ich es mit dem älteren Bruder abgesondert hatte. Die Fauces waren in diesem Falle fast gar nicht betheiligt; dagegen war die Nase mit Croupmembranen erfüllt.

Fast gleichzeitig mit ihm war das einzige der überlebenden Geschwister, ein Knabe von 8 Jahren, an Diphtheritis des Rachens mit Catarrh des Larynx erkrankt, aber ohne dass es zu Stenose desselben und Membranbildung gekommen wäre. Das kleine 9 Monate alte Kind starb ebenfalls und nur der ältere Knabe genas nach 3wöchentlicher Krankheitsdauer. Stimmlosigkeit und Lähmungs-Erscheinungen der Rachen-Muskulatur verschwanden erst nach Monaten vollständig.

Durch ein und denselben Krankheitserreger wurden also drei verschiedenartige Krankheitsprocesse ausgelöst: bei dem 5jährigen Mädchen Diphtheritis der Fauces mit Croup der Luftwege, bei dem 9monatlichen Kinde nur Croup der Nase und des Larynx, bei dem 8jährigen Knaben Diphtheritis ohne Croup. Steubing, Archiv f. wissenschaft. Heilkunde, 1865, p. 311, theilt einen ähnlichen Fall mit. In Einer Familie erkrankte zuerst ein 7jähriges Mädchen an Croup, wird aber gesund; drei Tage nachher, der 11jährige Bruder an Diphtheritis der Fauces und Croup, und stirbt; die 3jährige Schwester erkrankt nur an Catarrh. Steubing zog daraus den richtigen Schluss, dass ein und derselbe Krankheitserreger drei verschiedene Processe hervorzurufen vermöge.

Die meinerseits vorgeschlagene Section der Kinder wurde nicht gewährt. Zwei Tage nach dem Begräbniss des zweiten Kindes kam der Vater selbst zu mir und verlangte, dass die Kinder ausgegraben würden, damit ich, wie er sich ausdrückte, „nachsehen solle", warum gerade seine Kinder von dieser Krankheit befallen wurden, während die Kinder der Nachbarfamilien jedesmal verschont blieben. Er hätte gehört, dass die Aerzte dies durch die Obduction nachweisen könnten. Selbstverständlich liess ich mich, nachdem einmal die Kinder beerdigt waren, nicht mehr auf dieses Ersuchen ein. Ich habe diesen Zwischenfall mitgetheilt, um zu zeigen, wie selbst dem Laien die Frage nach der Disposition auffällig erscheint. Ich beruhigte den tiefgebeugten Vater unter dem Versprechen, auf eine andere Weise die Sache näher zu untersuchen. Und dies that ich nun. Lagen doch gerade in diesem Falle die Verhältnisse zur Untersuchung so günstig, wie man es sich nur wünschen konnte.

Foos wohnte mitten unter 9 anderen Arbeiter-Familien, welche gleich Foos Dienstwohnungen hatten. Die beifolgende Zeichnung in Tab. X veranschaulicht die Wohnungsverhältnisse der 9 Familien. Wie aus derselben ersichtlich, handelt es sich um zwei langgestreckte neben einander liegende, nur durch einen schmalen Weg getrennte einstöckige Häuser, welche in neun von einander durch Brandmauern vollständig getrennte Wohnungen getheilt waren. Beide Häuser lagen frei auf einer Erhöhung neben einer sehr breiten Strasse mit den Wohnräumen nach Süden. Nach rückwärts befand sich ein grosser schöner, sehr rein gehaltener Hof, der den Kindern als gemeinschaftlicher Spielplatz diente. Um auch die Aborte zu erwähnen, sie waren im Hofe, entfernt von den Wohnungen angebracht. Der Untergrund bestand aus trockenem Sandstein. Von diesen Wohnungen waren acht in Grösse, Eintheilung, einander ganz gleich, nur die neunte, die Wohnung für den Aufseher Eisenacher, war etwas grösser. Die Häuser waren im Jahre 1857 von den Eisenwerksbesitzern Gebrüder Krämer, in St. Ingbert, zu Arbeiterwohnungen erbaut und dann einer Anzahl ihrer Arbeiter überlassen worden, welche sich sämmtlich zahlreicher Nachkommenschaft erfreuten.

Mitten unter diesen Familien wohnend, wurden, mit Ausnahme von Eisenacher, nur die Kinder der Familie Foos in vier verschiedenen Jahren von Diphtherie befallen, trotzdem die anderen Familien ihre Kinder nicht etwa hermetisch abschlossen, um sich vor der Gefahr der Ansteckung zu bewahren. Ich fand im Gegentheil den lebhaftesten Verkehr der Bewohner, welche schon aus freundnachbarlicher Theilnahme ihren Besuch abstatteten, ohne sich abmahnen zu lassen.

Die erste Infection der Familie Foos im Jahre 1859 kann man durch Einschleppung des Krankheitserregers von der nebenanwohnenden Familie Eisenacher erklären, und zwar geschah die event. Ansteckung indirect durch die Mutter, insofern man der Versicherung der Frau, dass sie das Kind nie in Berührung gebracht hatte, Glauben schenken darf.

Nachträglich möchte ich noch bemerken, dass ich die Kinder von Foos in den Jahren 1859, 1864 und 1865 nicht behandelte, sondern mein Vorgänger Dr. Rausch, jetzt Bezirksarzt in Zweibrücken. Dass die Diagnose nicht zu bezweifeln, bürgt mir dessen Persönlichkeit. Nach einer mündlichen Mittheilung war eine directe Ansteckung im Jahre 1864 und 1865 nicht zu eruiren. Man könnte vielleicht annehmen, dass in den Jahren 1865 und 1866 der Krankheitserreger noch im Hause des Foos war. Bei der Infection des Jahres 1866 allerdings konnte ich mit Bestimmtheit annehmen, dass eine anderweitige Einschleppung desselben, sei es nun durch direkte oder indirekte Uebertragung, nicht statt hatte, da nur 5 Wochen vorher bei einer einzigen Familie in St. Ingbert, welche sehr weit entfernt wohnte und mit welcher weder ein direkter noch indirekter Verkehr bestand, ein Fall von sporadischer Diphtherie beobachtet wurde.

Eine Familie, deren Kinder ähnlich disponirt waren, fand ich in der eines Bergmannes, Zindel, welcher im April und Mai 1861 zwei, im Januar 1866 eines, und im Februar 1869 zwei Kinder verlor. Hier sind Zwischenräume von 5 und 3 Jahren, und so lange kann man wohl kaum annehmen, dass das diphtheritische Contagium sich in Wohnung und Kleidung erhält; — ferner eine Familie Müller, welche in einem Zwischenraum von 2 Jahren 2 Kinder verlor. Eine analoge Beobachtung hat übrigens schon Bretonneau gemacht, welche er pag. 289 in dem Kapitel *Diphthérite sporadique* mittheilt. 1823 sah Bretonneau ein Kind von 5 Jahren an *angine trachéale diphthéritique* sterben; er beschreibt den Fall genau und fährt dann fort: „Pendant l'épidémie de 1819 et de 1820, trois autres enfants de la même famille étaient morts du croup diphthéritique. Peut-on soupçonner que le *germe* de cette affection ait été conservé et transmis après un si long espace de temps?"

So unwahrscheinlich auf den ersten Blick eine derartige Annahme erscheint, so gewinnt deren Möglichkeit doch wieder durch die Uebereinstimmung, mit welcher „das Haften der Diphtherie an Oertlichkeiten beobachtet wird, worin eine wesentliche Abweichung von dem Verhalten der contagiosen acuten Exantheme liegt." (Bartels, l. c., p. 373.) So lange wir auf dem Boden der heutigen Infectionslehre stehen, müssen wir uns zu derartigen Annahmen entschliessen, wenn wir nicht direktere Quellen der Ansteckung finden.

Der Vollständigkeit halber erwähne ich, dass Binder in Siebenbürgen[1] auf dieses Haften der Diphtherie an Oertlichkeiten und auf den Umstand, dass in zwei Fällen die Infection erst nach 35—42 Tagen zu Stande kam, die Hypothese gründete, dass die Pilze „ausserhalb des Organismus irgend welche Metamorphose erleiden." Es ist nicht schwer in der Literatur auch für andere Zeiträume der Reihenfolge der Infectionen von der Contactwirkung an bis zu mehreren Monaten Belege zu finden. Allein weitaus die meisten Ansteckungen erfolgen nach 2—4 Tagen, wie dies auch Binder beobachtete. Es ist desshalb diese Hypothese ebenso unzulässig als unnöthig.

Wenn ich nun die Frage offen lasse, ob der diphtheritische Ansteckungsstoff in der Wohnung des Foos erhalten blieb, und die In-

[1] Wiener medic. Wochenschrift, 1872.

fection verursachte, so bestimmte mich doch zur Annahme einer individuellen hochgradig gespannten Disposition der Kinder von Foos die Eingangs erwähnten Gründe über das Verhalten der Diphtherie im Grossen und Ganzen. Je mehr ich alle näheren Umstände erwog, desto weniger konnte ich mich entschliessen, dem blinden Zufalle eine hervorragende Rolle zuzuschreiben. Ich untersuchte desshalb nach allen Richtungen hin die möglichen Ursachen dieser auffallenden Familiendisposition, ohne indessen das, was etwa auf den Krankheitserreger Bezug haben könnte, ausser Acht zu lassen.

Gelegenheit zu Beobachtungen hatte ich auch ausser den obenerwähnten Familien genügend. Croup und Diphtherie sind in St. Ingbert und Umgebung häufige Erkrankungen. In epidemischer Weise herrschten diese Krankheiten im Winter 1867—1868 mit und im Verlauf einer Masern- und Keuchhusten-Epidemie, im Sommer und Winter 1868—1869 gleichzeitig mit Scharlach. In den Jahren 1870—1872 kamen nur sporadische Fälle dieser Krankheiten zu meiner Beobachtung.

Im Anhang gebe ich eine Liste meiner Beobachtungen. Dieselbe ist leider nicht vollständig. Ueber viele Fälle, besonders die leichteren, habe ich keine Notizen gesammelt. Ich beobachtete damals nur um zu beobachten, nicht um zu schreiben.

Um zum Schlusse dieses Kapitels die erste Möglichkeit zu besprechen, in der man die Familiendisposition suchen könnte, so spricht Alles gegen die Annahme einer erblichen Disposition. Foos war das Bild eines kräftigen, gesunden und soliden Arbeiters. Weder in seiner noch seiner Frau Familie war Tuberculose vorgekommen; er, sowohl wie seine Frau wollen in ihrer Jugend stets gesund gewesen sein. Frau Foos war weniger kräftig, allein man konnte sie auch nicht als krank bezeichnen. Ihr Vater lebte damals noch hochbetagt.

Kurz, nichts deutete auf eine erbliche Disposition, insofern dieselbe auf der Aehnlichkeit der Organisation beruht, wie in der überwiegenden Mehrzahl meiner Fälle.

VIII.

Der Einfluss der Jahreszeiten auf das Vorkommen von Croup und Diphtherie.

Während, wie oben erwähnt, die Diphtherie die Eigenthümlichkeit besitzt, an solchen Oertlichkeiten, wo sie einmal aufgetreten, zu haften, und man sich dies aus der langen Lebensdauer des diphtheritischen Krankheitserregers und seiner Zähigkeit erklärt, ist so ziemlich allgemein angenommen, dass die Beschaffenheit des Bodens, welche in der Aetiologie des Typhus und der Cholera eine so grosse Rolle spielt, auf das Vorkommen von Catarrh, Croup und Diphtherie ohne Einfluss ist. Es ist in der That gar kein pathogenetischer Anhaltspunkt gegeben, dass ein direkter Zusammenhang zwischen dem Boden auf dem wir uns befinden und diesen Krankheiten existirt, und theoretisch gar nicht abzusehen, worin dieser Zusammenhang beruhen soll. Bei Catarrh und Croup ist dies wohl nicht weiter zu erörtern, und wenn man direkte Beziehungen der Diphtherie zu Bodenverhältnissen suchte, so ist dies meines Erachtens nur ein Beweis der Rathlosigkeit, in welcher die Aetiologen sich befanden.

Hirsch, l. c., I. B. 147, gibt schon eine Zusammenstellung der Autoren, welche sich gegen die Abhängigkeit der Diphtherie von Bodenverhältnissen ausgesprochen haben, und Dr. Radcliffe[1] constatirte für England, dass dieselben von keinem Einfluss auf die Verbreitung der Diphtherie sind; zu demselben Schluss kommt Bartels (l. c.), für Holstein, und nur Mayr[2] schreibt den Kalkformationen einen Einfluss auf das Vorkommen der Diphtherie zu. Er berechnet, dass in Mittelfranken dem Gebiete der Kalkformationen eine um 3 % grössere Morbidität und etwas grössere Mortalität zukommt, als dem Gebiete des Keuper und schliesst auf eine grössere Prädisposition des ersteren. 3 % ist aber doch etwas wenig, um überhaupt von einem Einfluss zu sprechen, und weit berechtigter ist der Schluss, dass

[1] Jaffe, Schmidts Jahrbücher, 119, p. 239.
[2] Bayr. ärztl. Intelligenzblatt, 1869, 288.

wenn die Berechnungen bis auf 3 % zusammengehen, ein Einfluss nicht nachgewiesen ist.

Anders verhält es sich freilich, wenn von den Bodenverhältnissen, Configuration, Küsten- oder Binnenlage, Elevation, trockenem oder feuchtem Boden u. s. w., die klimatischen oder Witterungsverhältnisse, oder auch die physikalische Beschaffenheit der Luft abhängig sind; allein die Besprechung dieser Einflüsse gehört dann dem Klima, der Witterung, der Luftbeschaffenheit selbst zu, denn es kann ja zunächst gleichgültig sein, wodurch Klima, Witterung oder Beschaffenheit der Luft bedingt werden.

Von jeher hat man nun die ebengenannten Einflüsse auf die Entstehung der fraglichen Krankheiten untersucht und gefunden, dass das häufigere Auftreten von Catarrh und Croup ebenso durch klimatische Verhältnisse wie durch Jahreszeiten und Witterung bedingt ist, während die Diphtherie in der geographischen Verbreitung eben so unabhängig von klimatischen Verhältnissen wie in ihrem epidemischen Auftreten von Jahreszeiten und Witterung sein soll[1]. Ich verweise des Näheren auf die betreffenden Kapitel im II. Band des Lehrbuches von Hirsch, welches, trotzdem dasselbe schon 1862—1864 erschien, doch noch am besten die einschlägigen Verhältnisse bespricht, besser und vollständiger wie fast jede seitdem erschienene Specialarbeit. Seit jener Zeit sind nun aber eine Reihe von statistischen Publicationen erfolgt, welche erlauben, diese Fragen noch eingehender zu behandeln, als es Hirsch nach dem damaligen Stande unserer Wissenschaft möglich war, und einige irrthümliche Ansichten, welche bei Hirsch unvermeidlich waren, richtig zu stellen.

Was die Methode der Untersuchung anlangt, so möchte ich bemerken, dass meines Erachtens bei der Untersuchung des Einflusses der Jahreszeiten nicht verschiedene Klimate zusammengeworfen werden dürfen, da die Jahreszeiten je nach ihrem Klima wesentlich verschieden sein können. Den Sommer und Winter von Kopenhagen oder Berlin kann man nicht als identisch mit dem Sommer und Winter Bordeaux's, Lissabon's oder Italien's auffassen. Um den Einfluss der Jahreszeiten zu studiren, muss man desshalb gleiche oder zum Mindesten ähnliche Klimate wählen. Die Angaben der Schriftsteller über die Lieb-

[1] Hirsch, l. c.

lingszeit des Croup entbehren aber noch aus einem àndern Grunde der Allgemeingültigkeit. In der Regel werden zu kurze Zeiträume, oder nur einzelne Epidemien in's Auge gefasst. Nun verhalten sich aber die Jahreszeiten in den einzelnen Jahren ausserordentlich verschieden, und man muss desshalb möglichst grosse Perioden berücksichtigen. Damit erwachsen aber keine kleine Schwierigkeiten.

So viele Morbiditäts- und Mortalitätsstatistiken auch über unsere drei Krankheiten existiren, so gibt es doch nicht viele einheitliche Statistiken einer grösseren Stadt oder eines Landes, welche gleichzeitig längere Perioden umfasst. Ich habe desshalb nur das mir zugängige grössere Material in einer Anzahl von Tabellen graphisch aufgezeichnet, und kleinere Statistiken nicht berücksichtigt.

Zur Darstellung habe ich eine Form gewählt, welche sich zu ähnlichen Zwecken empfehlen dürfte. Ich erwähne dieselbe, da ich sie unter Bencke's Beispielen zu graphischen Darstellungen in dessen Vorlagen zur Organisation der Mortalitätsstatistik, Marburg, 1875, vermisse. Das schöne Werk von Haller, „Die Volkskrankheiten“, Wien, 1860, und andere statistische Arbeiten, würden wesentlich gewinnen, viele Verhältnisse wären klarer hervorgetreten, wenn man, wie in meinen graphischen Darstellungen, die Krankheiten in ihrem doppelten Verhältniss zur kälteren Jahreszeit und zwar zum Eintritt und Austritt in dieselbe bequem übersehen könnte.

Zu diesem Zwecke habe ich stets das *Durchschnitts-Jahr*, die sogenannte *Jahrescurve* doppelt aufgezeichnet; die römischen Ziffern bedeuten die Monate; Temperatur und Feuchtigkeitsgehalt der Luft sind mit gleichen Zeichen kenntlich gemacht. — Die Krankheitscurven habe ich auf möglichst gleiche Höhen gebracht, um den Vergleich zwischen den verschiedenen Krankheiten zu ermöglichen; die Unterschriften sagen das Weitere und ermöglichen, da 1 Millimeter eine bestimmte Zahl von Krankheits- oder Sterbefällen, oder auch die Procentsätze an solchen angibt, aus dem relativen Verhältnisse auch die absoluten Werthe, auf die es mir nicht ankömmt, zu berechnen. Man übersieht auf eine solche Weise bequem, wie die Krankheiten, um welche es sich hier handelt, in die kältere Jahreszeit ein- und wie sie heraustreten.

Vorerst möchte ich nur auf Tab. XI aufmerksam machen, welche die Uebereinstimmung dreier Statistiken: der von Basel, Strassburg und Nassau unter sich, sowie mit einer von Hirsch gegebenen Zusammenstellung, insofern es sich um gröbere Verhältnisse handelt, nachweist, um dem Leser Vertrauen in die Statistik einzuflössen, wenn es dessen bedarf. Insbesondere wo ähnliche klimatische Verhältnisse bestehen, wie in Basel und Strassburg, ist die Uebereinstimmung der Curven geradezu überraschend.

Die Uebereinstimmung der Basler, Strassburger und Nassauer Curve hat aber noch eine andere Ursache. Die Nassauer Curve gehört dem Croup zu, und die Strassburger und Baseler Curve ist überwiegend Croupcurve, da nach Hagenbach Diphtherie in Basel erst seit 1867 stärker aufgetreten ist, wie auch in Strassburg, nach Stöber und Tourdes, die schweren Fälle von Diphtheritis nicht häufig und Croup selten mit solchen complicirt ist[1].

Anders liegen die Verhältnisse in München, woselbst die Diphtherie seit dem Jahre 1863 endemisch geworden ist, und nur Berlin macht München in der Häufigkeit von Diphtherie den Vorrang streitig. Die Münchener Curve ist also in einem stärkeren Verhältniss Diphtheriecurve, und noch stärker ist dies in Berlin der Fall. Dem entsprechend, sehen wir in München und in Berlin die combinirte Croup- und Diphtheriecurve etwas anders verlaufen wie in Strassburg, Basel und Nassau. Ich werde später versuchen, Croup und Diphtherie zu trennen. Ich könnte nun noch die Wiener und Königsberger, die Greifswaldener und Franfurtercurve nach Varrentrap beifügen, welche einen ähnlichen Verlauf haben, allein ich glaube, es genügen diese Curven, um den Einfluss der Jahreszeiten in unserem Clima auf das Vorkommen von Croup und Diphtherie zu übersehen, sowie die Uebereinstimmung der Statistiken. Einen anderen Verlauf hat die Jahrescurve in südlicheren Klimaten, und verweise ich auf die Curven von Bordeaux und Lissabon, welche später mitgetheilt werden. Ebenso verweise ich auf die späteren Tabellen über den Einfluss der Jahreszeiten auf das Vorkommen von Catarrh, da es nicht im Gange meiner Darstellung liegt, schon jetzt auf diese Verhältnisse einzugehen.

Der Einfluss der Jahreszeiten unseres Klimas auf das Vorkommen unserer Krankheiten ist ein so wohl constatirter und zu gleicher Zeit so auffallender, dass eine grosse Zahl von Aerzten sich mit der Er-

[1] Statistique médicale de Strasbourg, 1868, pag. 448.

klärung dieser Thatsachen befasst hat. Temperatur, Regenmenge, Luftfeuchtigkeit, Luftdruck, Windrichtung, Windstärke[1], nebenbei auch Erdmagnetismus, Sternschnuppen und Sonnenflecken hat man in den Bereich systematischer Untersuchungen gezogen, nur dasjenige Klima nicht, welches doch in erster Linie hätte in Betracht gezogen werden müssen, nämlich das künstliche Klima unserer Wohnungen, in welchen wir unsere Kinder erziehen, und in welchen dieselben den grösseren Theil ihrer Jugendzeit verbringen. Ich verweise auf Tab. XXVI, in welcher ich versucht habe, die Zeit, welche unsere Kinder durchschnittlich in Wohn- und Schlafräumen, im Freien und in der Schule verbringen, zu veranschaulichen.

Hätte man Thermometer, Psychrometer, u. s. w., im Innern der Wohnungen beobachtet, sicherlich wäre man nicht zu solch unrichtigen Schlüssen gekommen, wie man sie theilweise aus dem Einfluss der Jahreszeiten gezogen hat, und von welchen vorzugsweise zu beklagen ist, dass unsere Anschauungen über Gesundheitspflege so wesentlich beeinflusst werden.

Schon im ersten Hefte meiner Untersuchungen („Zeitschrift für Biologie", 1868, p. 492), habe ich auf diese Verhältnisse aufmerksam gemacht. Die Kinder, welche, wie ich dies im II. Kapitel auseinander gesetzt habe, vorzugsweise von Catarrh, Croup und Diphtherie befallen werden, verbringen in unserem Klima den weitaus grösseren Theil ihrer ersten Lebensjahre in geschlossenen Wohnungen. Die ebengenannten Krankheiten treten vorzugsweise in der kälteren Jahreszeit auf, also zu einer Zeit, in welcher wir unsere Kinder vor Nässe und Kälte schützen müssen, und unter Dach und Fach zurückhalten. Unsere Wohnungen erfüllen jenen Zweck; aber indem sie dies thun, wirkt eine Luft auf die kleinen Wesen ein, die in vielen Beziehungen wesentlich von derjenigen der äusseren Atmosphäre verschieden ist.

Betrachtungen ähnlicher Art liessen mich meine Aufmerksamkeit zunächst dem künstlichen Klima zuwenden. Ich hatte früher schon Anhaltspunkte gewonnen, in dessen Einflüssen wenigstens einen *Theil der Disposition* zu suchen. Die Kinder des Arbeiter Foos waren

[1] Pappenheim, Das Verhalten der Diphtheritis zu den Wirkungsverhältnissen, Journal für Kinderkrankheiten, 1869-1870.

sämmtlich in der kälteren Jahreszeit erkrankt oder gestorben, und zwar im März 1859, December 1864, März 1865, Ende November 1866, December 1866 erfolgten die Sterbefälle, December 1866 ein Fall mit Genesung. Ein Theil der Kinder war Wochen- — ja Monate lang nicht aus den Wohn- und Schlafräumen gekommen. — Welchen direkten Einfluss konnten demnach Kälte, Nässe oder Luftfeuchtigkeit ausüben? Ich beschloss also zunächst das künstliche Klima von Foos wie das von anderen Familien, die an Croup und Diphtherie litten oder verschont blieben, zu untersuchen.

IX.

Ueber die Methode der Untersuchung des künstlichen Klima's.

Was die Untersuchung des künstlichen Klima's anlangt, so ist dieselbe nicht so einfach, als es auf den ersten Blick scheinen möchte.

Ich ging zunächst, Januar 1867, derart vor, dass ich mit einfachen Thermometern die Temperatur der Wohnräume der Familie Foos und anderer Familien, welche in auffallender Weise von Croup und Diphtherie heimgesucht wurden, beobachtete — andererseits in solchen Familien, welche in auffallender Weise, trotz Kinderreichthums und lebhaften Verkehrs mit inficirten Familien, verschont blieben.

Für eine meteorologische Station ist es schon schwierig, einen passenden Ort zur Bestimmung der Schattentemperatur zu finden, wie viel mehr in einem Zimmer, in welchem jeder näher oder weiter vom Ofen entfernte, jeder höhere und niedere Punkt im Winter verschiedene Werthe gibt. Es kann gar keine Rede davon sein, dass etwa ein Punkt eines Zimmers die mittlere Temperatur eines solchen anzeigt — ein solcher Punkt existirt insofern nicht, als derselbe fortwährend seinen Ort wechselt — was schlimmer ist, es gelingt sogar nicht immer, einen passenden Ort für das Thermometer zu finden, der sich zum Vergleiche eignet. In letzterer Beziehung war ich nun gerade in der obenbeschriebenen Häuserreihe in einer sehr günstigen Lage. Nicht allein die Wohnungen der 9 resp. 8 Arbeiter waren gleich gross, auch die Benutzung der Räume war überall die nämliche, die Zimmer von gleicher Grösse und Höhe, die Stellung der Oefen und einfachen Möbel war überall dieselbe. Der einzige Unterschied war, dass die Reihenfolge von Küche, Wohn- und Schlafzimmer bei dem einen Theil der Wohnungen von links nach rechts, bei dem anderen Theil derselben von rechts nach links ging, wie der in Tab. X mitgetheilte Plan zeigt. Nur wer selbst Hand anlegt, um die ziemlich einfach erscheinende Frage zu beantworten, in welch mittlerer Temperatur sich eine Anzahl von Kindern in verschiedenen Wohnungen an einem Wintertage befindet, wird diese Vortheile zu schätzen wissen. Die beifolgende Zeichnung, Tab. XII, gibt über Grössenverhältnisse, Stellung der Möbel, u. s. w., Auskunft. Die Thermometer hing ich den Oefen schräg gegenüber, in Gesichtshöhe, an den Schränken auf, also an dem Orte, welcher auf dem Plan mit *Th.* bezeichnet ist, selbstverständlich unter den nöthigen Cautelen gegen strahlende Wärme durch die Fenster. Auch in anderen Wohnungen verfuhr ich nach dem gleichen Princip; die Thermometer wurden stets dem Ofen schräg gegenüber angebracht, jedoch wo möglich in einiger Entfernung von der Wand, erforderlichenfalls gegen diese durch ein kleines Brett geschützt.

Solche Temperaturbeobachtungen erweisen sich sehr zeitraubend, denn bis man zu ordentlichen Resultaten gelangt, bedarf es einer langen Beobachtungsdauer. Bestimmt man auch mehrmals des Tages Momentan-Temperaturen, so geben dieselben im Mittel von grösseren Zahlenreihen zwar Werthe, welche sich zum Vergleiche eignen, und die Differenzen, die man erhält, geben den besten Beweis, von welchem Einfluss das Wärmebedürfniss, häusliche Verrichtungen, etc., auf die Temperatur der Wohnräume sind.

Aber diese Werthe sind nur relativ, es bedarf vieler Messungen zu verschiedenen Tageszeiten um einen Aufschluss über die Frage zu erhalten, wie gross die Wärmemengen sind, welche auf ein im Zimmer gehaltenes Kind einwirken.

Einen grossen Vortheil und Erleichterung gewährt es, wenn man die gewöhnlichen Thermometer mit Thermometrographen vertauscht, an welchen man gleichzeitig drei Werthe bestimmen kann: Maximal-, Minimal- und Momentan-Temperatur. Durch diese kam ich zu besseren Resultaten. Maximal-, Minimal- und Momentan-Temperatur zusammen genommen geben uns ein ziemlich gutes Bild über die Art und Weise, wie in einem gegebenen Fall die Wärme regulirt wird.

Weniger schwierig aber zeitraubender sind die Bestimmungen des Dunstdruckes und der relativen Feuchtigkeit der Zimmerluft. Ich führte dieselben auf einem Tische mitten im Zimmer mit August'schen Psychrometern aus. Allein es ist bei diesen Bestimmungen noch schwieriger, mittlere Werthe zu erhalten, da der Dampfgehalt unserer Wohnräume im Winter ausserordentlich schwankt.

Die Bestimmung des Dunstdrucks und der relativen Luftfeuchtigkeit gibt uns zwar Anhaltspunkte, um den Einfluss dieser Faktoren auf die Hautthätigkeit und die Respiration zu bemessen, aber bessere Anhaltspunkte gewährt uns, wenigstens in geschlossenen Wohnräumen, die direkte Bestimmung des verdunsteten Wassers. Wenn wir als Aerzte die Luftfeuchtigkeit bestimmen, so thun wir dies doch in erster Linie um einen Massstab für die Möglichkeit der Verdunstung zu erhalten. Viel einfacher erscheint es nun auf den ersten Blick, die Verdunstungsgrösse direkt zu bestimmen. Mit ihr erhalten wir auch einen approximativen und relativen Werth für die Luftfeuchtigkeit der Wohnräume selbst. Da der Luftdruck sich gleich bleibt, die Bewegung der Luft in den verschiedenen Wohnräumen nicht in einem so erheblichen Grade wie im Freien differirt, so ist die Verdunstungsgrösse mit Vernachlässigung dieses letzteren nur in geringen Grenzen schwankenden Faktors einzig und allein abhängig von der Temperatur und dem Feuchtigkeitsgehalte der Luft. Findet man nur geringe Differenzen der Temperatur und grosse Differenzen der Verdunstung, so hat man in letzterer einen Massstab, die Luftfeuchtigkeit wenigstens so weit zu schätzen, dass man sagen kann, ihre Höhe ist von trockener oder feuchter Luft bedingt. Ferner gibt uns die Verdunstungsgrösse einen direkten und damit bequemeren Massstab den Einfluss aller Faktoren auf die Verdunstung zu bemessen, als die Bestimmung der die Verdunstung bestimmenden Faktoren, deren Einfluss in absoluten Zahlenwerthen nur sehr schwer, und obendrein ungenau zu berechnen ist.

Bekanntlich sind zur Bestimmung der Verdunstungsgrösse eine

grössere Anzahl von Instrumenten erfunden worden. Eine Zusammenstellung derselben gibt Marbachs „Physikalisches Lexikon", 1850, I. Bd., p. 450. Die Physiker sagen den Atmometern nach, dass sie unzuverlässige Instrumente seien, und dies ist wohl der Grund, warum, soweit mir bekannt, in den meisten meteorologischen Instituten keine derartigen Bestimmungen vorgenommen werden. Aber meines Erachtens dürfen wir Aerzte uns dadurch nicht abhalten lassen, diese Bestimmungen vorzunehmen, denn, wie Marbach sagt, „zu vergleichenden Bestimmungen sind sie vorzüglich".

Von den neueren Atmometern kenne ich das Lamont'sche. Am meisten empfiehlt sich der Verdunstungsmesser von J. Greiner in München, welcher sich „durch Einfachheit und Genauigkeit auszeichnet[1]". Allein dies Instrument ist im Winter im Freien gar nicht zu verwerthen (das Verdunstungsgefäss ist von Glas), zu voluminös und zu theuer (30 Mark), so dass die Anschaffung einer grösseren Zahl von Instrumenten auf ökonomische Schwierigkeiten stösst.

Ich suchte mir desshalb einen Ersatz für dieselben, und fand einen solchen hinreichend in einfachen cylindrischen Blechgefässen, denen ich nach den Lamont'schen und Greiner'schen Atmometern einen Durchmesser von 10 Centimeter gab und eine Höhe von 5 Centimeter. Jeder Blechschmied macht für wenige Mark ein Dutzend solcher Gefässe, wenn man ihm angibt, dass der innere Theil des Cylindermantels 31,4 Centimeter gross sein soll, nach der Schablone hinreichend exact. Je nach der Stärke des Blechs wird er 1/2—1 Centimeter zugeben müssen. In der neueren Zeit werden auch in München und zwar im dortigen Militär-Krankenhaus Verdunstungsbeobachtungen[2] vorgenommen, und man wendet dort quadratische Zinkgefässe an. Bei meinen ersten Untersuchungen, im Jahre 1869—1870, habe ich Zinkblechgefässe von gleicher Grundfläche (10 Centimeter, jedoch 5 statt 2 Centimeter hoch) benützt. Ich fand jedoch bald, dass die Wände des Gefässes sich sehr rasch verbiegen, besonders wenn im Winter das Wasser in denselben gefriert. Ausserdem sind sie nicht so leicht exact zu verfertigen, wie runde Gefässe. Die Bestimmung

1 Zeitschrift für Meteorologie, August 1875.

2 Bericht über die dritte Versammlung des Vereins für öffentliche Gesundheitspflege, 1876, pag. 164.

des verdunsteten Wassers mit einem in Gramme eingetheilten Messcylinder fand ich nicht so genau und bequem, als die mit der Waage. Eine einfache Tafelwaage, wie sie überall zu haben ist, und welche noch einen halben Gramm deutlich ausschlägt, ist fein genug für diese Bestimmungen, da es sich hier, wie ich bald zeigen werde, um viel grössere Differenzen handelt. Statt die Waage von Haus zu Haus mitzuschleppen, fand ich es im Laufe meiner Untersuchungen bequemer, Arzneigläser mit 250 Grammen Wasser zu Hause abzuwiegen und den Rest des Wassers zur Bestimmung der verdunsteten Menge in denselben Gläsern mit nach Hause zu nehmen.

Ich habe diese kleinen Vortheile, auf welche man im Laufe der Untersuchungen ganz von selbst kommt, etwas genauer beschrieben in der Erwartung, anderen Kollegen, die sich für derartige so einfache und doch so lohnende Untersuchungen interessiren, vielleicht einen Dienst zu erweisen und ihnen die Zeit zu ersparen, welche immer nothwendig ist, um auf solche kleine Vortheile zu kommen.

Die Bestimmung der Verdunstungsgrösse nahm ich von Woche zu Woche vor, und glaube, dass dieser Zeitraum nicht zu lange ist. Tägliche Messungen halte ich für überflüssig, sie machen zu viel Arbeit, und für monatliche Messungen reicht der Inhalt eines derartigen Gefässes in vielen Fällen nicht aus.

Ich wählte den Dienstag jeder Woche zur Bestimmung der verdunsteten Wassermenge, da mir dieser Tag am bequemsten dazu war. In neuerer Zeit habe ich diese Untersuchungen gemeinschaftlich mit Herrn Dr. Volland in Davos wieder aufgenommen, und wählten wir den Samstag zur Bestimmung, um in Relation mit der in P. Börners „Deutschen medicinischen Wochenschrift“ von Dr. Spiess veröffentlichten Mortalitäts-Statistik zu kommen, in welcher die Woche ebenfalls mit dem Samstag abschliesst.

Es erübrigt mir nur noch, über die Aufstellung der Gefässe einige Worte zu sagen. Selbstverständlich müssen dieselben im Freien mittelst eines kleinen Daches gegen den Einfluss der direkten Sonnenstrahlen und des Regens geschützt werden, jedoch so, dass die Luft ungehindert über die Gefässe wegstreichen kann.

Ich hatte nun meine Atmometer mit den anderen meteorologischen Apparaten in der Nähe der Mauer eines ziemlich kühlen Hofes und damit geschützt gegen Luftströmungen aus Westen und Süden aufgestellt, da mir ein anderer sicherer und geeigneter Platz fehlte. Die Luftströmungen sind jedoch im Freien von bedeutendem Einfluss auf die Verdunstungsgrösse. Genauere Relationen werde ich später mittheilen; es genügt, dies anzuführen, damit künftighin dieser Fehler vermieden wird; oder besser ausgedrückt, man kann es keinen Fehler nennen, die gefundenen Werthe lassen sich dann nur für einen den Luftströmungen nicht so exponirten und kühlen Ort beziehen. Will man die Werthe für die freie Atmosphäre haben, so müssen die Gefässe den Luftströmungen von allen Seiten zugänglich aufgestellt werden.

Zur Aufstellung im Freien während des Sommers empfiehlt sich ein Greiner'scher Atmometer, um tägliche Bestimmungen vorzunehmen; ich möchte diese Bestimmungen denjenigen Kollegen, welche meteorologische Privatstationen haben, bestens empfehlen, da sie mir geeignet erscheinen, mehr Licht auf den sanitären Einfluss der Witterungsverhältnisse zu werfen, als die Bestimmung des Luftdruckes, des Ozongehaltes u. s. w.

In den Wohnungen stellte ich die Verdunstungsgefässe stets dem Ofen und zwar diametral entgegengesetzt auf; in der Wohnung von Foos also auf den Schrank, direkt über dem Thermometer, oder in anderen Wohnungen an entsprechenden Orten, wenn nöthig auf kleinen Postamenten.

Die Werthe von Temperatur und Verdunstung, welche man durch derartige Bestimmungen erhält, gelten nun selbstverständlich nur für *den Ort der Aufstellung* der Instrumente. In dem Kapitel „Einwürfe“ werde ich nähere Angaben machen, auf welche Weise diese Werthe reducirt werden müssen.

Die Untersuchungen in der erwähnten Häuserreihe wurden nun noch wesentlich begünstigt durch den Umstand, dass sämmtliche Familien nur 1 Wohnzimmer, 1 Schlafzimmer für die Eltern und kleineren Kinder, und ein solches für event. Grosseltern, grössere Kinder u. s. w., hatten, und die Benutzung bei den meisten Familien die gleiche war. In wohlhabenden Familien, wo die Benutzung verschiedener Zimmer, als Wohnzimmer, Esszimmer vorherrscht, sind solche Untersuchungen weit schwieriger ausführbar, insbesondere ist die Verdunstungsgrösse nur durch Berechnung, welche nicht einmal ein genaues Resultat gibt, festzustellen.

Von Ozonbestimmungen nahm ich Abstand, da ich nie in irgend

einer Wohnung eine Reaction des Ozonpapiers erhielt. Klebt man Streifen von Schönbein'schem Jodkalium Kleisterpapier an irgend eine Wand eines Wohnraumes, so zeigt dasselbe Monate lang keine Färbung, während andere Streifen, vor dem Fenster aufgeklebt, schon nach 10—12 Stunden eine charakteritische Reaction geben.

Für Diejenigen, welche künftighin derartige Untersuchungen vornehmen, empfiehlt es sich auch Kohlensäure-Bestimmungen zu machen. Ich selbst musste von solchen Umgang nehmen, da meine anderen Beobachtungen schon allzuviel Zeit und Mühe in Anspruch nahmen. Ausserdem versprach ich mir, aus später zu erwähnenden Gründen, auch gar kein Resultat von denselben. Ich suchte in einer anderen von mir angegebenen Richtung, nämlich nicht nach dem specifischen Krankheitserreger, sondern nach der Disposition.

X.

Die Resultate meiner Untersuchungen.

Es würde viel zu weit führen, auch nur die Resultate aller einzelnen Untersuchungen hier *in extenso* wieder zu geben. Wie dies derartige Untersuchungen mit sich bringen, man macht sie Anfangs nur um ein vorläufiges Resultat zu erhalten, wiederholt sie genauer und sorgfältiger, wenn man in vorgefassten Ansichten bestärkt wird, beginnt sie von Neuem, wenn man in einer anderen Richtung Anhaltspunkte zur Beantwortung der gestellten Fragen vermuthet.

Um den Leser nicht zu ermüden, überschlage ich den Zeitraum vom Januar 1867 bis zum März 1871 mit wenigen Worten.

Als die Summe der Resultate vieler Temperaturbestimmungen kann ich mittheilen, dass in dem weitaus grösseren Theil derjenigen Familien, welche Kinder an Croup oder Diphtherie verloren hatten, die Wohnräume im Winter stärker geheizt waren, als bei Familien, welche keine derartige Verluste zu beklagen hatten, trotzdem einige dieser Kinder manchmal in direktem, häufig in innigem indirekten Verkehr mit inficirten Familien standen.

Ich nahm diese Untersuchungen bald nur einige Tage lang, bald Wochen, bald Monate, in einigen Wohnräumen Jahre lang vor, wie ich bald zeigen werde, je nachdem mir die äusseren Verhältnisse die Untersuchung ermöglichten oder erleichterten.

Im Ganzen untersuchte ich das künstliche Klima von 22 Familien, die Kinder an Croup und Diphtherie verloren hatten. Parallel laufende Untersuchungen nahm ich in einigen 30 Familien vor, deren Kinder mir in auffallender Weise dispositionsfrei erschienen. Die Differenzen, welche ich berechnete, waren jedoch keineswegs gross. Ich fand die Durchschnitts-Temperatur in den Wohnräumen von disponirten Familien mit wenigen Ausnahmen um einige Grade höher, als die bei nicht disponirten Familien. Die näheren Werthe werde ich noch später angeben.

Diese Resultate däuchten mir selbst nur gering und befriedigten mich keineswegs; sie sind nicht schlagend genug, um irgend etwas mit einem Grade von Wahrscheinlichkeit zu beweisen. Trotzdem wurde ich immer und immer wieder durch Beobachtungen darauf hingewiesen, dass in diesen thermischen Einflüssen irgend ein krankmachendes Agens zu suchen sei.

Ebensowenig als meine thermometrischen Messungen befriedigten mich psychronometrische Bestimmungen, deren Resultat ich ebenfalls mit nur wenigen Worten angebe, dass ich nämlich bei disponirten Familien durchschnittlich einen um einige Procente geringeren Feuchtigkeitsgehalt der Zimmerluft fand, als bei nicht disponirten Familien.

Die gefundenen Werthe lassen sich freilich nicht so leicht wiedergeben, da der Feuchtigkeitsgehalt der Luft von einer grossen Menge von Faktoren abhängt: von der Temperatur, dem Feuchtigkeitsgehalte und der Windstärke der äusseren Atmosphäre, — von der Grösse der Wohnräume, ihrer Trockenheit, dann aber und zwar in erster Linie, von der Intensität der Beheizung, von häuslichen Verrichtungen, Kochen, Waschen, Bügeln, von der Menge der athmenden Lungen. Wo so viele Faktoren einwirken, lassen sich die Resultate nicht mit wenigen Worten wiedergeben. Man findet heute nur 30-40 % relativer Feuchtigkeit — bei kalter Nordluft und in überheizten Räumen, morgen bei feuchtem, windstillen Wetter, feuchten

Wänden, beim Kochen im Zimmer 70—80 %. Alle diese Beziehungen auf einheitliche Factoren zu reduciren, würde aber der Vorwurf einer grösseren Abhandlung sein.

Nur eines möchte ich hervorheben, dass *ceteris paribus* in geheizten Räumen der Dunstdruck zwar etwas grösser, die relative Feuchtigkeit der Luft aber um so kleiner ist, je intensiver geheizt wird, was aus theoretischen Gründen ja schon vorauszusehen ist.

Es war sehr natürlich, dass ich die gefundenen Differenzen zunächst auf die allgemeine und locale Wärmeökonomie bezog. Um über die Wirkungsgrösse klar zu werden, suchte ich zunächst auf dem Wege der Berechnung zu Schlüssen zu gelangen. Dies war die Veranlassung zu meiner ersten theoretischen Arbeit, welche im Jahre 1868 in der „Zeitschrift für Biologie“ erschien.

Aber gerade diese theoretischen Berechnungen, welche ich anstellte, und welche die Wärmeableitungsbedingungen zum Vorwurf haben, zwangen mich die Wirkung jener Einflüsse theilweise nach einer anderen Richtung zu suchen; ich musste mir sagen, dass wenn Temperatur und Feuchtigkeit der Luft, beide für sich in einer die Verdunstung fördernden Weise differiren, dass dann ihr Produkt, die Verdunstungsgrösse, auch grössere in die Augen fallende Differenzen zeigen muss.

Befriedigender wurden nun auch meine Resultate, als ich mit meinen thermometrischen und hygrometischen Messungen im März 1870 die Verdunstungsmessungen verband, welche ich bis zum Juli 1870 vornahm; — durch kriegschirurgische Beschäftigung gehindert, konnte ich dieselben erst im März 1871 wieder aufnehmen, und setzte sie dann bis Ende März 1872, zu welcher Zeit ich St. Ingbert verliess, fort.

In einer grossen Tabelle gebe ich die graphische Aufzeichnung eines Theiles meiner Beobachtungen, welche ein volles Jahr umfassen. Der hochgradig disponirten Familie Foos habe ich die Familie Betz gegenübergestellt. Betz wohnte nur wenige Häuser entfernt von Foos; er hatte 6 Kinder, deren Geburt ungefähr in die gleichen Jahre fällt, wie die der Familie Foos. Ausser diesen 6 Kindern hatte Betz noch 2 Kinder von 9 und 7 Jahren seines Bruders seit einigen Jahren im Hause. Die Foos'schen Kinder waren, wie beschrieben, an Diphtherie erkrankt und gestorben; die Betz'schen 8 Kinder erlitten nie eine Infection, trotzdem ein lebhafter Verkehr zwischen den beiden Familien herrschte. Die Kinder hatten den grossen Hof als gemeinsamen Spielraum, und ich traf zur Zeit der Katastrophe bei Foos sogar 2 Kinder von Betz bei letzterem. Diese Immunität der Familie Betz war um so auffallender, als alle anderen Verhältnisse bei ihr ungünstiger waren, als bei Foos. Die Wohnungen Beider waren zwar gleich gross, aber die von Betz war mit mehr Menschen überladen, als die von Foos. Foos war ein gesunder, kräftiger Mann, Betz war kränklich; ich hatte ihn wiederholt an Cardialgien, dann an Perityphlitis und später an Ruhr behandelt. Frau Betz war eine kleine blasse Frau, der gegenüber Frau Foos allerdings nur scheinbar in Gesundheit strahlte. Und um etwaige hereditäre Einflüsse noch zu besprechen, in der Familie von Betz war Tuberculose vorgekommen, ein Kind von Betz starb an Hydrocephalus acutus. Auch die äusseren Verhältnisse, worüber später, lagen bei Foos viel günstiger.

Die graphische Darstellung der grossen Tabelle, welche der Leser im Anhang findet, soll zur Demonstration der Differenzen, welche ich bei disponirten und nicht disponirten Familien fand, als eine Art Paradigma dienen und hat zum Vorwurf

1. die Beziehungen der äusseren Temperatur zum Klima, welches wir uns willkürlich und künstlich schaffen;

2. die Differenzen zwischen der hochgradig disponirten Familie Foos und der nicht disponirten Familie Betz zu zeigen in Bezug auf Temperatur, relativen Feuchtigkeitsgehalt der Luft und Verdunstungsgrösse in dem Wohnzimmer derselben.

Mehr Beobachtungen glaubte ich auf dieser Tabelle nicht aufzeichnen zu dürfen, um durch allzuviele Curven das Bild nicht zu verwirren.

Die Tabelle enthält nun die Werthe für:

1. die mittlere Temperatur bezogen auf Maximal- und Minimal-Temperatur im Freien (alle Werthe nach Réaumur),

2. die mittlere Maximal-, Minimal- und Momentan-Temperatur in den Wohnräumen von Betz und Foos,

3. die Verdunstungsgrösse in Grammen bezogen auf meine Verdunstungsmesser,

4. den Feuchtigkeitsgehalt der Luft im Freien, bei Betz, Foos und einigen anderen Wohnräumen.

Sämmtliche Werthe der Temperaturen sind durch *tägliche* Bestimmungen in den Vormittagsstunden zwischen 9—11 Uhr gewonnen; die Verdunstungsgrösse durch *wöchentliche* Wägungen jeden Dienstag Morgen. Die Bestimmungen des Feuchtigkeitsgehaltes der Luft nahm ich zweimal wöchentlich, gewöhnlich Mittwoch und Samstag, vor, und zwar bei Foos und Betz zwischen 9 und 11 Uhr, — im Freien gewöhnlich bald nach 12 Uhr. Die graphisch aufgezeichneten Temperaturwerthe geben das entsprechende Mittel einer Woche, von Dienstag zu Dienstag.

So wenig ich den Leser mit der allgemeinen Auseinandersetzung der Disposition und der allmäligen Entwickelung meiner Beobachtungen verschonen konnte, so wenig kann ich ihm die genauere Erklärung dieser graphischen Aufzeichnung ersparen. Wenn wir über die individuelle Disposition zu acuten Krankheiten etwas mehr erfahren wollen, so bleibt nichts übrig, als uns die Mühe zu geben, *auf die individuellen Differenzen der Lebensweise genau einzugehen, deren Cumulations-Effect schliesslich die individuelle Disposition ist,* insofern dieselbe erworben. Ehe ich nun damit beginne, muss ich in Betreff der Lebensweise der beiden Familien vorausschicken, dass dieselben im Sommer in der Küche und nicht in ihren Wohnräumen kochten, und dass im Winter Frau Foos nur den Morgens- und Nachmittags-Kaffee, sehr selten Mittag- und Abendessen zubereitete, dass dagegen die in ärmlicheren Verhältnissen lebende Frau Betz meistentheils ihr Wohnzimmer als Küche, häufig zum Waschen, Bügeln, u. s. w. benutzte, was auch Frau Foos manchmal that.

Verfolgen wir nun zunächst die Curven der beiden Momentan-Temperaturen, so sehen wir, dass dieselben in der wärmeren Jahreszeit — von der 2. Woche des Mai bis zur 3. Woche des September — bei Betz und Foos nur sehr wenig differiren. Die grösste Differenz beträgt 1° Réaumur — bald ist die Temperatur bei Foos, bald bei Betz etwas höher. Die Differenz erklärt sich, ausser Zufälligkeiten (Oeffnen des Fensters), vielleicht auch noch aus kleinen Ablesungsfehlern, da die Zehntelgrade nur geschätzt wurden.

Anders ist es in den kälteren Wochen des Jahres, von der 4. Woche des September bis Ende März 1872 und 1871 bis Ende April. Hier weichen die Momentan-Temperaturen stärker auseinander, aber so, dass die mittlere Wochen-Momentan-Temperatur bei Foos stets die von Betz übertrifft, in minimo 0,1° R., in maximo 4° R.; im Mittel von 36 Wochen 1,7° R.

Verfolgen wir die Maximal-Temperatur-Curven, so sehen wir ebenfalls nur kleine Differenzen in den obengenannten wärmeren Monaten; nur die 1. und 2. Woche des Juni macht eine Ausnahme. Wir hatten damals sehr kalte Nächte; die Temperatur erniedrigte sich bis zu 3° und 4° R. im Mittel und das grössere Wärmebedürfniss der Frau Foos liess ein Einheizen während den Morgenstunden nothwendig erscheinen.

In den kälteren Monaten des Jahres sind nun die Differenzen der Maximal-Temperatur zwischen Betz und Foos weniger gross, als die der Momentan-Temperatur. Ich erkläre mir dies daraus, dass die Familie Betz ein grösseres Format von Oefen benutzte, als die Familie Foos; beide waren niedrige Steinkohlenöfen zum Kochen eingerichtet. Ich las in den Vormittagsstunden, meistens zur Zeit als gekocht wurde, ab, während erst in den Nachmittagsstunden der Ofen bei Betz seine volle Thätigkeit in den kochfreien Stunden entwickelte. Trotzdem erreichen die Maximal-Werthe nicht die Höhe wie bei Foos.

Ein analoges Verhältniss wie zwischen den Maximal-Temperaturen herrscht bei den Minimal-Temperaturen zwischen Foos und Betz. Ein Blick auf die Karte lehrt, dass die Differenzen in der kälteren Jahreszeit sofort stärker hervortreten, und dass auch hierin sich das grössere Wärmebedürfniss der Frau Foss documentirt, welche eine noch grössere Scheu vor dem Eindringen der kalten Winterluft in ihre Wohnräume hat, als Frau Betz. Der Leser erstaunt mit Recht über die hohen Minimal-Temperaturen. Sie erklären sich dadurch, dass in beiden Familien Morgens vor dem Lüften eingeheizt wurde.

Weit grösser stellt sich nun aber der Unterschied in der Verdunstungsgrösse der beiden Wohnzimmer von Foos und Betz. Im Sommer existiren keine grossen Differenzen; kleinere finden sich in den Monaten Juli, August und September, welche ich mir auf keine andere Weise erklären kann, als dass vielleicht entsprechend der stärkeren Heizung bei Foos und durch das Kochen bei Betz die Wohnräume des Betz weniger trocken waren, als die des Foos, ferner war die Familie von Betz um einige Köpfe stärker und mag endlich das frühere Lüften der Frau Foos (was aus den Minimal-Sommertemperaturen hervorgeht) dazu beigetragen haben.

In den kälteren Monaten treten nun aber die grössten Differenzen hervor. Sowie das Einheizen beginnt, steigt die Verdunstung in den Wohnräumen der Familie Foos auf eine beträchtliche Höhe, und sowie der Winter einmal ständiges Einfeuern gebietet, übersteigt die Verdunstung bei Foos diejenige bei Betz ganz gewaltig, sie beträgt, wie ein Blick auf die Karte lehrt, beinahe das Doppelte. Dieses Resultat können wir natürlich nicht allein der höheren Temperatur in den Wohnräumen der Frau Foos zuschreiben, sondern auch dem grösseren Gehalt an Wasserdampf in dem Betz'schen Wohnzimmer in Folge des Kochens und der grösseren Zahl der Lungen.

Hier geben nun meine hygrometrischen Messungen näheren Aufschluss, deren Resultate ich in einer kleineren Tabelle zusammengestellt habe. Ich nahm diese Bestimmungen zweimal wöchentlich vor; sie sind nicht zahlreich genug, um Wochenmittel zu geben, wohl aber geben dieselben ein Monatsmittel, welches zur Beurtheilung der vorliegenden Fragen genügt. Sie wurden stets in der Reihenfolge ausgeführt, dass ich in den Vormittagsstunden zwischen 9 — 11 Uhr bei Foos und Betz, und erst später nach 12 Uhr im Freien den Feuchtigkeitsgehalt der Luft bestimmte. Die Relationen sind desshalb nicht absolut genau, genügen aber für meinen Zweck.

Während des Sommers ist also die Luft in den Wohnräumen stets etwas feuchter als im Freien; im Winter dagegen ist die Luft durchschnittlich viel trockener, und die Unterschiede zwischen den Wohnräumen von Foos und Betz fallen sofort in die Augen.

Die Verdunstungsgrösse übertrifft aber bei Foos nicht allein die bei Betz um ein Bedeutendes, sondern auch diejenige im Freien während des Sommers, und zwar ebenfalls um ein Drittel. Wie wir sehen, zeichnete sich der Mai 1871 durch ausserordentlich starke, der Sommer des gleichen Jahres durch sehr geringe Verdunstung aus. Ich habe nun leider nur im Frühsommer 1870 Verdunstungs-Beobachtungen gemacht; in dieser ausserordentlich warmen Jahreszeit betrug die Verdunstung per Woche durchschnittlich im Mai 95, im Juni 120, im Juli 116 Gramme, bei Foos im Winter 1871 — 1872, im November 159, December 164, Januar 145, Februar 151 und im März 126 Gramme. Es geht aus diesen Werthen hervor, wie sehr die Verdunstung des künstlichen Klima's von Foos selbst diejenige der freien Atmosphäre eines warmen Sommers übertrifft. Ueber das Nähere verweise ich auf das Kapitel „Einwürfe.“

Dies sind die Differenzen, welche ich zwischen der nach meiner Annahme hochgradig disponirten Familie Foos und der nicht disponirten Familie Betz in Bezug auf das künstliche Klima derselben gefunden habe.

XI.

Ueber die Art und Weise wie die Disposition entsteht.

Ehe ich nun weitere Untersuchungen und Beobachtungen mittheile und etwaige Einwürfe gegen meine Untersuchungsmethode bespreche, finde ich es für zweckmässig, einen Halt zu machen und in den nächsten Kapiteln gewisse Thatsachen zu besprechen, die von Wichtigkeit und zum Verständniss der gewonnenen Resultate nothwendig sind.

Wir sehen, wie die Kinder von Foos die kältere Jahreszeit in einer wärmeren aber viel trockeneren Luft verbringen, und dass in dieser Luft die Verdunstungsmöglichkeit doppelt so gross wie in den Wohnräumen von Betz. Diese physikalische Beschaffenheit der Luft kann nun auf zweierlei Art und Weise eine Wirkung üben, und zwar zunächst eine direkte auf die Schleimhaut der Respirationsorgane indem sie als Athemluft über dieselbe hinstreicht, und dann indem diese Luft auf die äussere Haut einwirkt, deren innige Beziehungen zu den entzündlichen Processen unseres Körpers wir recht wohl kennen, wenn dieselben auch noch nicht vollständig aufgeklärt sind.

Wenn nur ein einziger Einfluss die Disposition hervorzurufen im Stande wäre, man wüsste sicherlich mehr über dieselbe, als dies thatsächlich der Fall ist. Die Schwierigkeit der Forschung nach derselben beruht vielmehr offenbar darin, dass die Disposition zu einem jeden entzündlichen Processe *durch das Zusammenwirken einer Reihe von Einflüssen* entsteht. Ich will also nicht sagen, dass die bis jetzt gefundenen Einflüsse die einzigen seien, welche eingewirkt haben und zur Entstehung der auffallenden Disposition der Familie Foos beitrugen.

Nichts erleichtert die Forschung mehr, als wenn man recht methodisch vorgeht. Ich kleide desshalb dies Verhältniss wieder in eine allgemeine mathematische Form. Nach dem eben Gesagten wäre die Disposition D

$$D = A + B + C \ldots + M + N \ldots + X + Z$$

wenn wir mit A, B, C... M, N... X und Z, alle diejenigen bekannten und unbekannten Einflüsse bezeichnen, deren Zusammenwirken die Empfänglichkeit und, insofern wir den Krankheitserreger als constante Grösse auffassen dürfen, auch die Intensität der Erkrankung, mit einem Worte die Disposition im weitesten Sinne hervorruft.

Absichtlich habe ich diese Einflüsse nur als Summanden, nicht als Factoren bezeichnet, weil ich gefunden zu haben glaube, dass der eine oder andere Einfluss fehlen und durch ein stärkeres Hervortreten eines anderen Einflusses ergänzt werden kann — mit einem Wort, dass *ein vicariirendes Verhältniss zwischen diesen Einflüssen besteht.* Ich glaube ferner, dass wir später noch einmal dahin kommen werden, die ausserordentliche Mannigfaltigkeit der Erscheinungsformen der Krankheiten von dem stärkeren oder schwächeren Hervortreten oder Fehlen der einzelnen Componenten abzuleiten, mit anderen Worten, dass von diesen Componenten die Verschiedenheit der Form bedingt ist. Mir scheint es z. B. unmöglich, die ausserordentlich verschiedenen Erscheinungsformen des Scharlach oder Typhus mit dem Krankheitserreger erklären zu können, von den verschiedenen Formen der Diphtherie ganz zu schweigen.

Ich bezeichne nun mit A diejenigen Einflüsse, welche die physikalische Beschaffenheit der Luft ausübt, insofern dieselbe als Respirationsluft in Betracht kommt, und mit B die Einwirkungen der Luft auf die äussere Haut. Man kann A und B wieder zerlegen in die beiden mächtigen Componenten Wärme und Austrocknungsfähigkeit, welche mit a und a′ bei der Respirationsluft, mit b und b′ bei der Luft insofern dieselbe auf die Haut einwirkt, bezeichnet werden sollen.

$$A = a + a' \quad B = b + b'$$

Zwischen den Componenten A und B besteht nun ein mächtiger pathogenetischer Unterschied; die Athemluft wirkt direkt und local auf die Athmungswege, der Component B übt zunächst eine locale Wirkung auf die Haut aus, und von ihr aus vorzugsweise auf den Gesammtorganismus, während die direkten Beziehungen zwischen Haut und Respirationsorganen keine grosse Rolle spielen.

Ich beziehe also die Wirkung der Athemluft vorzugsweise auf die *locale* Disposition, die Einwirkungen auf die äussere Haut vor allem auf die *allgemeine* Disposition. Das Letztere gilt auch für die anderen Componenten C und D mit denen ich die Einflüsse der Wärmeproduction und der Ernährung bezeichne, welche später beprochen werden sollen.

Mit M bezeichne ich etwaige hereditäre Einflüsse. Allein, wie gesagt, ich sehe vollständig von denselben ab und setze also M = 0. Ausser den oben angeführten Gründen erachte ich es im Interesse der Aetiologie *für sehr nützlich, auf diese allzu bequeme Erklärungsweise vollständig zu verzichten, so lange wir andere Einflüsse finden.* Bleiben dann noch eine Anzahl von Fällen oder Thatsachen übrig, die sich auf keine Weise erklären lassen als durch hereditäre Einflüsse, — nun, dann mag der Vererbung ihr Recht werden.

Ebenso können wir wohl alle Einflüsse, die mit der Psyche zusammenhängen und welche ich mit N bezeichne, vernachlässigen, da dieselben bei Kindern, um die es sich ja bei Croup und Diphtherie in erster Linie handelt, nicht die grosse Rolle spielen, wie bei Erwachsenen.

Schon bei Besprechung der Altersdisposition bin ich zu dem Schlusse gekommen, dass die Disposition durch cumulirende Einwirkung von kleinen Schädlichkeiten erfolgt. Zu ähnlichen Schlüssen gelange ich, sobald ich den Einfluss der Jahreszeiten auf die Krankheiten der Respirationsorgane genauer ins Auge fasse.

In Tabelle XIII habe ich die mittlere Temperatur von Strassburg eingezeichnet, ferner die Verdunstungsgrösse bei Foos und Betz. Es fehlt mir leider noch ein vollständiges Beobachtungsjahr von Strassburg; allein auch hier habe ich ein Ueberheizen der Wohnräume und eine Verdunstungsgrösse beobachtet, die, graphisch aufgezeichnet, sich innerhalb der Curven von Foos und Betz bewegen würde.

Es ist dabei ohne Bedeutung, ob hier in Strassburg schon im Oktober oder noch im April in den Wohnräumen geheizt wird, was mehrentheils hier nicht nothwendig ist.

Ferner habe ich in dieselbe Tabelle die mittlere Sterblichkeit der Kinder von 0—5 Jahren an Krankheiten der Respirationsorgane und zwar aus den Jahren 1860—75, also von 16 Jahren eingezeichnet.

Es ist mir noch nicht darum zu thun, die einzelnen Krankheitsprocesse, welche zusammen diese Sterblichkeit verursachen, zu trennen. Man weiss indessen aus Erfahrung, dass bei Kindern in den ersten 5 Lebensjahren am häufigsten catarrhalische Processe, insbesondere die catarrhalische Pneumonie zum Tode führt, dann folgen, der Häufigkeit nach, hier in Strassburg Croup und Diphtherie. Primäre Erkrankungen des Lungenparenchyms sowie Pleuritis sind bei Kindern so selten, dass sie statistisch nicht in die Wagschaale fallen. Man kann deshalb die Curve der Kindermortalität auch auf die uns interessirenden drei Krankheitsprocesse beziehen.

Die mittlere Krankheitsdauer bei sämmtlichen in Frage stehenden Erkrankungsformen, wenn sie tödtlich verlaufen, beträgt höchstens 14 Tage. Das Maximum der Sterbfälle fällt aber in den März, das Minimum in den September; der Juni hat dieselbe Sterblichkeit wie der November, der April dieselbe wie der kälteste Monat des Jahres, der Januar.

Der Schwerpunkt der Ursachen dieser Sterbfälle muss also in *cumulirenden Einflüssen der kälteren Jahreszeit* gesucht werden, ganz gleichgültig ob man die schädlichen Einflüsse der kälteren Jahreszeit in der Einwirkung der Kälte selbst sucht, oder in den gefundenen Eigenschaften des künstlichen Klimas oder in irgend welchen anderen Einflüssen.

Ferner geht daraus hervor, dass die Erkältung als Krankheitsursache nicht die Hauptrolle spielt, und dass dieselbe nicht in erster Linie in Betracht zu ziehen ist; es wäre ausserdem gar nicht zu erklären, warum der Mai eine grössere Mortalität hat, wie der Dezember.

In den ungünstigsten Monaten Januar bis April verhält sich die Sterblichkeit zu der der günstigsten Monate Juli bis Oktober wie 65 : 31; zwischen ihnen stehen dann November-Dezember und Mai-Juni. Die Erkrankungen und Sterbfälle lassen also in den wärmeren Jahreszeiten nicht vollständig nach, sondern vermindern sich nur. Aus diesem Verhalten hat man von jeher den richtigen Schluss gezogen, dass es sich nur um *ungünstige Einflüsse* der kälteren Jahreszeit, nicht um Bedingungen der Entstehung handelt, etwa wie die epidemische Ruhr an eine bestimmte Jahreszeit gebunden ist. Als eine theilweise Erklärung hiefür darf das ins Auge gefasst werden, was ich über die Altersdisposition hervorgehoben habe, dass die Disposition langsam schwindet wie sie auch langsam entsteht. Die Disposition wird durch die günstigen Einflüsse der warmen Jahreszeit nur langsam und allmälig gemindert, nicht sofort getilgt.

In der mitgetheilten Curve fallen aber immer noch die Monate Juli bis Oktober auf, in welchen, wenn die warme Jahreszeit unbedingt günstig auf die Respirationsorgane des kindlichen Organismus einwirken würde, die Mortalitätscurve noch tiefer sinken müsste, als dies der Fall ist. Wir sehen aber, dass schon im Juli der Abfall nicht mehr so gross ist wie im Juni; im August ist kaum ein solcher bemerkbar.

Die Ursache ist bekannt; man weiss, dass gerade in *heissen* und *trockenen* Perioden des Jahres, also im Juli und August, die sogen. Sommercatarrhe und Sommer-Pneumonieen vorkommen, welche offenbar das weitere Abfallen der Curve verhindern, und wir werden gerade durch das Auftreten dieser Krankheiten darauf hingewiesen, die ungünstigen Einflüsse der kälteren Jahreszeit ebenso in den gefundenen Einflüssen des künstlichen Klimas zu suchen als in der direkten Einwirkung der Kälte.

Zu ähnlichen Schlüssen führt die Curve der Sterbefälle an acuten Erkrankungen der Athmungsorgane bei Erwachsenen nach Ausschluss der Lungenschwindsucht. Ein cumulativer Einfluss ist auch hier unverkennbar, nur steigt die Curve rascher an und der direkte Einfluss der Kälte ist offenbar bei Erwachsenen grösser; der Januar hat die grösste Sterblichkeit, welche in den Sommermonaten stärker abnimmt als bei Kindern.

Würde man die chronischen Processe der Respirationsorgane, also vorzugsweise die Lungenschwindsucht hinzurechnen, dann würde sich die Curve, wie bekannt, mit ihrem Maximum in den April und Mai hineinziehen und der günstige Einfluss der warmen Jahreszeit wäre ein viel weniger eclatanter als es der Fall ist. Indessen die Phthisis ist recht wohl zu trennen, da der Beginn der Erkrankung häufig Jahre lang zurückdatirt werden muss.

Niemand wird diese Tabelle ohne die Ueberzeugung aus der Hand legen, dass die *grössere Sterblichkeit an Krankheiten der Respirationsorgane während der kälteren Jahreszeit vorzugsweise durch cumulirende Einflüsse derselben hervorgerufen wird.* Die Uebereinstimmung der Tab. XIII mit der Statistik von Geigel, sowie andere Erklärungsversuche werde ich später besprechen.

XII.

Die ætiologische Bedeutung der Respirationsluft.

Die Aufmerksamkeit der Aerzte aller Zeiten beschäftigte schon die Thatsache, dass sich die Haut sofort nach der Geburt röthet und turgescent wird, und wir schreiben dies Verhalten dem Wechsel des äusseren Mediums, der Einwirkung der atmosphärischen Luft zu.

Die zarte Epidermis der Haut ist bekanntlich sehr reizbar und neigt zu entzündlichen Processen, als deren häufigste Ursachen wir mechanische, chemische und physikalische Insulte betrachten. Die Infectionskrankheiten sowie dyskrasische Einflüsse spielen numerisch keine grosse Rolle in den ersten Lebensmonaten.

Wie die äussere Haut, so röthet sich auch die Schleimhaut der Athemwege sowie die des Pharynx durch den ungewöhnten Reiz der atmosphärischen Luft; „man hat sich aber wohl zu hüten, diese Röthe für entzündlich zu halten“[1]. Die Schleimhaut ist überdies sehr reizbar, denn man sieht, *wie neugeborene Kinder fast sofort niesen, wenn sie mit der Luft in Berührung gekommen sind.* In der Regel niesen wir das ganze Leben hindurch nicht so häufig, wie wir dies als neugeborene Kinder gethan haben. „Es wird also durch die blutige Congestion, die Reizbarkeit und die reichliche Absonderung (?), die Neigung zu Entzündung und das Entstehen des bei Neugeborenen so häufigen Schnupfens erklärt.“ (Billard.)

Mit jedem Athemzug streichen so grosse Quantitäten von Luft über unsere Respirationsschleimhaut, dass die Beschaffenheit derselben unmöglich gleichgültig sein kann.

[1] Billard, Krankheiten der Neugeborenen, 1829, gibt eine treffliche Schilderung in den betr. Kapiteln.

Von jeher hat man denn auch die Beschaffenheit der Athemluft mit den Erkrankungen der Athmungsorgane in ätiologische Verbindung zu setzen gesucht, und sich die Frage vorgelegt, welches denn die schädlichen Qualitäten der Luft sind, welche die so häufigen Erkrankungen der Scheimhäute unserer Athmungswege verursachen, wenn dieselbe überhaupt von Einfluss? Unsere Anschauungen über diese Frage sind ungefähr folgende:

Zunächst sieht man:

1) Die Athemluft als Trägerin von specifischen Krankheitskeimen an, welche gas- oder staubförmig sein können. Meine Untersuchungen befassen sich nicht mit denselben; ich möchte nur als allgemeine Bemerkung erwähnen, dass die Schleimhaut des Darmcanals ebenso reizbar und empfindlich ist wie die der Luftwege, denn es ist eine durch unzählige Statistiken nachgwiesene Thatsache, dass in den ersten Monaten nach der Geburt die Erkrankungen der Digestionsorgane häufiger als die der Respirationsorgane vorkommen, da der Darmcanal nur eine Nahrung von bestimmter chemischer und physikalischer Qualität zu bewältigen im Stande ist. Erkrankt ein Kind unter den Erscheinungen von Verdauungsstörungen, so sucht man die Ursache in chemischen oder physikalischen Schädlichkeiten der Nahrung, und man findet in der Regel auch solche. — Sollte es bei der Schleimhaut der Respirationsorgane anders sein? Sollten bei ihr die spec. Krankheitserreger eine grössere Rolle spielen?

2) Wirken in der Luft suspendirte organische Partikelchen nicht als specifische Krankheitserreger, so haben wir keinen Anhaltspunkt, sie anders als gewöhnlichen Staub aufzufassen, welcher, wie wir wissen, je nach seiner Beschaffenheit verschieden stark mechanisch reizend wirkt. Die ätiologische Bedeutung der mechanischen Gemengtheile wird, nach der Ansicht Vieler, in der Regel überschätzt. Ihre Besprechung gehört indessen in die Gewerbekrankheiten, mit denen ich mich nicht beschäftige. Aber selbst bei der Annahme, dass die bisjetzige Deutung dieser Schädlichkeiten die richtige sei[1] — so zwingt doch gerade die Thatsache, dass bei einer grossen Reihe von Gewerben die massenhafte Einathmung von Staub lange Jahre ohne besonderen Nachtheil für die Gesundheit ertragen wird, zu dem Schlusse,

[1] Hirt, die Krankheiten der Arbeiter, 1871, 1. Band.

dass unter gewöhnlichen Verhältnissen etwa dem Staub eines Zimmers keine hohe ätiologische Bedeutung zukömmt, und dass er als etwaiger Component der Disposition sowie als Krankheitserreger hier vernachlässigt werden kann. Mit andern Worten, kein Arzt wird die Häufigkeit der Krankheiten der Respirationsorgane während der ersten Lebensjahre in pathogenetische Verbindung mit dem Zimmer- oder Strassenstaube setzen. Bei Catarrhen ist ein Einfluss noch denkbar, bei Croup und Diphtherie nimmermehr.

So bleiben denn nach Ausschluss solcher Einwirkungen nur die chemischen und physikalischen Qualitäten der Athemluft bei der Frage nach der Disposition zu berücksichtigen. Sehen wir zu, ob wir irgend welche Anhaltspunkte haben, die Ursache der Disposition in chemischen Differenzen der Athemluft zu suchen?

Das Verhältniss der zwei Hauptbestandtheile der Luft ist selbst in Wohnräumen so constant, und besonders eine physiologisch differente Verminderung des Sauerstoffgehalts so selten, dass wir gar keinen Anhaltspunkt haben, einen pathogenetischen Einfluss zu muthmassen, zumal von einer etwaigen Minderung des Sauerstoffgehaltes kein direkter Einfluss auf die Gewebe nachgewiesen ist. Dasselbe gilt bekanntlich von der Kohlensäure, welche in quantitativer Beziehung am meisten zu berücksichtigen ist, zumal von ihr nicht bekannt ist, dass sie einen direkten entzündlichen Reiz auf die Gewebe auszuüben vermag, eine so mächtige Rolle sie auch bei der Entgasung unseres Körpers spielt. Ich hoffe über diesen Punkt kaum in Widerstreit mit Jemanden zu kommen, da man allgemein annimmt, dass die Kohlensäure unter gewöhnlichen Verhältnissen, also in nicht zu grossen Quantitäten, nicht so sehr ihrer selbst wegen zu fürchten sei, als wegen der schlechten Gesellschaft, in welcher sie gewöhnlich erscheint.

Zu den giftigen Gasen rechnen wir ferner das Kohlenoxydgas, die Kohlenwasserstoffe, welche bei der Heizung und Beleuchtung theils nur ausnahmsweise, theils nur in kleinen Mengen sich der Zimmerluft mittheilen. Wo sie in entsprechend grösseren Quantitäten auftreten, rufen sie Intoxicationserscheinungen hervor, aber nichts weist uns auf einen Zusammenhang mit den in Rede stehenden Krankheiten hin, und Niemand hat bis jetzt auch einen solchen Zusammenhang behauptet.

Die in Rede stehenden Krankheitsprocesse wurden meines Wissens ausser den Gewerbekrankheiten nur mit zwei chemischen Bestandtheilen der Luft in ätiologische Verbindung gebracht. Bekanntlich vermuthete Schönbein einen direkten Einfluss des atmosphärischen Ozons auf die Genese der Catarrhe, da der Ozongehalt in den Wintermonaten stärker als in den Sommermonaten und das Ozon in grösserer Menge offenbar einen reizenden Einfluss auf die Schleimhäute ausübt. — So zieht sich das durch die verschiedenen Lehrbücher bis zur neuesten Zeit hin. Die Thatsache, dass Kinder die den Winter in der ozonfreien Zimmerluft verbringen und Stubensitzer viel mehr an Catarrhen leiden, als Menschen, die in der freien Luft sich bewegen, spricht direkt gegen diese Annahme, zumal die Quantität des atmosphärischen Ozons doch eine zu geringe ist, um eine derartige Wirkung zu erklären. Ob das Ozon eine desinficirende Wirkung ansübt, bleibt künftigen Untersuchungen vorbehalten. Diese Wirkung wäre dann nur auf die Krankheitserreger zu beziehen.

Durch starke chemische Reize lässt sich bei Thieren croupöse Entzündung künstlich hervorrufen. Bretonneau[1] erzeugte durch Cantharidentinctur Croupmembranen, Delafond u. A. durch Chlor, Ammoniak, Sublimat, welche Versuche durch Bayer[2], Trendelenburg[3] und andere bestätigt wurde. Mayer[4] bestreitet jedoch die Möglichkeit der künstlichen Erzeugung.

An jene Versuche sowie an die Virchow'sche Hypothese[5], der die Entwicklung gasförmiger Zersetzungsproducte, insbesondere des Ammoniak, als ganz allgemeine Ursache des diphtheritischen Processes an gewissen Schleimhäuten des Unterleibs bezeichnete, knüpfte nun seinerseits Senator[6] die weitere Hypothese, dass „auch für viele Fälle von acuter Verschorfung der Rachenschleimhaut dieses Moment Platz greift," dass demnach durch Zersetzungen in der Mundhöhle gasförmiges Ammoniak sich bilde, welches allmälig mit der Respirationsluft eindringe und den diphtheritischen Zerfall bedinge. „In der That,"

[1] L. c., pag. 363.
[2] Sitzungsber. d. S. Acad. der Wissensch., Wien, Bd. 55, III. Heft.
[3] Archiv für Heilkunde, IX, pag. 85.
[4] Arch. der Heilkunde, 1873, XIV, pag. 512.
[5] Virchow's Archiv, Bd. 5 u. 52.
[6] Virchow's Archiv, Bd. 56, pag. 75.

führt Senator fort, „sieht man unter Verhältnissen, welche eine Stagnation und Zersetzung des Mundinhaltes befördern, wie bei sehr heruntergekommenen Individuen, nicht blos die pseudocroupöse, sondern auch die diphtheritische s. a. Rachenentzündungen auftreten.

Diese Hypothese von Senator kann man jedenfalls nur für die seltenen Ausnahmsfälle gelten lassen, wie für die letzterwähnte Categorie von Erkrankungen, denn gerade Kinder, bei denen sich vorher keine derartige Zersetzungsprocesse im Munde bildeten, leiden am häufigsten an Diphtherie. Kinder bis zu 5 und 6 Jahren haben in der Regel einen reinen Athem, während bei Erwachsenen Zersetzungsprocesse im Munde in Folge cariöser Zähne sehr häufig sind und dem Geruche sich schon in weiter Entfernung kundgeben. Trotzdem ist bei Erwachsenen Diphtherie seltener. Viele Tausende von Erwachsenen laufen jahrelang mit wahrem Pesthauch herum ohne diphtheritische Erkrankung.

Ja, Ammoniak scheint, in kleinen Quantitäten eingeathmet, gar keinen besondern Reiz auf die Schleimhäute auszuüben: Hirt[1] sagt von den Gesundheitsverhältnissen der bei der Herstellung von Ammoniak beschäftigten Arbeiter, l. c., II., pag. 192, „man sollte glauben, dass die Arbeiter unter diesem Geruche zu leiden hätten, u. s. w.; aber Nichts von alledem ist zu beobachten, der Gesundheitszustand unter ihnen lässt Nichts zu wünschen übrig, von besonderen Erkrankungen, die mit der Berufsarbeit in Verbindung zu bringen wären, ist keine Rede.“

Theoretisch haben wir also gar keine Anhaltspunkte in chemischen Qualitäten der Athemluft die Genese der entzündlichen Processe der Respiratonsschleimhaut zu suchen, wenn wir von jenen relativ seltenen Fällen absehen, in welchen durch Einathmung von chemisch reizenden Stoffen in grösseren Quantitäten Entzündungen sich entwickeln. Gerade das Studium der Gewerbekrankheiten zwingt uns unter gewöhnlichen Verhältnissen von chemischen Einwirkungen der Athemluft abzusehen und etwaige *schädliche locale Einflüsse* der Athemluft nach anderer Richtung zu suchen.

Anders liegt die Sache, sobald wir die physikalische Beschaffenheit der Athemluft ins Auge fassen. Wir stossen auf zwei mächtige Poten-

[1] Hirsch, l. c., II, pag. 6 u. sf.

zen, die Temperatur und wasserentziehende Wirkung derselben, welche man recht wohl trennen muss, da die eine Qualität nicht nothwendig mit der anderen verbunden sein muss, resp. sie sich in verschiedenen Graden mit einander verbinden können.

Wenn auch gar nicht zu definiren ist, wo die Kälte anfängt und die Wärme aufhört, so kann man doch ohne weitere Auseinandersetzungen von kalter und warmer Athemluft sprechen.

Die Frage, kann längere oder kürzere Zeit eingeathmete kalte Luft einen entzündlichen Reiz ausüben oder auch die Empfänglichkeit für entzündliche Reize hervorrufen? ist besonders von älteren Aerzten und zwar meist im bejahenden Sinne besprochen worden. Ihr hygienisches Resultat ist der Jeffray'sche Respirator, der vorzugsweise zum Erwärmen, dann auch zum Feuchthalten und Filtriren der Athemluft dienen soll.

Schon früher hat sich gegen diese Ansicht eine heilsame Reaction angebahnt, welche in neuerer Zeit vorzugsweise durch Paul Niemeyer[1] repräsentirt ist. Ich verweise auf dessen Ausführungen, welche die oben gestellte Frage entschieden verneinen. Welch hohe Kältegrade der Inspirationsluft die Schleimhaut ertragen kann, zeigen die Erfahrungen der Nordpolfahrer, auf welche Niemeyer hinweist, und welche in auffallender Weise von Erkrankungen der Athmungsorgane verschont bleiben. In unserem Klima haben wir es mit so hohen Kältegraden nicht zu thun, und unsere Kinder, welche den grössten Theil des Winters im warmen Zimmer bleiben, leiden am meisten an diesen Erkrankungen. Es ist in der That gar nicht abzusehen, warum die Kälte, welche man als Antiphlogistikon betrachtet, und welche local angewendet, ein Symptom der Entzündung, die Congestion zu mindern im Stande, — eine solche hervorrufen soll. Und doch lehrt uns *die tagtägliche Erfahrung*, *dass die Kälte bei der Krankheitsgenese häufig eine Rolle spielt*; es ist dies eine Erfahrungsthatsache, welche sich nicht wegleugnen lässt.

Die Frage, wie die Kälte als Krankheitsursache wirkt, wird in der Regel mit einer merkwürdigen Unklarheit behandelt.

Kann Kälte als eingeathmete kalte Athemluft als Krankheitserreger

[1] Paul Niemeyer, med. Abhandlungen, Band I, pag. 28; Band II, 150; Band III, 17, u. s. f.

wirken, oder die Disposition hervorrufen? — Diese Frage muss ich entschieden mit Nein beantworten, — dass aber Kälte von der Haut aus sowohl als Krankheitserreger zu wirken, wie auch in cumulirender Weise einen Theil dessen, was man Disposition nennt, hervorzurufen im Stande ist — darüber besteht für mich eben so wenig ein Zweifel.

Es ist kein Widerspruch, wenn ich annehme, dass kalte Luft eingeathmet einen krankmachenden Reiz nicht auszuüben vermag, während von der Haut dieser Effect hervorgebracht werden kann. Es bestehen wesentliche Differenzen je nach dem Orte der Einwirkung.

Die Schleimhaut der Athmungsorgane ist, im Verhältniss zur äusseren Haut, arm an sensiblen Nervenfasern. Kalte Luft von —10° C. z. B., welche auf die entblösste Haut einwirkt, löst starke Schmerzempfindungen aus; Luft von gleicher Kälte eingeathmet empfinden wir auch als kalt in Nase, Kehlkopf und Bronchien, aber diese Empfindung ist nicht einmal unangenehm. Selbst wenn die Schleimhaut der Respirationsorgane entzündet, ist uns die kalte Luft nicht empfindlich, insbesondere wenn wir sie längere Zeit einathmen. Dies nach eigener Erfahrung; dasselbe versicherten mich so viele Patienten, dass ich versucht bin, gegentheilige Angaben dem Vorurtheile zuzuschreiben, welches ja eine grosse Rolle spielt.

Entsprechend dem Reichthum an sensiblen Nervenfasern sehen wir bei Einwirkung von Kälte auf die Haut als Reflexwirkung Contractionserscheinungen der vasomotorischen Elemente. Die Haut wird blass und anämisch. Eine ähnliche Zusammenziehung der Gefässe findet wohl auch in den peripheren Theilen der Luftwege, jedenfalls aber in viel geringerem Grade statt. In den Alveolen kann die Contraction der Gefässe nur höchst unbedeutend sein, der Gasaustausch zwischen Blut und Athemluft wäre ja dann geradezu unmöglich. Wir sehen denn auch, dass die kurze Zeit eines Athemzugs genügt, eine Inspirationsluft von — 10° C. auf + 30° C. zu erwärmen (Valentin). Demnach entspricht der Totaleffect der thermischen Einwirkung auf die periphersten Theile der Athemwege einem mittleren Werthe von nur $\frac{-10^\circ + 30^\circ}{2} = +10^\circ$ C.

Da nun derartige Contractionserscheinungen im Lungenkreislaufe nicht vorkommen, so bleiben auch die Folgezustände aus, welche bei Einwirkung von Kälte auf die Haut eintreten müssen: Aenderungen der Circulation und zwar entweder Collateralfluxion bei ungeschwächtem linken Ventrikel oder Stauung, wenn der linke Ventrikel zu schwach ist, die Widerstände zu überwinden, welche die Unwegsamkeit des peripheren Kreislaufs bereitet.

Noch eine weitere Differenz besteht: die Wärmeabgabe durch die Athemluft ist im Verhältniss wie 1 : 5 zu der der äusseren Haut (Helmholtz), ja nach den Versuchen von Pettenkofer und Voit ist dies Verhältniss für die äussere Haut noch grösser. Schon aus diesem Grunde ist der Einfluss auf die Körpertemperatur viel geringer wie bei der äusseren Haut. Dazu kommt, dass durch die Temperaturänderungen der Athemluft bei kalter Inspirationsluft keine viel grössere Wärmeabgabe für die Lunge erfolgt als bei warmer Luft, wie ich dies durch Berechnung, l. c., pag. 488, nachgewiesen habe.

Wir können uns demnach durch diese mächtigen Differenzen die Verschiedenheit der Wirkung je nach dem Orte der Einwirkung recht wohl erklären.

Ich kenne kaum eine wichtigere Frage der Aetiologie, und deshalb sei es mir erlaubt, einige Untersuchungen anzuführen, die sich auf dieselbe beziehen. Ich habe mir jene Frage schon vor Jahren in der Weise formulirt: wirkt die Kälte von der Haut aus oder direkt auf die Respirationsschleimhaut? Zu ihrer Beantwortung nahm ich therapeutische Versuche in den Jahren 1865—70 vor und zwar zunächst an mir selbst. Ich sagte mir, wenn eingeathmete kalte Luft als Ursache der Entzündung oder überhaupt ungünstig wirken könnte, so müsste diese Wirkung noch um so stärker zu Tage treten, wenn die Schleimhaut schon entzündet ist. Bei meinen damals zahlreichen Catarrhen der Respirationsschleimhaut setzte ich mich absichtlich der Kälte aus, ich schlief bei offenem Fenster selbst bei der stärksten Winterkälte bis zu — 9° C. Ich trug dabei jedoch Sorge, dass die Haut möglichst gut geschützt war, und ich bemerkte nun nicht allein keinen nachtheiligen, sondern einen ganz entschieden günstigen Einfluss auf meine Winter-Catarrhe; früher, als ich mich mehr schonte und mich möglichst im warmen Zimmer hielt event. in geheizten Räumen schlief, waren dieselben nie so rasch verlaufen.

Zu denselben Resultaten kam ich, nach zahlreichen therapeutischen Versuchen bei Kranken, als ich an mir selbst die Ueberzeugung gewonnen, dass die Kälte der Respirationsluft nichts schade.

Wenn man Kranke mit acuten oder chronischen Catarrhen der Respirationsschleimhaut bei gut geschützter Haut kalte Luft einathmen lässt, so wirkt die Kälte in der Regel günstig. Es kommt sogar eine Art Wechselwirkung zwischen Haut und Lungenschleimhaut — eine Fluxion von letzterer zu ersterer zu Stande, oder wie man sich das erklären will. Als eine auffallende Thatsache kann ich nämlich mittheilen, dass mich einige Patienten wiederholt versicherten, die Schweisssecretion und dann Nachlass der catarrhalischen Symptome trete leichter ein im kühlen, als im warmen Zimmer — bei geschützter Haut. Ich kann diese Mittheilungen durch Beobachtungen an mir selbst bestätigen. Man muss bei diesen Versuchen den Kräftezustand des Patienten ins Auge fassen. Ist die Wärmeproduction in Folge geringer Nahrungsaufnahme etc. eine geringe, so leiden solche asthenische Patienten schon bei mittlerer Temperatur der Luft 4—6° C., auch wenn man sie mit Betten überdeckt, an kalten Füssen — und ihr Zustand verschlimmert sich. Es würde mich zu sehr aufhalten, meine Versuche ausführlich mitzutheilen, es genügt dieselben anzudeuten, da sie Jedermann nachmachen kann.

In dem hiesigen Bezirksgefängniss war ich vor die Aufgabe gestellt, einen grossen Saal mit circa 100 Betten zu ventiliren. Heizvorrichtungen oder künstliche Ventilatoren waren eben so wenig vorhanden, als die Mittel sie zu schaffen. Ich begann im Hochsommer 1873 die Gefangenen bei offenem Fenster schlafen zu lassen. Seit jener Zeit sind während der bessern Jahreszeit alle Oberfenster geöffnet, im Winter mindestens zwei Oberfenster mit einer Fläche von 1 Quadratmeter an gegenüber liegenden Wandflächen, und damit nicht das eine oder andere ängstliche Gemüth in Versuchung geräth, sie zu schliessen, ausgehängt. Die Gefangenen erhalten so viel wollene Decken, als sie wollen. Drei Decken genügen bis zu einer Aussentemperatur von etwa — 2—3° C. Der weitaus grössere Theil der Gefangenen ist sehr zufrieden mit dieser Art von Ventilation, und wer sich beschwert, wird in einen andern Saal transferirt, was sehr selten nothwendig ist. Erst bei jener Temperatur beginnt ein grösserer Theil der Gefangenen über Kälte zu klagen und ich lasse dann die Fenster schliessen. Aehnlich wird in den anderen Schlafsälen verfahren. Fasst man diejenigen, die sich beschweren, näher ins Ange, so sind es entweder alte decrepite oder schlecht genährte Individuen mit geringem

Appetit — mit andern Worten, Individuen mit geringer Wärmeproduction, von denen einer treffend äusserte, ihn vermöge gar nichts mehr warm zu halten.

Der Ventilations-Effect ist natürlich wunderbar; über die Kohlensäurebestimmungen behalte ich mir vor, in einer anderen Arbeit zurückzukommen. Der Gesundheitszustand der Gefangenen ist dabei ein vorzüglicher, in den Jahren 1873—75 incl. hatten wir 1,8 % Krankenverpflegstage bezogen auf die Gesammtzahl der Verpflegstage. 1871/72 hatten wir 3 % Krankenverpflegstage und in früheren Jahren, als dies Gefängniss überfüllt war, 10 %, ja in manchen Jahren bis zu 17 %[1]. Ich möchte damit nicht sagen, dass jene Massregeln die einzige Ursache der Abnahme der Krankenzahl waren.

Erkrankungen der Respirationsorgane waren in diesen drei Jahren verhältnissmässig selten, insbesondere Schnupfen kommen fast gar nicht zur Beobachtung, Bronchitiden selten, und die beobachteten Pneumonieen repräsentiren keinen höheren Procentsatz, als den betr. Altersclassen zukommt. Der Procentsatz der Erkrankten ist besonders bei den Catarrhen der Luftwege ein äusserst geringer.

Die Temperatur in den Schlafsälen bleibt stets um 2—3° C. im Winter höher als die Aussentemperatur ist, so dass bei einer Temperatur im Freien von — 2° C. im Saale trotz zwei offener Fenster noch + 1° C. beträgt.

Nach diesen Erfahrungen kann für mich gar kein Zweifel mehr existiren, dass die *Kälte* der *eingeathmeten Luft weder schädlich bei entzündlichen Affectionen* der *Luftwege* wirkt, *noch zur Entstehung solcher* beitragen kann. Ich behalte mir vor Eine Ausnahme zu erwähnen.

Ebenso wenig kann ich zugeben, dass der schroffe Wechsel zwischen kalter und warmer Athemluft Krankheiten der Respirationsorgane auslöst. Stets geht vielmehr die Auslösung von der Haut aus. Ich habe mich durch vielfache Studien als Hüttenarzt bei den Arbeitern des Eisenhüttenwerkes St. Ingbert davon überzeugt. Die Pudler, Schweisser athmen noch diese Minute die heisse Luft des Ofens ein, die nächste Minute stellen sie sich mitten im Winter so, dass sie möglichst kühle Luft, jedoch bei geschützter Haut einziehen. So

[1] D'Eggs, de l'état actuel des prisons civiles de Strasbourg, 1872.

wenig ängstlich sie sind, direct vom Ofen weg die kalte Luft in vollen Zügen zu athmen, so sorgsam schützen sie die Haut. Diese Heizer, Schweisser, etc. erkranken nicht auffallend häufig an Bronchitiden. Arbeiter, die sich aufmerksam beobachten, beschreiben aber übereinstimmend, dass die Erkrankung stets von der Haut ausgeht. Direkt vom Ofen weg machen sie in der Winterkälte theilweise noch stundenlange Märsche nach der Heimath — das thut ihnen Nichts. Die Haut wird vermittelst der durch die Bewegung des Körpers producirten Wärme warmgehalten. Anders liegt es, sobald eine solche innere Wärmeproduction nicht stattfindet — also beim ruhigen Stehen oder wenn die Haut schlecht geschützt, die Füsse kalt werden, etc., dann können die Feuerarbeiter an Bronchitiden erkranken.

Bei jedem Athemzug, den wir bei kalter Inspirationsluft thun, ist der periphere Theil unserer Athemwege einem ständigen schroffen Temperaturwechsel unterworfen, wir athmen die Luft mit — 10° C. ein, und wir athmen sie mit + 30° C. aus. Ich weiss nicht, ob der Leser diese Beweisführung gelten lassen will; wenn der schroffe Temperaturwechsel schädlich wäre, dann müsste jeder Athemzug in kalter Luft schädlich, wenigstens für die peripheren Theile, wirken.

Was die Einflüsse einer warmen Inspirationsluft anbelangt, so wissen wir, dass nur unter sehr seltenen Verhältnissen die Temperatur der Athemluft die des Körpers übertrifft, und es ist also a priori nicht abzusehen, da die Flimmerzellen des Fötus so grosse Wärme aushalten können, warum dieselben später durch die Wärme der Inspirationsluft leiden sollten? Nur bei manchen Gewerben ist die Inspirationsluft höher als der Körper temperirt, z. B. bei den eben erwähnten Feuerarbeitern, jedoch stets nur auf verhältnissmässig kurze Zeit. Die Ursache, warum sie trotzden nicht auffallend häufig an Bronchitiden leiden, werde ich später besprechen.

Es kann nun aber ein Missverhältniss bestehen zwischen der Temperatur der Luft, welche wir einathmen, und derjenigen welche auf unsere Haut einwirkt. Wie die Kälte der Inspirationsluft bei warmer Haut günstig auf die Catarrhe einzuwirken scheint, so glaube ich dass auch eine warme Inspirationsluft bei kalter Haut ungünstig und zwar in cumulativer Weise disponirend zu entzündlichen Processen wirkt.

Dieser Fall tritt nun, wie ich in einem späteren Kapitel nachweisen werde, während des Winters ausserordentlich häufig ein.

Von der Temperatur durchaus zu trennen ist die wasserentziehende Wirkung der Inspirationsluft, welche ausser der Temperatur noch von dem Feuchtigkeitsgehalte derselben abhängig ist.

Wir wissen, dass die Inspirationsluft sich in den Athmungswegen vollständig oder fast vollständig mit Wasserdampf sättigt; sie kann also in den Luftwegen von der Nase bis zu den Alveolen eine grosse Menge Wasser, je nach der Temperatur und ihren Feuchtigkeitsgehalten, Hunderte von Grammen per Tag aufnehmen. Diese beträchtlichen Mengen von Wasser werden in erster Linie dem wässerigen Secrete der Schleimdrüsen entzogen, und, wenn dieses nicht ausreicht, den Zellen selbst. Dass die zarten Zellen der Respirationsschleimhaut gegen die wasserentziehende Wirkung der Luft gleichgültig bleiben sollen, ist um so weniger zu vermuthen, als die viel resistenteren Epidermiszellen sowohl Wasser aufnehmen als abgeben können. Die mikroskopischen Beobachtungen lehren uns, wie rasch Zellen mit amöboider Bewegung durch Vertrocknen getödtet werden. Die feuchte Kammer Recklinghausens gibt die besten Beweise hiefür, und so lange sich die Flimmerthätigkeit in der Kälte erhält, so rasch erlischt dieselbe, wenn die Zelle trocken wird. Die Functionen der Zellen sind eng mit ihrem Wassergehalt[1] verknüpft. Man darf annehmen, dass jede Aendrung des letzteren einen Reiz auf die Zelle ausübt und auch deren Functionen ändert.

Sehen wir zunächst von der Einwirkung der Wärme als solcher ab, so ist nach den bekannten Verdunstungsgesetzen die wasserentziehende Wirkung einer kalten Athemluft in den peripheren Theilen der Luftwege noch gering, und kommt erst in den centralen Theilen derselben zum Vorschein.

Sehen wir auch von der wasserentziehenden Wirkung der kalten Athemluft ab, und nehmen wir vorläufig an, dass nur eine trockenwarme Luft einen krankmachenden oder vielmehr die Disposition erzeugenden Reiz auszuüben vermöge, so werden von jener Wirkung

[1] Ranke, Physiologie, 1868, pag. 81.

der Inspirationsluft die peripheren Theile der Athemwege zunächst getroffen; ihre Wirkung äussert sich zuerst in der Nase oder beim Athmen durch den Mund in der Rachen- und Kehlkopfschleimhaut und zwar in diesen Theilen am stärksten, denn hier beginnt sie schon Wasserdampf aufzunehmen und ist, wenn sie in die Trachea und Bronchien hinabsteigt, schon um etwas gesättigter.

Die Wirkung schwächt sich also von der Peripherie nach den Alveolen zu ab. Ein weiterer Umstand, der die Wirkung abschwächt, tritt hinzu : die Athemwege werden weiter; schon der Querschnitt der Trachea ist etwas grösser als der der Nase, und je mehr sich nun die Luftwege theilen, desto grösser wird der ideale Querschnitt der Luftwege und damit ihre Oberfläche, welche in den Alveolen am grössten sind. Die wasserentziehende Wirkung nimmt also von der Peripherie nach den Alveolen ab und ist daselbst am geringsten. Mit dem *Absteigen der trockenwarmen Athemluft* nimmt also auch die angenommene schädliche Einwirkung derselben ab. Hören dann die Schädlichkeiten der Athemluft auf, i. e. wird die wasserentziehende Wirkung derselben eine geringere, so wirkt dieser günstige Einfluss in derselben Reihenfolge : — zuerst erfreut sich die Nase, dann Kehlkopf, dann Bronchien und zuletzt die Alveolen der Möglichkeit, sich wieder zu restituiren. — Nehmen wir vorläufig an, dass wie bei den Kindern von Foos, bei jedem Catarrh, Croup und Diphtheritisfall eine trockenwarme Luft eingewirkt und die Disposition hervorgerufen hat, so erklärt sich auf die einfachste Weise ein auffallendes Verhalten der in Rede stehenden Krankheitsprocesse.

XIII.

Das Absteigen der entzündlichen Processe in den Luftwegen.

In der Art und Weise, wie sich die obengenannten drei Krankheitsprocesse auf den Schleimhäuten der Respirationswege localisiren, haben schon die älteren Aerzte ein gewisses eigenthümliches Verhalten beobachtet und beschrieben, ohne dass die ätiologische Bedeutung desselben recht gewürdigt wurde. Da man dieses Verhalten nicht vollständig nach allen Richtungen kannte, und die Erklärungsversuche theils falsch, theils ungenügend waren, so wird demselben viel weniger Gewicht beigelegt, als es meines Erachtens verdient, und nur nebenbei wird es in neueren Werken berührt.

Um dies Verhalten schon von vornherein zu charakterisiren: die *drei Krankheitsprocesse verhalten sich absteigend in Bezug auf das Alter, auf den einzelnen Krankheitsfall und in Bezug auf die Jahreszeiten.*

Bei Gelegenheit der Altersdisposition habe ich schon erwähnt, dass in den ersten 6 Wochen nach der Geburt Catarrh der Nase ziemlich häufig ist, während sich diese erste Zeit des Lebens einer gewissen Immunität gegen Bronchialcatarrh erfreut. Ich verweise hier ausdrücklich auf das Citat von Jörg, der dies so richtig beschreibt. Im Einklange damit stehen auch die Angaben von Billard West[1] u. A., sowie meine eigenen Beobachtungen.

Die Disposition zu Bronchialcatarrh fängt erst mit dem zweiten Lebensmonate an, und ist während der ersten Dentition nach allen Beobachtern am häufigsten. Noch später entwickelt sich die Disposition zur Bronchopneumonie, deren Maximum nach manchen Autoren nicht das erste, sondern das zweite Lebensjahr trifft; es fällt also noch etwas später, als das Maximum des Catarrhs der Luftröhre, worauf West aufmerksam macht. Die Disposition zu Catarrh entwickelt sich also absteigend zuerst in der Nase, dann in den grösseren Luftwegen und zuletzt in den feineren Bronchien und Alveolen.

Gerade so verhält sich der Croup, nur dass er als schwererer Process auch später auftritt.

Schon Billard[2] hebt hervor, dass Nasencroup in der allerersten Kindheit vorkomme, in einer Altersperiode, woselbst Kehlkopfcroup noch nicht beobachtet werde, bemerkt aber als Charakteristicum, dass „les fausses membranes s'arrêtent ordinairement sur les limites du larynx où n'existe plus l'inflammation catarrhale.“ Es ist damit natürlich so wenig wie bei Catarrh der Nase und der Bronchien gesagt, dass in einem späteren Alter Nasencroup nicht mehr vorkömmt; allein

[1] Lehrbuch der Kinderkrankheiten, l. c., pag. 206.
[2] Archives générales, 1826.

nach meinen Beobachtungen erlischt die Disposition zu Nasencroup früher als zu Kehlkopfcroup. Allerdings kann ich meine Behauptung nicht durch positive Beobachtungen Anderer, noch durch eigenes statistisches Material stützen, da meine Aufzeichnungen dazu nicht genau genug sind. Indessen erinnere ich mich nicht von Croup der Nase in einem späteren Alter als von fünf Jahren gelesen zu haben.

Mit Billard in Einklang stehen auch andere Autoren wie Cannstadt[1], der über den Larynxcroup bemerkt, dass er selten vor Ablauf des ersten Lebensjahres entsteht. „Merkwürdig," fährt er fort, „ist, dass in diesem zarten Alter hingegen der Nasencroup häufiger ist." Ueber die näheren Verhältnisse des Larynxcroup glaube ich genügend statistisches Material bei Besprechung der Altersdisposition gegeben zu haben.

An den Kehlkopfcroup reiht sich nun der genuine Bronchialcroup, welcher schlechtweg von Cannstadt als Croup der Erwachsenen bezeichnet wird. Der Bronchialcroup ist übrigens eine so seltene Krankheit, dass genaue statistische Angaben nicht möglich sind. Nach Lebert[2] fällt die grösste Häufigkeit in das 11—30te Lebensjahr. Er beginnt als Localprocess erst zu erscheinen, wenn die Disposition zu Larynxcroup fast erloschen ist.

Rokitansky[3] drückt dies Verhältniss mit den Worten aus: „Genuiner Croup der Luftwege kömmt vorzüglich im kindlichen Alter und zwar als Kehlkopfs- und Trachealcroup, bei Erwachsenen häufiger als Bronchialcroup vor, und schliesst sich der der Pubertätsperiode und den Blüthejahren zukommenden croupösen Pneumonie an.

Aus dem oben geschilderten Verhalten geht hervor, dass auch die Disposition von der Peripherie aus nach dem Centrum zu abheilt oder erlöscht. — Zuerst verschwindet die Disposition zum Nasencroup (mit dem 6ten Jahr), dann die zu Larynxcroup (mit dem 10ten Jahr), und man kann dann die seltenen Fälle des genuinen Bronchialcroup noch als Rest der Disposition des ganzen Bronchialbaumes auffassen.

Es verschwindet also auch die Disposition zum Croup der Luftwege in absteigender Weise, da die Disposition zur croupösen Pneu-

[1] Handbuch der med. Klinik, III, 1843.
[2] Klinik der Brustkrankheiten, 1873, pag. 117.
[3] Pathologische Anatomie, Bd. II.

monie am spätesten sich entwickelt und in den späteren Lebensjahren nicht verschwindet.

Vergleicht man die statistischen Zahlen, welche Lebert, l. c., I, pag. 180 u. I, 683, aus Klinik und Poliklinik in Zürich und Breslau gibt — mit denen, welche Jürgensen, l. c., pag. 24, anführt, so hat letzterer offenbar eine grosse Zahl von Pneumonien zur croupösen Form gerechnet, welche Lebert zur catarrhalischen zählt. Jürgensen beruft sich auf die Uebereinstimmung mit der englischen Mortalitätsstatistik. Allein ich habe schon auf die Identität der englischen Pneumoniecurve bis zum 15ten Jahre mit der Bronchitiscurve hingewiesen (siehe Tab. II), und die pathologischen Anatomen sagen, z. B. Rindfleisch, l. c., pag. 349, dass bei Kindern unter 5 Jahren eine andere als die catarrhalische Form der Lungenentzündung überhaupt nicht vorkomme.

Es wäre interessant, zu prüfen, ob auch der Catarrh in absteigender Weise Schwankungen seiner Häufigkeit zeigt, denn von einem Erlöschen der Disposition ist keine Rede. Das vorhandene statistische Material ist indessen zu einer derartigen Prüfung nicht ausreichend genug.

Bei der Diphtheritis ist das Absteigen nur angedeutet, insofern Nasendiphtheritis bei jüngeren Kindern häufiger vorkömmt als bei älteren Personen.

In Tab. XIV habe ich eine halbschematische Darstellung gegeben, wie die Disposition zu Catarrh und Croup in absteigender Weise sich entwickelt. Was das Ansteigen der Curven betrifft, so weiss ich mich im Einklang mit allen Angaben der Literatur, so weit ich solche durchforscht habe. Das richtige Verhältniss der absoluten Höhen der einzelnen Curven zu einander habe ich weder geben wollen noch geben können. Das Verhältniss der Häufigkeit habe ich nur anzudeuten vermocht.

Was die Form der einzelnen Curven anlangt, so entbehrt nur die Curve des Nasencatarrh jedweder statistischer Basis, alle anderen Curven haben statistisches Material zur Unterlage, welches ich theils aus der Literatur und zwar *frei* nach Lebert und Andral, theils nach eignen Heften zusammenstellte. Viel statistisches Material ist übrigens sehr einseitig, wie das aus Kliniken und Polikliniken, die bekanntlich vorzugsweise von bestimmten Altersklassen frequentirt werden. Das allseitigste und beste Material könnten die praktischen Aerzte auf dem Lande geben; in den Städten wäre es nur brauchbar, wenn Kliniken, Polikliniken und Aerzte Hand in Hand arbeiteten.

Die weitere Form der Curven ist für mich und meine Ausführungen ziemlich irrelevant, ich verzichte desshalb auf einige weitere Controversen bezüglich der Altersdisposition einzugehen.

Die Curve des Larynxcatarrh, welche abweicht, habe ich nicht eingezeichnet und werde dieselbe später erwähnen, wenn ich die Ursachen, warum sie abweicht, bespreche.

Bei jedem einzelnen Erkrankungsfalle treffen wir nun dieses Absteigen des Processes, wenn auch nicht immer, doch so häufig, dass sich an einem gesetzmässigen Verhalten nicht zweifeln lässt.

Was zunächst den catarrhalischen Process anbelangt, so sagt Schönlein, „der catarrhalische Process verhält sich nach dem Gesetze der Continuität und beginnt gewöhnlich an der Peripherie[1].“ Aehnlich drückt sich Cannstadt[2] aus, der beifügt, „dass die Behauptung der Alten von einem Herabsteigen des Catarrhs dadurch eine Bedeutung erhalte.“

Am reinsten beobachtet man dieses Herabsteigen des Catarrhs in den ersten Lebensjahren, woselbst es nach meinen Beobachtungen ausserordentlich häufig, wenn auch nicht ausnahmslos vorkömmt. Fast bei jedem Catarrh der Bronchien erfährt man durch gut beobachtende Mütter, dass ein Catarrh der Nase vorausgegangen ist, wie denn auch Lebert die Tracheo-Bronchitis einen fortgeleiteten Catarrh nennt, und bemerkt, dass Nasencatarrh häufiger Grund dieser Affection ist als bei Erwachsenen. Aehnliches sagt Jürgensen von der Bronchopneumonie, dass sie nie primär in den Alveolen entsteht.

Auch bei Erwachsenen ist dieses gesetzmässige Verhalten häufig zu beobachten, wie wohl viele meiner Leser an sich selbst bei den gewöhnlichen Wintercatarrhen beobachtet haben. Zunächst tritt Schnupfen ein, dann nach einigen Tagen mehr oder weniger Heiserkeit und schliesslich der Tracheal- oder Bronchialcatarrh. Constant ist

[1] Schönlein, Allgemeine und spec. Pathol., Bd. II, pag. 151.
[2] L. c., pag. 550.

dieses Verhalten bei Erwachsenen viel weniger als bei Kindern. Es kann jeder Abschnitt der Athmungswege für sich, also local erkranken und zwar aus mehreren Gründen, welche ich passender Weise später erwähnen werde.

Am auffallendsten ist das Absteigen beim Croup, der am häufigsten in der absteigenden Form auftritt, so dass man denselben sehr häufig mit diesem Beiwort bezeichnet, ohne dass dies Absteigen bei Croup zuerst beobachtet worden wäre. „Die Exsudation bei Croup im Kehlkopf geht der in der Trachea stets voraus, die Membranen sind im Larynx härter und massiger, wenn sie in der Trachea noch dünn und weich und in den Bronchien noch ohne Zusammenhang sind.“ (West, Oppolzer.)

In der Regel beobachtet man, wie der croupöse Process Schritt für Schritt abwärts in die Bronchien hinabsteigt — wenn nicht vorher schon durch Laryngostenose der Tod eintritt. Es ist damit natürlich nicht gesagt, dass jeder Larynxcroup Tracheal- und Bronchialcroup nach sich ziehen muss; es sind dies aber die leichteren Fälle, welche die besten Prognose bei Tracheotomie geben [1]. Diese Fälle sagen nur, dass die schädlichen Einflüsse nicht lange und zunächst nur auf den Larynx eingewirkt haben.

Noch höher hinauf verlegen Guersant und Trousseau, welche Identisten sind, den Beginn des croupösen Processes. Unter 100 Fällen von Croup, sagen sie, fangen wenigstens 90 mit Pseudomembranen an den Tonsillen und der Uvula an. Die Fälle von aufsteigendem Croup sind so selten, dass sie als Raritäten in der Literatur beschrieben werden. Ich schliesse mich desshalb Pauli [2] an, der sagt, er habe unter einer grossen Reihe von Fällen keinen aufsteigenden beobachtet, und sodann die Frage aufwirft, ob es sich nicht um Beobachtungsfehler handle. Der Vorläufer des Croup ist stets der Catarrh, der schon einige Tage bestehen und die Symptome des Croup (Pseudocroup) vorspiegeln kann.

Diejenigen, welche den diphtheritischen Process nicht als identisch mit Croup auffassen, beschreiben denselben ebenfalls als absteigend. Cannstadt [3] versetzt den häufigsten Beginn des Processes in die Nasen-

1 Monti, über Croup im Kindesalter, Wien 1875.
2 Pauli, der Croup, Bd. VIII, pag. 51.
3 L. c., pag. 323.

höhle, aus der Nase fliesse eine blutige corrodirende Flüssigkeit, was bei schweren Fällen von Diphtheritis jeder Arzt bestätigen kann. Die Plaques der Rachenhöhle erscheinen zuerst gewöhnlich auf der obersten Spitze einer Tonsille, oder auf der hintern Fläche der Uvula oder an einem hochgelegenen Punkt der hinteren Wand des Rachenrings. Die Erkrankung des Kehlkopfs beginnt in der Regel erst einige Tage später, meistens nach dem 3ten oder 4ten Tage (Wertheimber); es sind aber Fälle constatirt (Monti), bei welchen der Kehlkopf erst nach 8—14 Tagen ergriffen wurde.

Dies ist das zeitliche Verhalten der drei Processe auf der Respirationsschleimhaut im Grossen und Ganzen, welche ich damit erkläre, dass die locale Disposition sich von der Peripherie nach dem Centrum entwickelt, und dass sie da zuerst ausgelöst wird, wo sie am stärksten ausgeprägt ist. Von diesem Verhalten gibt es nun ganz bestimmte Ausnahmen; es kann jeder Abschnitt für sich local erkranken. Aber diese Ausnahmen sprechen nicht gegen die Regel, denn sie sagen nur, dass für jeden Abschnitt der Athmungswege noch andere Factoren der localen Disposition existiren, und ihre später folgende nähere Analyse bestätigt geradezu meine Ansichten.

Während die eben geschilderten Verhältnisse mehr oder weniger bekannt, ohne dass bis jetzt ihr Zusammenhang besprochen wurde, hat meines Wissens noch Niemand darauf aufmerksam gemacht, dass auch in der für die Krankheiten der Respirationsorgane ungünstigen Jahreszeit diese Processe absteigen. Meines Erachtens ist dies wenigstens der plausibelste Erklärungsgrund für eine Thatsache, welche ich statistisch nicht mehr bezweifeln möchte.

Trennt man nämlich die einzelnen Krankheitsprocesse der Respirationsorgane nach dem vorzugsweisen Sitze derselben, so ergibt sich, sobald es sich um längere Zeiträume und grosse Zahlen handelt, dass diese Processe ebenso der Zeit nach von der Peripherie aus abwärts schreiten, wie sie es nach Alter und dem einzelnen Krankheitsfalle nach thun.

XIV.

Das Absteigen nach Jahreszeiten.

Unzählige Statistiken über das Verhalten aller Krankheiten zu den Jahreszeiten sind gemacht worden, — man weiss, dass, und grösstentheils auch wie die einzelnen Processe von denselben beeinflusst werden; man kennt den mittleren Gang derselben, die sogenannte Jahrescurve, sowie gewisse Beziehungen zu den meteorischen Verhältnissen, aber nichts kennzeichnet mehr den niederen Stand unseres ätiologischen Wissens, als dass kaum Erklärungsversuche z. B. für die Thatsache existiren, dass in unserem Klima die Lungenentzündung am häufigsten im April und Mai, der Bronchitalcatarrh dagegen den Januar, Februar und März bevorzugt.

Als ich nach dem Studium der Altersdisposition auf das Absteigen der entzündlichen Processe nach Lebensaltern gekommen war, suchte ich selbstverständlich nach, ob nicht auch derartige *zeitliche* Beziehungen zwischen diesen Krankheitsprocessen in der Jahrescurve existiren, und ich war, nach Prüfung des mir zu Gebote stehenden Materials, überrascht, dass Dies in der That der Fall ist. In Tab. XV, XVI und XVII habe ich Mortalitäts- und Morbiditätscurven zusammengestellt, aus welchen diese zeitlichen Beziehungen sofort in die Augen fallen.

Fasst man den mittleren Gang der entzündlichen Processe nach der Berliner Mortalitätsstatistik Tab. XV aufmerksam in's Auge, so ergeben die Curven, dass zuerst die Diphtherie und Croup, und zwar schon im October, November und December ihr Maximum erreichen; die Bronchitiscurve erreicht ihr Maximum im Januar und Februar, während sich die Pneumoniecurve viel weiter in das Frühjahr hineinzieht.

Noch auffallender ergeben dies die Wiener Morbiditäts-Curven, in Tab. XVI, die Curve der mittleren Temperatur, des mittleren Ganges des Lungencatarrhs und der Pneumonie, aus Hallers Werke „Die Volkskrankheiten in ihrer Abhängigkeit von den Witterungsverhältnissen“, Wien 1860. Haller hat das ungeheure Material des allgemeinen Krankenhauses nach 10jährigen Beobachtungen (6000 Lungenentzündungen und 15,000 Catarrhe der Athmungsorgane) verarbeitet. Leider gibt derselbe keine Curven der Diphtherie und des Croup — welche ich aus den Jahren 1871-74 nach der Mortalitätsstatistik des Wiener Stadtphysikates zusammengestellt habe.

Die combinirte Wiener Croup-Diphtheriecurve verläuft gerade so, wie alle anderen Curven in Tab. XI, und ich kann mir nicht denken, dass die Jahrescurve der Morbidität anders verlaufen sollte, als die der Mortalität der ganzen Stadt — wenn ein Krankenhaus in Wien über genügend grosse Zahlen verfügt, was nach Monti l. c. der Fall nicht zu sein scheint, sonst hätte er solche sicherlich mitgetheilt.

In Wien schiesst die Diphtheriecurve im November und December zuerst hervor, dann die Bronchitiscurve, gleichzeitig die Croupcurve, und endlich die Pneumoniecurve, welche erst im Mai gipfelt.

Ein ähnliches Bild geben die Münchener Curven in Tab. XVII. Das Material zu denselben wurde mir durch Herrn Dr. Franck, dem ich hiemit meinen Dank ausspreche, mitgetheilt. Leider ist die Morbiditätsstatistik von Croup und Diphtherie aus sämmtlichen Münchener Hospitälern statistisch nicht zu verwerthen, und zwar aus Mangel an Princip in den Angaben. Einmal wird Alles Croup genannt, dann wieder Alles Diphtheritis, dann wieder diphtheritische Angina, bald wird catarrhalische und diphtheritische Angina getrennt, bald wieder nicht. Mit jedem Assistentenwechsel scheint auch ein anderes Eintheilungsprincip aufzutreten. Es ist desshalb unmöglich, eine ordentliche Curve zu entwerfen, da obendrein die Zahlen zu klein sind um die Verschiedenheit der Angaben auszugleichen. In Tab. XVII habe ich desshalb, wie bei der Wiener Curve, der Morbiditätsstatistik des Münchener Krankenhauses die Mortalitätsstatistik beigefügt, deren Uebereinstimmung mit den Curven von Wien, Berlin, Königsberg, Strassburg, Basel, Nassau (Tab XI) am besten für ihre Richtigkeit spricht.

Die Münchener Curven stimmen mit den Curven von Wien und Berlin im Wesentlichen überein. Zuerst erscheint Croup mit Diphtheritis, dann die Bronchitis, welcher sich die Pneumonie anschliesst.

Gerade wegen des obenerwähnten ständigen Wechsels der Ansichten ist die Trennung von Croup und Diphtheritis, wenn ich mit ersterem die Localisation im *Kehlkopf*, mit Diphtheritis diejenige im

Rachenring bezeichne, in ihrer Abhängigkeit von den Jahreszeiten äusserst schwierig — und der Mortalitätsstatistik gelangt dieselbe nicht. Bald wird die Krankheit Croup, bald Diphtherie genannt. Ein ganz merkwürdiges Licht auf die zeitlichen Beziehungen der Erkrankungen des Pharynx und Larynx wirft nun eine grosse Morbiditätsstatistik, welche nach den Berichten der mittelfränkischen Aerzte von Medicinalrath Mair in Ansbach im Bayerischen ärztlichen Intelligenzblatt, 1869 und 1870, veröffentlicht wurde. Mair gibt freilich nur die nackten Zahlen mit der Bemerkung (l. c., 292), dass „den aus der epidemiologischen Tabelle ersichtlichen Verhältnissen Nichts beizufügen ist.“ Der Leser wird bemerken, wie nothwendig es ist, Zahlen graphisch aufzuzeichnen, — denn sonst wäre Mair sicher auf dies auffällige Verhalten gestossen!

Im Spätsommer 1868 begann eine grosse Epidemie von Diphtherie, welche, soweit ich die epidemiographischen Berichte verfolgt habe, wenigstens in Deutschland pandemisch auftrat, ähnlich wie dies die Influenza liebt. Auf Tab. XVIII habe ich die mittlere Temperatur und den relativen Feuchtigkeitsgehalt des Jahres 1868—1869 in Berlin eingezeichnet und gleichzeitig die Sterbfälle an Diphtheritis und Croup in Berlin, München und Augsburg, sowie die erwähnte Morbiditätsstatistik von Mittelfranken. Vermehrte Sterblichkeit an diesen Krankheiten wird noch von sehr vielen anderen Orten berichtet. Wir sehen nun, wie die Curven in allen diesen Städten gleichzeitig aufsteigen und zwar nach einer ausnahmsweise warmen und trockenen Witterungsperiode von Mai bis August. Die combinirten Croup- und Diphtheritiscurven erreichen im October und November ihr Maximum, und fallen dann wieder langsam ab.

Trennt man nun nach den Mortalitätsstatistiken von Berlin, München, u. s. w., Croup und Diphtheritis, welche ich in Tab. XVIII zusammen eingetragen habe, so entstehen unregelmässige Curven, wie es die Croup- und Diphtheritiscurven in Tab. XV bis XVII sind. So regelmässig die combinirten Croup- und Diphtheriecurven in Tabelle XVIII aufsteigen, so übereinstimmend sie in Tab. XI sind, so wirr sind die Bilder, sobald die officielle Statistik Croup und Diphtheritis trennen soll. Anders verhält es sich, wenn man die Zahlen der mittelfränkischen Aerzte über ihre 5220 Fälle von Diphtheritis und 939 von Croup nach den einzelnen Monaten graphisch aufzeichnet, was in Tab. XIX geschehen ist. Die Croupcurve folgt der Diphtheriecurve so regelmässig in deren Aufsteigen, dass an einem gesetzmässigen Verhalten nicht zu zweifeln ist, und zwar genau 2 Monate später. Also auch hier ein Absteigen des Processes nach Jahreszeiten. Denn wenn ich bisher von Croup und Diphtherie gesprochen, so habe ich, wie bemerkt, nicht die anatomische Form der Erkrankung ins Auge gefasst, sondern deren Localisation. Ich folge hiebei der Thatsache, dass von dem practischen Arzte die Erkrankung Diphtherie oder Diphtheritis genannt wird, wenn vorzugsweise der Rachenring ergriffen ist — Croup, wenn die Erkrankung des Larynx und der Trachea in den Vordergrund tritt › „in der klinischen Verkehrssprache wird die letztere Croup, die erstere fälschlicherweise Diphtheritis genannt.“ Rindfleisch, l. c., pag. 308. Man mag diese Eintheilung fehlerhaft nennen — aber sie existirt und kommt nun meinen Ausführungen zu gut.

Diese Statistik sagt vom Standpunkte des Identisten, dass bei der Epidemie vom Herbst 1868 sich ein immer grösserer Procentsatz von Croup und Diphtheritis des *Rachenrings* vom September an mit Croup des *Larynx* und der *Trachea* complicirt hat. Vom December an überwiegt das Verhältniss der Erkrankungen des Kehlkopfs, wie dies auch im Januar—März 1868 der Fall war.

Das Material ist unanfechtbar — die Zahlen sind sehr gross; es handelt sich um Jahresberichte, und von einem Wechsel der Ansichten in Betreff der Rübricirung kann im Laufe Eines Jahres nicht die Rede sein.

Wenn etwa die Berliner und Münchener Aerzte gemeinschaftliche Morbiditätsstatistiken a. 1868 gemacht hätten, wie dies ihre mittelfränkischen Collegen gethan haben, so darf man wohl annehmen, dass auch dort ähnliche Curven zu Stande gekommen wären.

In den Mortalitätsstatistiken, Tab. XV-XVII, zeigen allerdings die Berliner und Münchener Diphtherie- und Croupcurven dieses absteigende Verhalten nicht, nur die Wiener Curve XVI gibt eine Andeutung. Künftigen Morbiditätsstatistiken bleibt es vorbehalten, dieses Verhalten näher zu prüfen. Es wäre ja möglich, dass sich eine Anzahl Aerzte für meine Untersuchungen interessiren, und es wäre lohnend, dieses merkwürdige Verhalten durch weitere Statistiken zu erhärten oder zu wiederlegen. Für eine solche Statistik schlage ich vor, die Erkrankungen des Rachenrings von denen des Larynx zu trennen, und wenn sie zusammen auftreten, den betr. Fall beiden Krankheitsprocessen zuzurechnen. Ich wäre auch gern bereit, einen Entwurf zu einem statistischen Programm zu entwerfen, da doch noch andere wichtige Puncte zu berücksichtigen sind.

Ich für meinen Theil zweifle nicht, dass weitere Statistiken dieses Verhalten bestätigen werden, und zwar weil mir bei der Annahme, dass die Diphtheriecurve dem Croup auch in der Jahreszeit zwei Monate voranschreitet, sofort die in Tab. XI mitgetheilten Curven klar werden. Ich bitte den Leser, noch einmal einen Blick auf dieselben zu werfen. Die Baseler, Strassburger und Nassauer Curven sind überwiegend Croupcurven, die Berliner und Münchener überwiegend Diphtheriecurven. Dass dies in der That der Fall ist, ergibt sich aus den Berichten über diese Krankheiten, wie sie für Basel von Hagenbach, für Strassburg von Stöber, für Nassau von Franque, für München von Wertheimber u. A., für Berlin von Albu vorliegen. Der Sattel, welchen die Kuppe der Baseler u. Strassburger Curve bildet, und welchen auch die Nassauer, Münchener und Berliner Curve, wenn gleich weniger charakteristisch zeigt, ist der Kreuzungspunkt : was links vom Januar liegt, gehört mehr der Diphtheritis des Rachenrings; was rechts liegt, mehr dem Croup der Luftwege zu. Auch für Leipzig berichtet Wagner, dass die Rachendiphtheritis im Herbst etwas häufiger vorkomme. (bei Ziemssen, VII, 199.)

Ferner kann ich hier die Statistiken von Paris und Lissabon verwerthen, deren Analyse ebenfalls für das Absteigen der Processe spricht. Der Leser findet in Tab. XXVIII die Pariser Curven. Im Herbst ist, nach den Aufzeichnungen von Roger und Peter, die Zahl der Diphtheriefälle, welche im Rachenring isolirt verlaufen, am grössten; erst im Winter nimmt die Zahl der Diphtheriefälle, welche Croup nach sich ziehen, zu. Roger und Peter machen auf dieses Verhalten aufmerksam, ohne eine Erklärung dafür zu geben.

Bei den Epidemien der Jahre 1857—59 Tab. XXIX nach Barbosa geht ebenfalls der grössten Zahl von Croupfällen eine grössere Mortalitätsziffer an Diphtheritis des Rachenrings voraus. Freilich verläuft die Curve in Lissabon ganz anders als in kälteren Gegenden, worüber später.

So viel erhellt aber jedenfalls aus den mitgetheilten Statistiken, dass die grösste Frequenz der Diphtherie vorzugsweise den Monaten September bis December angehört, dass also das Hervortreten der Diphtherie-Jahrescurve — um mich recht allgemein auszudrücken — in irgend einer ätiologischen Beziehung zu den vorhergehenden Sommermonaten steht.

Das Absteigen der Krankheiten nach Jahreszeiten könnte ich ausserdem noch durch die Strassburger Mortalitätsstatistik belegen, — ich lasse diese Tabelle weg, da ich beabsichtige, sie an einem anderen Orte zu publiciren. Dass ich nicht noch mehr Beweise herbeigebracht habe, möge der Leser mit der grossen Arbeit entschuldigen, welche mit dem Zusammentragen des Materials, den Berechnungen und Aufzeichnungen verbunden ist. Es wäre interessant, die Statistiken der Länder und Städte aus nördlichen und südlichen Klimaten, sowie aus Seeklimas auf dies Verhalten zu prüfen, in welch letzteren die Pneumonie einen anderen zeitlichen Verlauf haben soll. Ich selbst bin nicht in der Lage, dies jetzt zu thun, da es mich von meinem Thema zu weit abführen würde. Mögen nun auch Andere die Statistiken prüfen und neue hinzufügen. Ich hoffe, dass meine Resultate bestätigt und neue Thatsachen entdeckt werden.

Was mich nicht zweifeln lässt, dass das Absteigen nach Jahreszeiten richtig sei, ist die Thatsache, dass nach einer ausserordentlich grossen Zahl von Statistiken von Hirsch, u. A., die grösste Frequenz der Pneumonie in unserm Clima in die Monate März bis Mai fällt, — nach vielen anderen Statistiken fällt das Maximum des Lungencatarrh in den Januar bis März und die Uebereinstimmung der Diphtherie-Croupcurven habe ich schon in Tab. XI gezeigt. Wo man also etwaige Ausnahmen findet, hat man um so grössern Anlass zu prüfen, ob das statistische Material auch frei von groben Fehlern ist. Die Statistik soll nur auf ordentlichem und gutgesichtetem Material aufgebaut werden; je reiner dasselbe, desto schöner die Resultate.

Die Erklärung der erwähnten zeitlichen Beziehungen zu einander ist nicht so einfach. Ich selbst halte das Absteigen der Schädlichkeiten auf den Luftwegen von der Peripherie nach dem Centrum *nicht für die einzige Ursache* des zeitlichen Verlaufs der genannten Krankheiten. Die Rachendiphtheritis steht offenbar noch in ätiologischen Beziehungen zu den Sommermonaten, während die Schädlichkeiten der kälteren Jahreszeit in cumulirender und absteigender Weise zuerst auf die Bronchien und dann auf die Lungen selbst wirken. Die Disposition zu Bronchitis und Croup heilt schneller ab wie die zur Pneumonie, da die günstigen wie die ungünstigen Einflüsse von der Peripherie nach dem Centrum wirken.

Man kann zur Erklärung des zeitlichen Verlaufes der Curven noch andere Einflüsse annehmen von dem Gesichtspunkte, dass die Disposition zur Pneumonie längere Zeit zur Entwicklung bedarf, als die Bronchitis. In ähnlicher Weise müsste man den Schädlichkeiten, welche vom Sommer her auf die Häufigkeit der Diphtherie einwirken, eine noch grössere Bedeutung vindiciren. Ich selbst bin geneigt anzunehmen, dass der ebengenannte Einfluss auch eine Rolle spielt. Darüber, sowie über weitere Einflüsse, in später folgenden Kapiteln.

XV.

Andere zeitliche Beziehungen.

Wenn ich in diesem Kapitel abschweife und von meinem Thema auf ein ganz anderes Gebiet übergehe, so geschieht dies zunächst aus dem Grunde, um dem Leser zu zeigen, dass auch noch andere zeitliche Beziehungen zwischen gewissen Krankheiten existiren, welche wir am besten mit Hilfe der Dispositionslehre erklären.

Zunächst legte ich mir die Frage vor, wie sich denn die Krankheiten der Verdauungsorgane nach Jahreszeiten verhalten. Bekannt ist der Antagonismus zwischen den Erkrankungen der Respirationsorgane, welche die ungünstige, und denen der Digestionsorgane, welche die günstige Jahreszeit lieben. Nach dem erwähnten Werke von Haller habe ich nun den mittleren Gang der Krankheiten der Digestionsorgane, nach zehnjährigen Beobachtungen im Wiener allgem. Krankenhause, in Tab. XX graphisch aufgetragen, und zwar, wie deren Inschrift sagt, in Procenten bezogen auf die Gesammtzahl der Erkrankungen. Es geht nun aus dieser Tabelle hervor, dass zuerst die Scorbutcurve aufsteigt, dann die Curve des Magencatarrh, dann die des Darmcatarrh, der sich in letzter Linie die der Cholera anschliesst, welche sich bis in den Winter hinein erstreckt. Nach Haller kommt die Ruhr endemisch nicht in Wien vor, wie dies in Strassburg z. B. der Fall ist — ich habe desshalb die Strassburger Ruhrcurve eingezeichnet, welche, wie wir wissen, überall in unserem Klima die Monate August, September und Oktober bevorzugt.

Also auch bei dem Digestionstractus ein *unverkennbares Absteigen* des Processes vom Beginn der Nährwege bis zu deren Ende nach den einzelnen Monaten.

Ich glaube, dass in Zukunft auch andere Statistiken ein derartiges Verhalten bestätigen werden; denn wir wissen, dass die Lieblingszeit des Scorbut das Frühjahr, die der Ruhr und der Cholera Spätsommer, Herbst und Frühwinter sind (Hirsch in den betr. Kapiteln), während in die Zwischenzeit die grösste Häufigkeit des einfachen Magen- und Darmcatarrhs fällt.

Ich war begierig zu erfahren, wie andere Statistiken sich verhalten, und bat, in Ermanglung anderweitigen Materials, Herrn Dr. Frank um die Münchener Statistik. Die von mir aufgetragenen Curven zeigen nun ganz eigenthümliche Verhältnisse. Scorbut kommt in München so selten vor, dass mit den paar sporadischen Fällen eine Curve nicht zu ziehen ist, ebenso gehört Ruhr zu den grössten Seltenheiten daselbst. Ein ähnliches Verhältniss des Magencatarrhs zu dem Darmcatarrh, welcher in Wien während der Sommermonate hervortritt, zeigt das Hauner'sche Kinderspital. Trägt man die Jahrescurve der Aphthen auf, so steigt dieselbe noch vor dem Magencatarrh, allerdings nicht so stark wie die Wiener Scorbutcurve empor.

Verfolgt man den Abfall der Wiener Curven des Magen- und Darmcatarrh, so gebieten die Monate December und Januar offenbar dem weiteren Sinken der Frequenz Einhalt, — die Catarrhe der Digestionsorgane werden in den Wintermonaten wieder häufiger und erleiden eine kleine Steigerung ihrer Häufigkeit.

Bei dem Hauner'schen Kinderspital fallt schon die Häufigkeit des Magencatarrhs in den Wintermonaten auf; zieht man aber die Jahrescurve des allgemeinen Krankenhauses — so fällt das Maximum von Magen- und Darmcatarrh nicht in den Sommer, sondern gleich dem Typhus in den Winter. Es ist dies jedenfalls eine Eigenthümlichkeit, welche mit dem Münchener Klima zusammenhängt. Von einer Abrundung der Curven wie in Wien, ist in den Münchener Curven keine

Rede. Ob auch Dies durch das Münchener Klima bedingt ist, oder ob das Material vielleicht noch einer weiteren Sichtung bedarf, bin ich nicht in der Lage zu entscheiden. Aus dem letzteren Grunde theile ich diese Curven hier nicht mit. Vielleicht ist es auch von Interesse, das häufige explosive Hervortreten des gewöhnlichen Magen- und Darmcatarrh in München ätiologisch ins Auge zu fassen, welche, nach den Zahlen des Krankenhauses zu schliessen, in ähnlicher Weise epidemisch aufzutreten pflegen, wie Typhus und Cholera, und sich bekanntlich mit deren Epidemien vergesellschaften. Ich habe die Wiener und Münchener Curven aufgetragen, und ein Vergleich ergibt, dass dies in Wien weniger der Fall ist, als in München. Insbesondere fällt es auf, dass sich der Typhus in München constant mit wahren Epidemien bald von Magencatarrh, bald von Darmcatarrh zu vereinigen scheint.

Es bleibt zukünftigen Statistiken vorbehalten, diese zeitlichen Beziehungen der einzelnen Processe zu einander näher zu verfolgen, und ihre Ursache zu ergründen.

Die bis jetzt betrachteten Krankheiten, Catarrh, Croup und Diphtheritis, sind als einfache Processe aufgefasst worden, nicht als ob sie stets als solche verlaufen müssten, sondern sehr häufig treten Complicationen und Folgekrankheiten ein, scheinbar ohne gesetzmässige Beziehungen zu einander.

Eine Zahl von spec. Krankheitserregern besitzt nun die Eigenschaft, mehrere Krankheitsprocesse mehr oder weniger constant auszulösen, oder, wie man sich auszudrücken pflegt, das betr. spec. Gift localisirt sich in verschiedenen Organen oder Geweben. Ich habe schon den Krankheitserreger der Diphtherie zu dieser Kategorie gerechnet; nur ist derselbe sehr unberechenbar; bald löst er nur Catarrh, bald Croup, bald Diphtheritis und in den schweren Fällen Nieren- und Herzaffectionen aus — im Sinne der Pilztheorie, die Pilze localisiren sich daselbst.

Viel constanter löst der Krankheitserreger der Masern, des Scharlach bestimmte Processe aus, wie dies ja bekannt ist. In Tab. XXI habe ich nun die Altersdispositionen zu Masern und Scharlach, sowie diejenige zu den einfachen Krankheitsprocessen, welche sie in der Regel auslösen, aufgezeichnet, in analoger Weise wie auf Tab. II. Es ist nicht schwer nachzuweisen, dass auch die Mortalitätscurven von Masern und Scharlach mit den Morbiditätsstatistiken übereinstimmen, insofern man nur das Erwachen und stärkere Hervortreten der Disposition im Auge hat. Der Einfachheit halber habe ich Keuchhusten mit Masern und Scharlach ebenfalls vom Nullpunkt aufsteigen lassen, was streng genommen nicht richtig ist, da die Disposition im ersten Lebensjahr, besonders aber in den ersten Lebensmonaten nur eine viel geringere ist.

Erkrankt nun Jemand an Masern oder Scharlach, so localisirt sich der Krankheitserreger der Zeit nach in derselben Reihenfolge wie die Disposition zu den eingezeichneten Krankheiten sich entwickelt.

Bei Masern kommen bekanntlich zuerst die catarrhalischen Erkrankungen der Luftwege, dann der Hautausschlag, und tritt eine Complication ein — Croup oder Diphtheritis, so tritt dieselbe fast ausnahmslos erst nach Verblassen des Exanthems auf. Gerade so ist es bei Scharlach; zuerst treten die catarrhalischen Erscheinungen auf, dann der Hautauschlag, und wenn überhaupt die catarrhalische Affection des Pharynx in die diphtheritische übergeht, so tritt die Rachendiphtheritis entweder vor oder mit dem Exanthem oder häufiger nach demselben auf. Dem entsprechend steigen auch die Dispositionscurven nur in geringem Abstande von einander in die Höhe.

Ganz merkwürdig verhält sich die Nierenaffection bei Scharlach. Während in der ersten Periode des Scharlach die Nieren in der Regel nur schwach sich betheiligen, tritt die eigentliche parenchymatöse Nephritis[1] frühestens am Ende der zweiten, meistens während der dritten oder auch im Anfange der vierten Krankheitswoche auf.

Zu diesem verspäteten Aufreten der Nierenentzündung passt denn auch die Curve ihrer Altersdisposition, da die idiopatische Nephritis vorzugsweise in späteren Lebensaltern beobachtet wird. Ihre Curve beginnt eigentlich erst, wenn die Curve des Scharlach schon abgelaufen, — wie die Nierenerkrankung nach Scharlach erst eintritt, wenn das Exanthem schon längst verblasst ist.

Wir sehen also, dass die sogenannte Localisation dieser spec. Krank-

[1] Thomas, Ziemssen spec. Path. u. Ther., Bd. II, pag. 231.

heitserreger in derselben Reihenfolge der Zeit nach erfolgt, in welcher die Disposition zu den einfachen Krankheitsprocessen erwacht — oder um meine Ausdrucksweise zu gebrauchen : *die specifischen Krankheitserreger lösen der Zeit nach die Dispositionen in derselben Reihenfolge aus, in welcher dieselben dem Alter nach entstehen.* Es lässt sich für den Typhus etwas ähnliches beweisen. Die catarrhalischen Processe marschiren voraus, das Heer der sogenannten Complicationen und schweren Localisationen folgt nach.

Wir beachten ferner, dass die eine oder andere Localisation bei Masern, Scharlach und bei Typhus fehlen kann; es gibt scarlatina sine exanthemate, wie Scharlach ohne Erkrankung der Nieren und ohne Diphtheritis, wie es schwere Typhen ohne besondere Localisation in den Bronchien und ohne Pneumonieen gibt, etc. Alle diese Fälle werden nur dann erklärlich, wenn wir bestimmte locale Dispositionen annehmen, welche die Form der einzelnen Erkrankung bestimmen.

Ich habe natürlich geprüft, ob auch andere Statistiken mit der englischen übereinstimmen. Die Berliner Statistik aus den Jahren 1869—74 gibt ein den englischen Curven in Tab. XXI ganz analoges Bild — nur das Verhältniss von Diphtherie zu Scharlach ist etwas anders — die beiden Curven sind sich noch näher gerückt, wie auch die englische und Berliner Curven der Alterdisposition zu Diphtherie nicht ganz gleich verlaufen. Auch meine Strassburger Curven geben ein der englischen Statistik sehr ähnliches Bild, nur sind meine Zahlen nicht gross genug, und die Curven verlaufen desshalb nicht abgerundet.

Es wäre vom höchsten Interesse, mit Hülfe *grösserer Statistiken,* die auf gutes Material sich gründen, zu prüfen, wie die Jahrescurve der Symptome resp. Complicationen einzelner Krankheiten verläuft, z. B. wie häufig Pneumonieen den Typhus in den einzelnen Monaten compliciren, Darmcatarrhe die Masern, u. s. w.; eine derartige Statistik würde einen sicheren Maassstab zur Entscheidung der ätiologisch so wichtigen Frage abgeben, ob der Krankheitserreger die Form der Krankheit bestimmt, oder die Disposition. Aber das Material muss ein einheitliches, gutes, die Bearbeitung eine zuverlässige sein, und die Jahrescurve grosse Zeiträume umfassen.

Bei Tab. XXI möchte ich noch darauf hinweisen, dass die Altersdisposition zu Scharlach der Disposition zu Masern folgt; i. e. die *Disposition zum schweren Process bedarf längere Zeit sich zu entwickeln, als die zum leichten Process.* Die Morbiditätsstatistik sagt genau dasselbe, was die Mortalitätscurve zeigt. Dasselbe lässt sich auch für den gewöhnlichen Darmcatarrh und die Ruhr, die catarrhalische und croupöse Pneumonie nachweisen. Leider kann ich keine Altersdispositionscurve zu den Blattern geben, da durch Einführung der Vaccination die Erkrankungs- und Sterblichkeitsverhältnisse total verschoben sind.

Sehen wir nun zu, wie die Jahrescurven jener Krankheiten verlaufen, so stossen wir auf weitere zeitliche Beziehungen der Dispositionen zu einander.

Die epidemische Ruhr löst nur Einen localen Process aus und tritt nur in den Monaten auf, in denen die einfachen Darmcatarrhe in der Regel auch am häufigsten sind — es bleibt noch näher zu bestimmen, ob auch in anderen Städten welche keine Ruhr haben, wie München, das Maximum der Diarrhoë nicht in den Sommer, sondern in den Winter fällt.

Aehnlich verhält sich die Cholera, nur dass sie sich, wie auch die einfache Diarrhoë, weniger an den Sommer und Herbst bindet, sondern bis in den Winter hinein erstreckt (als sogen. Nach- und Spätepidemien).

Dies Verhalten deutet auf eine *gemeinschaftliche Wurzel der Ursachen* hin, und ich erkläre mir dieselbe damit, dass Ruhr, Cholera und einfache Diarrhoë einen gemeinsamen Componenten der Disposition haben, welcher bei der Ruhr die grösste Rolle spielt, eine weniger grosse bei der Cholera, und bei der einfachen Diarrhoë kann derselbe vollständig in den Hintergrund treten, wie wir denn wissen, dass eine solche durch die mannigfachsten Ursachen entstehen kann, gerade so wie der Magencatarrh.

Das Maximum der Jahrescurven der acuten Exantheme finden wir stets da, wo die *Jahrescurve der Processe, welche sie constant auslösen, ihre grösste Steigerung zeigt.* — Die Blattern, welche sich auf der ganzen Respirationsschleimhaut localisiren, lieben die kalte Jahreszeit wie die Krankheiten der Respirationsorgane — die Masern bevorzugen Winter und Frühjahr gleich den sie begleitenden Bronchialcatarrhen und Pneumonieen, erreichen aber, wie auch das Exanthem später auftritt, auch ihr Maximum später, und die Jahrescurve des Scharlach theilt mit der der Diphtherie den weniger characteristischen Verlauf, tritt indessen nach vielen Statistiken, wie diese, im Spätherbst am häufigsten auf. Vergleich. Tab. XXXII, Beiblatt 24.

So wie ich in physikalischen Einwirkungen der Athemluft auf die Luftwege die Ursache der localen Disposition zu den Krankheiten derselben suche, so glaube ich auch in derartigen Einwirkungen der Luft auf die Haut die locale Disposition zu den acuten Exanthemen gefunden zu haben. Die entzündlichen Processe der Luftwege, sowie die acuten Exantheme, haben also einen gemeinsamen Componenten der Disposition, und dies ist die Ursache, warum sich die acuten Exantheme so häufig auf den Schleimhäuten der Respirationsorgane localisiren, und weil dieser Component in den betr. Jahreszeiten in ähnlicher Stärke einwirkt, so haben diese Krankheiten auch einen ähnlichen zeitlichen Verlauf.

Wie der Typhus Localisationen in den Athmungsorganen und Nährwegen zeigt, so schwankt auch seine Jahrescurve zwischen Winter und Frühherbst. Das Maximum der Jahrescurve fällt in München und Wien in den Winter, in Berlin, etc., in den Herbst. Es wäre sehr interessant, die Beziehungen zu den einfachen Processen, welche der Typhus auslöst, genau zu verfolgen, also zu Bronchitis, Magencatarrh, Darmcatarrh u. s. w. Es ist ja bekannt dass, analog den einzelnen Erkrankungen, auch die einzelnen Typhusepidemien sehr ungleich verlaufen und bezüglich der Localisationen und Complicationen erhebliche Abweichungen zeigen. — Das sind natürlich Arbeiten, denen ein Einzelner nicht gewachsen ist. Ich bin aber fest überzeugt, dass solche Arbeiten sich lohnen würden.

Ein näheres Eingehen auf diese zeitlichen Beziehungen würde mich von meinem Thema zu weit abführen. Ich überlasse desshalb künftigen Statistiken diese Verhältnisse klarer zu stellen, bemerke übrigens, dass die hier geschilderten Beziehungen den Angaben von Hirsch, sowie einer grösseren Anzahl von anderen Statistiken entsprechen.

XVI.

Andere Beobachtungen.

Eine derjenigen Fragen, welche sich dem Leser in erster Linie aufdrängen, ist wohl die, bis zu welchem Grade meine Beobachtungen und die darauf gegründeten Annahmen sich auch bei anderen Familien bestätigt haben, die entweder Kinder an Croup verloren oder verschont blieben.

Die Familien-Disposition von Foos, das Verschontbleiben der anderen Familien in den beiden Häusserreihen war mir so auffallend, dass ich beschloss, die Beziehungen sämmtlicher Familien zur Wärmeökonomie zu untersuchen. Ich habe Betz nur herausgegriffen, weil bei ihm die Verhältnisse in vielen Beziehungen am ähnlichsten lagen, in einigen Beziehungen ungünstiger als bei Foos. In Folgendem theile ich nun von meinen anderweitigen Beobachtungen das, was mir interessant erscheint, mit.

Der erste der Bewohner der beiden Häuserreihen (Tab. X) war ein Aufseher Thiel, 62 Jahre[1], die Frau 57 Jahre alt; 5 Kinder von jetzt 27, 26, 24, 21 und 16 Jahren leben, 2 starben an Ernährungsstörungen in den ersten Lebensmonaten. In Tab. XXII gebe ich eine graphische Aufzeichnung der Verdunstungsgrösse während der Wintermonate; die Werthe während des Sommers, sowie die Temperaturen lasse ich weg. Frau Thiel benutzte ihren Wohnraum ebenso wenig zum Kochen wie Frau Foos; trotzdem war die Verdunstung bedeutend geringer von der letzten Woche des März bis zur ersten Woche des Mai. Dem entsprechen nun auch die Zimmertemperaturen, welche bei Thiel viel niedriger als bei Foos und Betz waren, und 14°—15° R. selten überstiegen.

Im Sommer ist Woche für Woche die Verdunstungsgrösse bei Thiel höher wie bei Foos, weil Frau Thiel ihr Brod selbst backt und den Teig im Zimmer „gehen“ lässt, zu welchem Zwecke einmal die Woche eingefeuert wird.

[1] Die sämmtlichen Altersangaben beziehen sich auf das Frühjahr 1876.

Dem Leser erscheinen wohl diese Mittheilungen kleinlich, aber was nützt es, eine Reihe von Zahlen zu geben, ohne eine Erläuterung derselben? Aetiologisch sind diese Gewohnheiten oft von grosser Wichtigkeit. Ich behandelte im August 1869 das 2jährige Kind eines gewissen Morlot am Croup — ich konnte constatiren, dass der Fussboden der betreffenden Wohnung auf dem Gewölbe eines Backofens lag und dass in Folge dessen die Temperatur dieses Wohnraumes auch im Sommer um mehrere Grad höher war als in andern Wohnräumen und schreibe diesem Umstande die Entstehung der Disposition zu. Ferner beobachtete ich einen schweren Fall von Diphtheritis bei dem 6jährigen Knaben eines Bäckers. Der 4jährige Bruder desselben blieb verschont — trotzdem derselbe, wenigstens bei Beginn der Erkrankung, nicht isolirt war. Ich fand, dass das Bett des erkrankten Kindes den ganzen Winter durch dicht neben der Wand des Backofens stand, welcher Nachts stets geheizt war, während der jüngere Bruder mit dem Vater in einem ungeheizten Nebenzimmer schlief.

In den Winter tritt nun Frau Thiel ebenfalls mit einer viel geringeren Verdunstungsgrösse ein, wie aus der 1., 2., 5. Woche des Oktober und aus der 1. und 2. Woche des November hervorgeht.

Die 3. und 4. Woche des Oktober fehlen mir; von der dritten Woche des November steigt die Verdunstung bei Thiel plötzlich auf eine aussergewöhnliche Höhe, nähert sich den Werthen, welche ich bei Foos erhalten habe, und bleibt fast den ganzen Winter durch auf dieser Höhe. Der älteste Sohn von Thiel war Mitte November an Typhus erkrankt nach Hause gekommen und hatte in dem neben dem Wohnzimmer gelegenen Schlafzimmer sein Krankenlager. Ich war gezwungen, wegen Larynxstenose am 15. December die Tracheotomie vorzunehmen und die Reconvalescenz zog sich bis zum Januar hin. Dem stärkeren Einheizen des Wartepersonals bei Tag und Nacht ist diese hohe Verdunstung bei Thiel zuzuschreiben. So wie nun aber die Reconvalescenz voranschreitet, treten wieder die gewöhnlichen Verhältnisse ein; die Verdunstungscurve entfernt sich immer weiter von der Foos'schen und nähert sich in demselben Maasse derjenigen von Betz.

Als Schlusseffect trugen nun Frau Thiel und zwei jüngere Geschwister des Erkrankten nicht etwa einen Typhus davon, bewahre, sondern einfache Influenzen, welche zur damaligen Zeit epidemisch herrschte. Das Haupt der Familie Thiel, welches als Aufseher den Tag über im Freien beschäftigt war, erkrankte weder an Influenza, noch an Typhus.

Diese Beobachtung ist meines Erachtens auch insofern interessant, als er beweist, dass das Wärmebedürfniss der Frau Thiel nach dem Zwischenfall sich wieder genau so geltend macht und auf denselben Grad einstellt wie früher. Actiologisch sind solche Ereignisse von Wichtigkeit, als sie die wichtigen Beziehungen zur Wärmeökonomie ändern können, ohne dass wir häufig später Anhaltspunkte für ihre Beurtheilung haben. Sie geben uns aber Fingerzeige zur Beantwortung der schwierigen Frage, warum bei Einem Kinde die individuelle Disposition erwacht, bei einem andern nicht. Denn die Beziehungen der Kinder zu den Wohnräumen sind ausserordentlich mannigfaltige, man ist mit dem Einen Kinde ängstlicher, als mit dem anderen; das Eine Kind ist schwächlich und hütet das Zimmer — kurz es gibt die mannigfachsten Differenzen.

Zwischen Thiel und Foos wohnt der Arbeiter Gries 45, die Frau 44 Jahre alt. 4 Kinder von 13, 9, 8 und 5 Jahren leben, 2 starben an Diarrhoë in den ersten Monaten, eins an Hydrocephalus acutus. Die Verdunstungsgrösse habe ich im Frühjahr 1870 bestimmt und dieselbe in Tab. XXIII eingetragen. Frau Foos ist wieder mächtig voran; im März, April und in der ersten Woche des Mai heizt Frau Foos so stark ein, dass die Verdunstung doppelt, ja fast dreifach so gross ist wie bei Gries und Betz, dessen Curven ich nicht aufgezeichnet habe. Während des Sommers ist die Verdunstung in den Wohnräumen von Foos und Gries Woche für Woche fast ganz gleich, bald beträgt dieselbe einige Gramme mehr, bald einige weniger.

Der letzte in der ersten Häuserreihe ist der Aufseher Eisenacher, 49, die Frau 46 Jahre alt. 4 Kinder von 18, 15, 13 und 12 Jahren leben, 2 starben an Diarrhoëen und Hydrocephalus; ein Kind, geb. Juni 1856, starb Februar 1859 an Croup.

Schwieriger war es, das Wärmebedürfniss dieser Familie zu bestimmen. Eisenacher war Aufseher und hatte eine etwas grössere Wohnung wie die andern Arbeiter. Die Benutzung der Zimmer im Winter war dem entsprechend eine andere. Es würde zu weit führen, alle die Messungen und Bestimmungen ausführlich mitzutheilen, welche ich Winter 1868/69 und 1869/70 vornahm: es genügt das Resultat anzuführen, dass Eisenacher, ein kräftiger, wohlgenährter Mann, zu Catarrhen, Anginen und Rheumatismus geneigt, ein viel grösseres Wärmebedürfniss hatte als dessen Frau. Es kam nun sehr darauf an, ob er oder ob dessen Frau die Heizung übernahm. War Eisenacher zu Haus, was sehr häufig, da er ein kleines Bureau im Hause hatte, der Fall war, so war es constant wämer, als wenn die Frau einschürte. Die Momentan-Temperaturen erreichten im ersteren Falle die Höhe von. 17—20° R. wie bei Foos, sie fiel unter dem Einfluss der Frau auf 14—16° R. Gekocht wurde nur in der Küche; zur Heizung der Wohnräume diente ein sogenannter Kanonenofen mit Steinkohlenfeuerung.

Wie ich Eingangs erwähnte, verlor ausser Foos nur die Familie Eisenacher und zwar im Februar 1859, 8 Tage vor Foos, ein Kind an diphtheritischem (?) Croup. Später blieb die Familie vollständig verschont, trotzdem eine grössere Zahl Kinder vorhanden war. Es war mir, 7 Jahre später, nicht mehr möglich zu bestimmen, welche Einflüsse damals geherrscht hatten. Es liegt aber nahe zu muthmassen, dass das Wärmebedürfniss von Eisenacher in pathogenetischem Zusammenhang damit stand.

Es kommt dann der Arbeiter Kuhn 50, die Frau 44 Jahre alt. 7 Kinder von 24 bis 11 Jahren herab leben; 3 Kinder starben in den ersten Lebensmonaten an Darmaffectionen. In Tab. XXIII habe ich Beobachtungen eingetragen, aus denen hervorgeht, dass auch bei Kuhn ein Ueberheizen der Wohnräume nicht in dem Maasse stattfand wie bei Foos.

Auf ähnliche Verhältnisse stossen wir bei Fichter 53, die Frau 49 Jahre alt. 4 Kinder von 23 bis zu 11 Jahren leben. 1 Sohn starb an traumatischer Meningitis, 14 Jahre alt. In Tab. XXII habe ich die Verdunstungsgrösse im Wohnraume der Familie Fichter eingetragen. Ein Blick auf diese Tabelle genügt, die grossen Differenzen zwischen Foos und Fichter zu erkennen.

Das künstliche Klima des Arbeiters Ochs 58, Frau 67 Jahre alt, habe ich ebenfalls untersucht, obwohl diese Familie keine Kinder im disponirten Alter hatte. Von 4 Kindern ist das jüngste jetzt 25 Jahre alt. Einige Temperaturmessungen wiesen Frau Ochs in Bezug auf Wärmebedürfniss eine ähnliche Stellung wie Frau Foos an. Frau Ochs war schon sehr alt und kränklich, und es mag sein, dass das früher nicht immer so war. Ausserdem wurde im Zimmer stets gekocht und die Verdunstung war dadurch geringer als bei Foos. Sie betrug etwa 2/3 der von Foos.

Die letzte der Familien, welche die zweite Häuserreihe bewohnen, ist die des Arbeiters Feger 53, Frau 44 Jahre alt. 6 Kinder von 22 bis zu 6 Jahren leben; gestorben sind keine. Frau Feger hatte offenbar das geringste Wärmebedürfniss von allen Frauen der beiden Häusserreihen. Der Grund mag vielleicht darin gesucht werden, dass sie als überaus sparsame Hausfrau ihr Brennmaterial, trotz der niedrigen Kohlenpreise, schonte, — und diese Eigenschaft theilte sie mit ihrem Manne. Ich fand in der Regel sehr niedrige Zimmertemperaturen und begnügte mich dies zu constatiren. Verdunstungsbeobachtungen habe ich nicht vorgenommen, da ich deren Resultat voraussah. Feger sowohl wie Fichter bewohnten häufig das kleine nach Norden gelegene Zimmer, worüber später.

Dies sind die Resultate meiner Untersuchungen bei den Familien der beschriebenen Häuserreihen, welche sich mit kurzen Worten dahin zusammenfassen lassen, dass zwischen allen diesen Familien und der Familie Foos ähnliche Differenzen existirten, wie zwischen Betz und Foos. Nur bei Eisenacher, welcher Ein Kind an Croup verlor, habe ich zeitweise ähnliche Verhältnisse, wie bei Foos constatirt.

Allein, wie Eingangs erwähnt, auf diese Familien haben sich meine Beobachtungen und Untersuchungen nicht beschränkt. Vom Jahre 1867 an habe ich fast jeden Fall von Croup und Diphtheritis, die ich zu behandeln Gelegenheit hatte, ätiologisch untersucht, — bald längere, bald kürzere Zeit, je nachdem es mir die äusseren Umstände gestatteten. Ob ich nun thermometrische oder Verdunstungsmessungen vornahm — in allen Fällen, mit wenigen Ausnahmen — konnte ich constatiren, dass ähnliche Exzesse im Gebrauch der Wärmecompensationsmittel stattgefunden hatten, wie dies bei Foos der Fall war. Um diese Ausnahmen gleich näher zu bestimmen: sie betreffen vorzugsweise die Diphtheritis, während ich bei Croup fast immer in der Lage war, post hoc die genannten Einflüsse nachzuweisen.

Bei 22 Familien, deren Kinder an Croup oder Diphtheritis erkrankten, bestimmte ich während des Winters in den Wohnungen die mittlere Momentan-Temperatur der Wohnräume: ich fand bei 3 Familien 14-15° R.; bei 2 Familien 15-16° R.; bei 6, 16-17; bei 4, 17-18; bei

5, 18-19, und bei 2 Familien 19-20° R., während ich die mittlere Temperatur nicht disponirter Familien, deren Kinder gesund blieben, im Mittel um 2-3° R. niedriger berechnete.

Correspondirende Messungen des Feuchtigkeitsgehaltes der Luft ergaben entsprechend der intensivern Beheizung, auch trockenere Luft, wie dies Eingangs schon erwähnt ist.

Verdunstungsmessungen habe ich weniger zahlreich vorgenommen. Die gewonnenen Resultate unterstützten jedoch meine Annahmen wesentlich.

Von diesen Beobachtungen möchte ich nur noch Eine kurz erwähnen. Sie betrifft eine Familie Morlot, deren Kinder, im Alter von 6-11 Jahren, 1869 an Diphtherie des Pharynx erkrankten; auch die Mutter litt an catarrhalischer Angina zur selben Zeit. Bei allen trat Genesung ein. Zu Catarrhen waren die Kinder sehr disponirt. In Tab. XXIV A gebe ich ein vollständiges Beobachtungsjahr über die Verdunstungsgrösse in dem Wohn- und Schlafraum derselben, und zwar desshalb, weil ich damit zu gleicher Zeit auf ein anderweitiges Verhalten eingehe, wenn in den Wohnräumen auch während des Sommers gekocht wird. Frau Morlot bewohnte mit 4 Kindern nur 2 Zimmer; das eine diente zum Wohnen und Kochen, das zweite als Schlafraum; ein Verhältniss, wie man es bei armen Leuten häufig findet. Der Ofen stand so, dass auch eine Beheizung des Schlafzimmers durch Oeffnen der Thüre möglich war. Die Tabelle XXIV zeigt nun, wie die Verdunstung in dem Wohnzimmer auch während des Sommers diejenige der freien Atmosphäre sehr übertrifft. Die Verdunstungscurven weichen also von der von Betz und Foos wesentlich ab.

Der durch das Kochen sich entwickelnde Wasserdampf ist selbst für den Raum eines kleinen Zimmers nicht so bedeutend, dass er die durch die Ofenwärme bedingte grössere Verdunstung in einem erheblichen Grade beeinträchtigt. Es ist dies ein Fingerzeig, wie wenig auf den Ofen gestellte Gefässe mit Wasser die Luft feucht erhalten. Bestimmungen des Feuchtigkeitsgehaltes der Luft habe ich nicht vorgenommen.

Das Kochen in den Wohnräumen halte ich nicht für schädlich, und es mag damit wenigstens theilweise zusammenhängen, dass insbesondere Croup, wie einige zuverlässige Statistiken sagen, in besser situirten Familien häufiger ist, als in ärmeren Familien, welche während des Winters fast ausnahmslos in ihren Wohnräumen kochen.

Verdunstungsbeobachtungen welche ich bei sechs anderen disponirten Familien vornahm, zeigten mir, dass es sich bei ihnen um ähnliche Werthe handelte, wie ich sie bei Foos und Betz constatirt habe.

Endlich erscheinen mir noch einige Beobachtungen einen Maasstab zur *Beurtheilung der Intensität des einzelnen Falles* zu geben, welche von der Länge und Intensität der Einwirkungen abzuhängen scheint. Die concreten Fälle können indessen nicht mit kurzen Worten mitgetheilt werden und ich übergehe dieselben, weil deren Mittheilung zu grossen Weitschweifigkeiten Anlass gäbe.

Man kann übrigens geradezu den Fall Foos hierher rechnen, denn ich fand eine grössere Verdunstung bei keiner disponirten Familie, und nur selten höhere Temperaturen. Es empfehlen sich aber gerade die intensiven und auffallenden Fälle dem Studium, besonders wenn die Erkrankung in Widerspruch mit der Altersdisposition steht. So wäre z. B. der Fall von Bretonneau, l. c., pag. 26, sehr geeignet zur Untersuchung gewesen. Ein Kind von 15 Tagen und bald nachher die 33jährige Pflegerin starben an diphtheritischem Croup. Wie auffallend sind beide Fälle. Croup in einem so frühen Alter gehört zu den grössten Seltenheiten, und es ist auch nicht häufig, dass die Mütter von Kindern, die an Diphtherie erkrankt sind, inficirt werden, viel weniger, dass sie sterben. In solchen Fällen müssen, wenn meine Annahmen richtig sind, die erwähnten Schädlichkeiten in stärkerer Intensität eingewirkt haben. Noch merkwürdiger ist, dass die Croupmembran bei dem Kinde sich auf die Speiseröhre fortsetzte. Es scheint also auch auf diese irgend Etwas eingewirkt zu haben (heisse Milch?).

In Schulen ist die Verdunstung in der Regel eine ziemlich geringe, — insbesondere, wenn den Lehrern eine bestimmte und häufig ungenügende Summe für die Heizung angewiesen ist. Da nur während einer bestimmten Zahl von Stunden geheizt wird, so muss die Verdunstungsgrösse für diese Zeit berechnet werden, indem man die Verdunstung in einem ungeheizten Raume für die übrige Zeit berechnet und abzieht. In einigen Schulen, welche ich bis jetzt untersucht habe, war die Verdunstung eine ziemlich niedrige und im Mittel etwa 2/3 so hoch, wie bei Betz nach Zurechnung der Zeit, in welcher nicht gefeuert wurde.

Die Grösse der Verdunstung hängt jedoch wesentlich von dem Wärmebedürfniss des Lehrers, von der Art des Ofens (Luftheizung) u. s. w. ab. Bei künftigen Epidemien von Diphtherie wäre darauf zu achten, ob nicht derartige Schädlicheiten in der Schule sich vorfinden. Bei Luftheizung ist bekanntlich die Luft trockener. Catarrhe der Respirationsorgane werden nach meiner Erfahrung ebensowohl durch unzureichende als allzureichliche Beheizung der Schulen verursacht. Bei ungenügender Heizung sitzen die Kinder viele Stunden mit kalten Füssen in den Schulen, — bei zu starker Beheizung treten die Schädlichkeiten einer allzuwarmen und trockenen Athemluft in den Vordergrund. — Wir erhalten mit solchen Untersuchungen vielleicht den Schlüssel zu den Ursachen von Epidemien in Schulen, wie die von 1829 in der Kriegsschule La Flèche u. A. — Bartels, l. c., erwähnt, dass in einem kleinen Qrte von Holstein von 160 Schulkindern 17, von den nicht schulpflichtigen 14 an Diphtheritis starben. Dies ist ein Verhältniss, welches nicht im Einklang mit der Altersdisposition steht. Ein noch viel auffallenderes Verhältniss erinnere ich mich von einer französischen Schule gelesen zu haben; die betr. Notiz ist mir indessen verloren gegangen. Ob dem wirklich so ist oder nicht — es genügt für künftige Untersuchungen darauf aufmerksam zu machen. Es lohnt sich, nicht einseitig nach dem Krankheitserreger, sondern auch nach anderen Ursachen, die auf die Disposition wirken, zu suchen.

XVII.

Einwürfe gegen die Methode meiner Untersuchung des künstlichen Klimas.

Einer der ersten Einwürfe, welche mir im Laufe meiner Untersuchungen rege wurden, war der, dass ich dieselben erst vorgenommen habe, als die Kinder von Foos gestorben waren; und in der That konnte ich in keinem einzigen Falle nachweisen, dass diese Einwirkungen auch vor der Erkrankung stattgefunden haben. Allein diese Bedenken lassen sich leicht zerstreuen.

Temperatur, Feuchtigkeitsgehalt und Verdunstungsgrösse eines Wohnraumes hängen im Winter von der Grösse desselben, von der

Art des Ofens, der Beschaffenheit des Brennmaterials, von den häuslichen Verrichtungen etc. etc., besonders aber von dem Wärmebedürfniss derer ab, die die Räume bewohnen. Man hat nun vor allen Dingen zu untersuchen, ob sich Einer dieser Factoren geändert hat. Ist das nicht der Fall, dann kann man ruhig von der Gegenwart einen Schluss auf die Vergangenheit ziehen. Am schwierigsten erscheint diese Untersuchung bei dem Wärmebedürfniss, welches nicht in letzter Linie maassgebend ist. Das grössere oder geringere Wärmebedürfniss ist wiederum das Product einer grossen Zahl von Factoren die in unserer Erziehung und Lebensweise und in den von ihnen grösstentheils abhängigen körperlichen Zuständen liegen.

Es würde zu weit führen, darauf näher einzugehen; es genügt, die bekannte, durch eine grosse Reihe von Beobachtungen wohl begründete Thatsache anzuführen, dass das Wärmebedürfniss eine gewisse Constanz behält, so lange sich das subjective Befinden nicht ändert. Erst wenn Störungen des Befindens eintreten, kann sich das Wärmebedürfniss ändern, und zwar ist dies häufig der Fall. — Jedem Arzte ist es aus Erfahrung bekannt, dass Frösteln, Ueberrieseln, kalte Füsse, — Symptome der grösseren Mehrzahl der chronisch entzündlichen Krankheiten sind, und wir dürfen mit Bestimmtheit annehmen, dass sich dann auch das Wärmebedürfniss der Betreffenden auf einen höheren Grad einstellt.

Bei den Familien Betz und Foos waren nun in erster Linie die Frauen maassgebend, in welcher Weise die Wohnräume geheizt wurden. Die Männer waren Arbeiter und derart beschäftigt, dass sie die eine Woche Tag-, die andere Woche Nacht-Schichten hatten, welche von 6 Uhr Morgens bis 6 Uhr Abends, resp. von derselben Zeit Abends bis Morgens währten. Es ist Schade, dass ich nicht notirte, wie sich diese Schichten vertheilten, da sich dadurch vielleicht die ungleiche Beheizung in den einzelnen Wochen erklären liesse.

Was den Gesundheitszustand der beiden Frauen betrifft, so schien Frau Foos auf den ersten Blick gesünder zu sein, als Frau Betz, die kleiner, magerer und von bleicherer Gesichtsfarbe war. Allein dies war nicht der Fall. Frau Foos hatte viel schlechtere Zähne, litt häufig an leichteren Formen von Catarrhen der Luftwege und des Darmcanals. Ihr gegenüber war Frau Betz leistungsfähiger, und ihr geringeres Wärmebedürfniss documentirte sich in der leichteren Kleidung, die sie im Winter trug. Im Laufe der Jahre, um welche es sich handelt, hatte sich nun in allen diesen Punkten Nichts geändert. Von den Jahren 1867—72 kann ich dies mit Bestimmtheit sagen, da ich zeitweise täglich im Hause ein- und ausging, und auch die Anamnese ergab für die vorhergehenden Jahre gar keinen Anhaltspunkt zu einer anderweitigen Annahme.

Aus der mitgetheilten Tabelle sehen wir, wie Frau Foos mit derselben Verdunstungsgrösse in den Spätherbst des Jahres 1871 eintritt, mit welcher sie aus dem Winter 1870/71 herausgetreten war. Meine Verdunstungs- und thermometrischen Messungen ergeben dasselbe Resultat für das Ende des Winters von 1869/70 (Tab. XXIII). Ebenso hatte ich in den Wintern 1867/68 und 1868/69 ähnliche Resultate durch Temperatur- und hygrometrische Messungen constatirt, nur nicht in so eclatanter Weise, wie mit den Atmometer-Beobachtungen.

Ja, vielleicht kann man annehmen, dass Frau Foos früher noch toller einschürte, da ich ihr selbstverständlich im Interesse des mittlerweile ins Leben getretenen Nachwuchses Vorstellungen machte. Solche Ermahnungen fruchten freilich nur wenig, das Wärmebedürfniss richtet sich nicht nach den Vorstellungen des Arztes.

Man darf also, wenn sich keiner der maassgebenden Factoren ändert, die gefundenen Resultate auf die Vergangenheit zurückbeziehen. Geprüft muss aber immer werden, ob sich auch die Kinder in den betreffenden zu Croup disponirenden Wohnräumen aufgehalten haben, und diese Prüfung gibt manchmal überraschende Aufschlüsse über die Ursache, warum Ein Kind ein und derselben Familie disponirt, ein anderes nicht disponirt ist. Ich behandelte einst ein Kind an Croup; die Prüfung des künstlichen Klimas ergab ein negatives Resultat für meine Ansichten, und es stellte sich später heraus, dass das Kind sich den Tag über bei der Grossmutter aufhielt, was bei den andern Kindern nicht der Fall war. Die Untersuchung der Wohnräume der Grossmutter ergab nun ein positives Resultat für mich.

Ein weit wichtigerer Einwurf ist der, dass die von mir gegebenen Werthe von Temperatur und Verdunstung sich nicht ohne weiteres auf die *Respirationsluft beziehen* lassen. Ich selbst antworte mit einem entschiedenen Nein auf denselben, und zwar aus mehreren Gründen.

Dieser Einwurf hat mir nun zunächst Anlass zur experimentellen Beantwortung der Frage gegeben, wie sich Temperatur und Verdunstung im künstlichen Klima eines gegebenen Wohnraumes vertheilen, und ich möchte hier kurz auf diese Frage eingehen, obgleich meine Untersuchungen über dieselbe noch nicht abgeschlossen sind und ich die folgende Mittheilung nicht als erschöpfend betrachte.

Dass die Vertheilung der Wärme in geheizten Räumen eine äusserst ungleiche ist, weiss man, so lange man Zimmer wie Heizung kennt, denn man hat nicht einmal den Thermometer nothwendig, um das zu constatiren: die kalten Füsse, der heisse Kopf in geheizten Räumen machen uns häufig genug auf die thermischen Differenzen aufmerksam. Gerade weil diese Differenzen so bekannt sind und alltäglich, hat man sie nicht als Gegenstand näherer Untersuchungen gewürdigt, wenn ich etwa Arbeiten, wie die von Prof. Meidinger[1] angestellten Untersuchungen über die Heizung ausnehme. Für meine Zwecke sind jedoch die Andeutungen von Meidinger nicht genügend, und ich habe desshalb selbst einige nähere Versuche darüber angestellt. In Tab. XXV gebe ich die Resultate derselben. Die Inschriften dieser Tabelle erläutern deren Inhalt soweit, dass ich nur wenige Worte beizufügen habe.

Die Abtheilung A, Tab. XXV, erläutert die ungleiche Vertheilung der Wärme bei einer Aussentemperatur von —2° R. Morgens, —1° R. Nachmittags, —5° R. Abends in einem Zimmer von je 5 M. Länge und Tiefe; der Porzellanofen steht in der Ecke. In A und B dieser Tabelle entspricht die zweite obere Curve einer analogen Aufstellung der Verdunstungsgefässe und Thermometer wie bei Foos und Betz; die dritte Curve gibt die Werthe für die Mitte des Zimmers in Tischhöhe, die vierte für den Fussboden. Die einzelnen Abschnitte dieser Tabelle zeigen die verschiedenen Phasen der thermischen Differenzen im Laufe eines Tages: a) Morgens vor dem Lüften, b) während des Lüftens, c) nach dem Lüften bei Beginn der Heizung, d) die Heizung ist im Gange, e) Nachlass der Heizung, f) acute Steigerung derselben, g) nach längerer Dauer der Heizung.

[1] Badische Gewerbezeitung, 1867.

Das Zimmer ist im ersten Stocke; parterre ist der untere Raum eine Schule, welche während der Periode *f* und *g* geheizt ist — von 4 Uhr Nachmittags an ist der untere Raum nicht mehr geheizt. Die Perioden *h*, *i* und *k* stehen unter dem doppelten Einfluss der niederen Aussentemperatur und des ungeheizten Parterrelocals.

Ganz von selbst erklärt sich Abtheilung C dieser Tabelle — in *n*, *o*, *p*, *q*, *r*, sind die Temperaturen in ähnlichen Perioden der Beheizung, *n* vor der Beheizung, r nach längerem Erlöschen des Ofenfeuers angegeben. Die Thermometer liegen auf Tischen in einer horizontalen Diagonale des Zimmers.

Es ist nicht nothwendig, die Tabelle weiter zu erklären; ein Blick erläutert die grossen Temperatur-Differenzen, um die es sich handelt.

Selbstverständlich hängt nun die Vertheilung der Wärme von einer Menge von anderen Factoren ab, die indessen auch Meidinger, l. c., pag. 61 u. ff., bespricht — und zwar in erster Linie von der äussern Temperatur; je tiefer draussen die Temperatur sinkt, desto kälter werden die Fussböden — ferner von der Lage des Zimmers. Der Boden von Zimmern, welcher direkt der Erde aufliegt, oder über Kellern, Ställen sich befindet, kühlt sich nicht so stark ab, und der Ofen eines Zimmers nutzt dem Boden einer darüber befindlichen Stube fast eben soviel wie dem Boden des Wohnraums, worin er steht (Meidinger). Uebel daran sind die Fussböden über ungeheizten Räumen, besonders über Thoreinfahrten. Ausserdem hängt die Vertheilung der Wärme noch von der Lage des Zimmers, von der Höhe desselben, von dem Vorraum, von der Beschaffenheit des Ofens, der Thüren, Fenster etc. ab, was sich von selbst versteht und hier nicht weiter interessirt.

Prüfen wir die Verhältnisse bei Foos und Betz, so befand sich unter dem Schlaf- und Wohnraum beider der Stall, welcher mit Balken überlegt war. Foos, als der besser situirte, hielt stets eine Kuh, Ziege und Schwein — Betz nur 1—2 Ziegen. Der Stall von Foos war also wärmer, und theils desshalb, theils weil die in das Wohnzimmer führende Küche bei Foos geheizt war, theils wegen der stärkeren Heizung, fand ich den Boden des Wohnraums von Foos um etwas mehr als 2° R. im Mittel einiger Messungen wärmer, als den von Betz. Die Betzischen Kinder litten desshalb viel mehr an kalten Füssen und ich werde dies nebst den andern Verhältnissen noch pathogenetisch verwerthen. Die durchschnittliche Differenz zwischen der Fussboden-

Temperatur und den gegebenen Werthen der grossen Tabelle betrug bei Foos 4—5° R., bei Betz 5—6° R.

Grösser waren die Differenzen zwischen der Fussboden-Temperatur und den höheren Luftschichten in dem kleinen Zimmer der genannten Häuserreihen, welche nach Norden gelegen und der Erde direkt auflag, während die Küche unterkellert war. Diese Differenz betrug noch um 1—2° R. mehr als in den vorderen auf den Ställen und nach Süden gelegenen Wohnräumen, wie ich bei Fichter, welcher dieselben im Winter zeitweise bewohnte, fand.

Die Differenz zwischen den angegebenen Werthen der grossen Tabelle und der Temperatur auf der Oberfläche eines mitten im Zimmer stehenden Tisches betrug bei Foos + 1,2°R., bei Betz + 1,8°R. im Mittel, wie ich aus meinen Psychrometerbestimmungen berechnete.

Als einen Mangel meiner Untersuchungen betrachte ich es, dass ich nicht vergleichende Verdunstungsbestimmungen an verschiedenen Punkten der Zimmer von Foos und Betz geben kann. Nicht als ob ich es nicht versucht hätte, allein die Ausführung war nicht wohl möglich. Ein Verdunstungsgefäss auf Boden oder Tisch unberührt stehen zu lassen, ist eine Zumuthung für Kinder, die auf Berücksichtigung keinen Anspruch machen kann. Die Verdunstungsversuche, in den Abtheilungen B und D graphisch dargestellt, wurden desshalb in demselben Zimmer vorgenommen, in welchem ich die correspondirenden thermometrischen Beobachtungen machte.

Die Werthe in B entsprechen einer analogen Aufstellung der Verdunstungsgefässe, wie die der Thermometer bei den Wärmebestimmungen in A — und zwar die Verdunstungsgrössen in *l* einer 8tägigen Periode bei einer mittleren Aussentemperatur von —3° R., in *m* einer 10tägigen Periode von + 4° R. Wir sehen sofort den Einfluss der Witterungsverhältnisse auf die Vertheilung der Verdunstung in den Wohnräumen. Wie die Temperatur-Differenz zwischen Boden und Decke um so grösser wird, je kälter es draussen ist, so gehen auch die Verdunstungscurven mit dem Fallen der Aussentemperatur weiter auseinander. Aetiologisch erachte ich dies von Wichtigkeit, denn wir erhalten damit einen Fingerzeig, wie die Witterungsverhältnisse das künstliche Klima beeinflussen. Je kälter es draussen wird, desto häufiger sind die kalten Füsse, und desto wärmer und trockener ist die Luft, die wir in den Zimmern athmen.

Die Abtheilung D entspricht wieder der Abtheilung C, insofern die Verdunstungsgefässe gerade so placirt sind, wie die Thermometer. Die graphische Aufzeichnung erklärt sich von selbst, nur die relative grosse Verdunstung in der Nähe des Fensters fällt auf, die vielleicht durch die stärkere Bewegung der Luft an diesem Orte bedingt ist.

Dies die Resultate einiger Versuche. Prüft man an der Hand derselben die von mir gegebenen Werthe der Verdunstung bei Foos und Betz in der grossen Tabelle, so geht hervor, dass die relativen Werthe richtig sind, da die Aufstellung der Gefässe die gleiche war, ebenso die Stellung des Schrankes zum Ofen. Auch waren die beiden Schränke gleich hoch — der von Betz hatte 204, der von Foos 205 Centimeter. Sobald man aber einen Vergleich zieht zwischen den Werthen von Foos und Betz einerseits, und denjenigen, welche ich für die freie Atmosphäre gegeben habe, müssen bedeutende Reductionen vorgenommen werden.

Insoferne die wasserentziehende Wirkung der Athemluft in Betracht kommt, sind die angegebenen Werthe bei Foos und Betz zu hoch und zwar etwa um 1/5 oder selbst um 1/4. Ich nehme einen Punkt mitten im Zimmer in Tischhöhe (76 Centimeter) als denjenigen Ort des Zimmers an, dessen Verdunstungsgrösse als mittlerer Werth für die Athemluft von Kindern im Alter von 2—5 Jahren angesehen werden darf. In Tab. XXV, A u. B, entspricht die dritte Curve jenem Punkte des Zimmers, während die gegebenen Werthe der grosssn Tabelle der zweiten Curve entsprechen. Es kommt dabei freilich in Betracht, dass Kinder häufig auf Stühlen oder auf dem Tische sitzen, und dass kleine Kinder viel auf dem Arme herumgetragen werden. In solchen Positionen fassen sie die Athemluft an einem für die Verdunstung günstigeren Punkte des Zimmers.

Dies ist also Eine Correctur, welche an den von mir gegebenen Werthen der Verdunstung bei Foos und Betz vorgenommen werden muss. Aber sie ist nicht die einzige. Sobald man die Werthe, welche ich für das künstliche Klima und die freie Atmosphäre gegeben habe, vergleicht, müssen noch einige Differenzen in Betracht gezogen werden.

In den mitgetheilten Curven sind vorzugsweise die Beziehungen von Foos und Betz zu dem Wohnraume, in welchem sich die Kinder während des Tages aufhielten, berücksichtigt. Der Leser verlangt aber mit Recht, dass auch die Nacht in das Bereich der Untersuchungen gezogen wird, und es wirft sich demgemäss in erster Linie die Frage auf: Wie vertheilt sich *die Quantität der Athemluft auf Tag und Nacht?* Ich verweise hier auf das, was ich in meiner ersten Abhandlung erwähnt habe. Die Athmungsvolümina verhalten sich beim Schlaf, bei der Ruhe und bei starker Arbeit, wie

1 : 1,33 : 3,25[1].

Sehen wir vorläufig von den Erwachsenen ab und fassen wir lediglich den kindlichen Organismus in's Auge, dessen Gesammtthätigkeiten während des Wachens ich nicht viel höher schätzen will, als die eines Erwachsenen in der Ruhe. Das Athemvolumen soll sich also während der Nacht (beim Schlaf) zu dem des Tages verhalten wie 1 : 1,5, um eine runde, mittlere Summe anzunehmen. Bei einem Kinde in den ersten Lebensmonaten ist dies Verhältniss wohl zu gross, bei einem Kinde von 2—3 Jahren wahrscheinlich zu klein. Als Mittel ist dies eine mässige Annahme für das Athemvolum während der Tageszeit, i. e. während des Wachens.

Was die Zeit des Schlafens betrifft, so schwankt dieselbe bekanntlich ausserordentlich; ein neugeborenes Kind trinkt und schläft — hier handelt es sich nur um die concrete Frage, wie viele Zeit verbrachten die Kinder von Foos im ungeheizten Schlafzimmer? Ich kann dieselbe ziemlich genau dahin beantworten, dass ich rund 10 Stunden annehme, da die Kinder bei Foos wie bei Betz, so lange sie klein waren, während des Tages wohl eingebettet in der Wiege, möglichst nah am Ofen schliefen, wie man dies gewöhnlich in solchen Familien, aus Furcht vor Erkältung, findet. Es bleiben also 14 Stunden für den Aufenthalt im Wohnraum, und die Athemvolumina verhalten sich desshalb wie

$$(1 \times 10 : 1{,}5 \times 14 = 1 : 2{,}1)$$

Insoferne also das Quantum der Athemluft in Betracht kommt, sind

[1] Nach den Angaben von Smith Wundt, Physiologie, 1. Aufl. pag. 138.

die Beziehungen des Kindes zu den Wohnräumen bei ähnlichen Voraussetzungen mehr wie doppelt so wichtig, wie die zu den Schlafräumen, und es ist bei einem Blick auf die mitgetheilte Karte nicht wohl denkbar, dass der Aufenthalt in den Schlafräumen die in Frage stehenden Schädlichkeiten der Athemluft, welche während der Tageszeit eingewirkt haben, wieder auszugleichen vermochten.

Das Gesagte lässt sich mutatis mutandis für die Beziehungen des Kindes zur freien Luft anwenden; ja die Differenz kann sich noch bedeutend steigern, sobald sich der Bewegungszustand ändert und das Athemquantum vermehrt. Ich bitte den Leser, noch einmal einen Blick auf Tab. XVIII und Tab. XIX, die Epidemieen des Jahres 1868/69, zu werfen. Nach dem überaus heissen und trockenen Sommer und Herbst 1868 entstehen die Epidemieen; es bedarf keiner grossen Phantasie, um auch die stärkere Bewegung der Kinder in der warmen und trockenen freien Atmosphäre, verbunden mit einem grösseren Bedürfniss an Athemluft, in ätiologische Verbindung mit der heftigen an so vielen Orten ausgebrochenen Diphtheritis-Epidemie zu bringen. Ich werde übrigens noch einmal darauf zurückkommen.

Bei dieser Gelegenheit möchte ich noch auf einen anderen Punkt aufmerksam machen. Die Meteorologen geben uns Aerzten die mittlere Temperatur des ganzen Tages ebenso dessen relative Feuchtigkeit. Nun interessirt uns aber in viel höherem Grade die mittlere Temperatur der Tageszeit, zu welcher wir viel mehr Beziehungen haben. In unserem Klima befindet sich die grosse Mehrzahl der Menschen während der Nacht wohl eingebettet in den Schlafräumen, und da kommt nur das künstliche Klima und die Beschaffenheit der Luft in den Schlafräumen in Betracht.

Bei meinen Untersuchungen interessiren Temperatur und Feuchtigkeitsgehalt der Luft im Freien lediglich während der Tageszeit. Die meteorischen Werthe der Tageszeit könnte man demgemäss zusammensetzen aus der Morgen- und Abendbestimmung und dem doppelten Werthe der Nachmittagsbestimmung. Damit wäre den wichtigeren Beziehungen zur Tageszeit Rechnung getragen. In Tab. XIX habe ich die Werthe von Temperatur und Feuchtigkeitsgehalt der Nachmittagsstunden eingetragen. Die Differenzen zwischen dem Jahre 1868 und 1869 treten auf diese Weise noch viel schärfer hervor, als bei der Berliner mittleren Tagescurve, Tab. XVIII.

Jede Verdunstungscurve der Wohn- und Schlafräume von Foos und Betz setzt sich aus dem Theil zusammen, welcher dem Tag, und demjenigen, welcher der Nacht zukommt. Wie nun die Verdunstung in den ungeheizten Schlafräumen eine geringere ist, wie in dem geheizten Wohnraum, so ist auch in beiden Räumen die Verdunstung bei Tag grösser, als bei Nacht. Da die Kinder während des Tages sich im Wohnraum, während des Nachts im Schlafraum aufhielten, so ist dies von Wichtigkeit.

Nach einigen Versuchen, deren Auseinandersetzung wegen ihrer Einfachheit nicht nothwendig erscheint, beträgt die Verdunstung während der Nacht (10 Stunden) nicht ganz ein Fünftel des angegebenen Werthes für den Schlafraum. Dagegen gehören beinahe 4/5 der angegebenen Werthe der Verdunstung im Wohnraum der Heizperiode, i. e. der Tageszeit an. Für die wärmere Jahreszeit habe ich keine Versuche angestellt.

An dem relativen Verhältniss zwischen den Werthen von Foos und Betz ändert dies wieder nichts, aber es ist wichtig, wenn man einen Vergleich anstellt zwischen der Verdunstung im künstlichen Klima und in der freien Atmosphäre.

Leider bin ich noch nicht in der Lage eine grössere Versuchsreihe mittheilen zu können, wie sich im Freien die Verdunstung auf Tag und Nacht vertheilt. Auch Schübler[1], der einzige Meteorolog, welcher meines Wissens eine grössere Reihe von Verdunstungsversuchen angestellt hat, gibt keinen Aufschluss darüber.

Einige Morgen- und Abendwägungen des verdunsteten Wassers zeigen viel grössere Schwankungen zwischen Tag und Nacht als im künstlichen Klima. Ein Blick auf die meteorologischen Tabellen zeigt, dass es Nächte gibt, welche für die Verdunstung günstigere Verhältnisse bieten, als die Tageszeit. Allerdings sind dies die Ausnahmen, da während der Nacht die Temperatur in der Regel sich erniedrigt, und der Feuchtigkeitsgehalt der Luft ein höherer ist. Man muss also den grösseren Theil der Werthe für die Verdunstung im Freien ebenfalls auf die Tageszeit beziehen, und wir sehen somit ähnliche Verhältnisse, wie bei dem künstlichen Klima.

[1] Schübler, Grundsätze der Meteorologie, 1849, pag. 74 u. s. f.

Weitere Anhaltspunkte zur Beurtheilung des Verhältnisses zwischen der Verdunstung im Freien und im künstlichen Klima geben nun meine Temperatur- und Feuchtigkeitsbestimmungen. Ein weiteres Studium der grossen Tabelle ergibt, dass Wärme und Feuchtigkeitsgehalt der Luft im Winter in dem Wohnraum von Foos und selbst von Betz günstiger für die Verdunstung sind, als im Freien während des grössten Theils des Sommers. Nur während weniger Wochen waren nach meinen Aufzeichnungen die Bedingungen für die Verdunstung, insoweit Temperatur und Trockenheit der Luft in Betracht kommen, in der freien Luft unseres Klimas günstiger, als bei Foos während des Winters im Wohnraum.

Dabei kommt noch in Betracht, dass Temperatur und Feuchtigkeitsgehalt der Luft nur in wenigen *Tagen* des Sommers in den Morgen- und Abendstunden im Freien für die Verdunstung so günstige Werthe erlangen, wie dies bei Foos während des Winters 14 Stunden täglich der Fall war. Ferner ist zu erwägen, dass die Kinder während des Sommers einen Theil des Tages auch im künstlichen Klima verbringen, und zwar vorzugsweise während der heissesten Periode des Tages — der Mittagszeit.

Wenn man in der grossen Tabelle die Werthe der Verdunstung im Freien während des Sommers und die während des Winters bei Foos und Betz vergleicht und nur ihre Eigenschaft als Athemluft in Betracht zieht, so sind die gegebenen Werthe der Verdunstung für das künstliche Klima eher zu klein als zu gross, und man wird, insofern eine Correctur vorzunehmen ist, diese jedenfalls der ersten entgegengesetzt bewerkstelligen. Um wieviel, bleibt freilich noch näheren Untersuchungen vorbehalten.

Soviel geht indessen aus meinem psychrometrichen Bestimmungen hervor, dass die Kinder von Foos eine Luft während des Winters einathmeten, deren wasserentziehende Wirkung grösser war, als dies durchschnittlich im Freien während des Sommers der Fall ist.

Eine dritte Correctur, welche vorzunehmen wäre, betrifft die Aenderung der Verdunstung bei bewegter und unbewegter Luft. Die Bewegung der Luft ist fast ohne Einfluss auf das Athemquantum; wir athmen nicht mehr Luft ein bei bewegter Atmosphäre als bei Windstille, da wir wohl die Steigerung der Athemfrequenz von der Haut aus auf reflectorischem Wege als unbedeutend vernachlässigen können. Von grossem Einfluss dagegen ist die Bewegung der Luft auf die Abgabe von Wasserdampf und Wärme seitens der Haut, wie aus den Versuchen von Erismann[1] hervorgeht; die Bewegung der Luft, als sogenannter „Zug“, kann also event. nur von der Haut aus krankmachend wirken.

Die Versuche über den Einfluss der Bewegung der Luft auf die Verdunstung von Seiten einer freien Wasserfläche stimmen nicht vollständig überein.

Schübler[2] fand, dass die mittlere Grösse der Verdunstung von einem Pariser Quadratfuss in 24 Stunden bei windstiller Witterung 6,65, bei windiger Witterung 13,32 Kubikzoll beträgt; Dalton nimmt an, dass sie bei mässigem Winde im Mittel in dem Verhältniss von 1 : 1,29, bei starkem Winde in dem Verhältniss wie 1 : 1,59 vermehrt werde. In Tab. XXXI habe ich einige Verdunstungsmessungen aufgezeichnet; Temperatur und Feuchtigkeitsgehalt der Luft sind den Angaben der hiesigen meteorologischen Station entnommen. Die Bewegung der Luft war schon in der zweiten Hälfte des Februar stark, steigerte sich in der Periode vom 5.—18. März zu Stürmen von hervorragender Heftigkeit. Dem entsprechend ist die Verdunstung in den Wochen von 5./11. und von 12./18. März unverhältnissmässig gross, grösser wie in der Woche vom 2./8. April, trotzdem in dieser die Luft wärmer und trockener war. Auch in der sehr stürmischen Woche vom 7./13. November ist die Verdunstung unverhältnissmässig stark.

Mein Verdunstungsgefäss war mitten in einem grossen von mässig hohen Gebäuden umschlossenen Garten der Luft von allen Seiten zugänglich, vor Sonnenlicht und Regen dagegen vollständig geschützt aufgestellt.

In diesem Sinne möchte ich auch die starke Verdunstung im Freien während des Mai und der ersten Woche des Juni 1871 erklären, zu welcher Zeit die Atmosphäre sehr bewegt war. (Grosse Tabelle.) Wenn ich nun auch meine Atmometer im Freien 1870-72 ziemlich geschützt gegen Luftströmungen aus Süden und Westen

[1] Zeitschrift für Biologie, 1875.
[2] L. c., pag. 77, und Lorentz-Rothe, Lehrbuch der Klimatologie, 1874, pag. 107.

aufgestellt hatte, so sind die angegebenen Werthe doch zu hoch, insofern dieselben für die Athemluft in Betracht kommen — und sobald ich einen Vergleich mit der Verdunstung bei Foos und Betz ziehe. Wir wissen freilich über die Schnelligkeit der Luftbewegung in Wohnräumen noch wenig, aber soviel lehrt doch eine oberflächliche Betrachtung, dass dieselbe bei windigem Wetter selbst an geschützten Orten im Freien stärker ist wie in einem Zimmer. Nach den ebenerwähnten Versuchen von Erismann, l. c., pag. 29, übt eine Luftgeschwindigkeit, wenn sie 0,45 m. in der Secunde nicht übersteigt, keinen begünstigenden Einfluss auf die Verdunstung einer freien Wasserfläche aus.

Vergleicht man desshalb die Verdunstung im Freien mit der des künstlichen Klimas, so sind die Werthe der grossen Tabelle, insofern die Respirationsluft in Betracht kommt, für die freie Atmosphäre, besonders im Frühjahr, zu welcher Zeit starke Stürme herrschten, zu hoch, sobald der Einfluss auf die Haut im Freien zu berücksichtigen, zu niedrig angegeben.

Dies sind die hauptsächlichsten Correcturen, welche an den von mir gegebenen Werthen vorzunehmen sind. Wie aus meinen Ausführungen hervorgeht, sind die Correcturen entgegengesetzter Art, so dass man sie ganz vernachlässigen darf, insofern man nicht mehr verlangt, als was ich zu geben beabsichtigte, ein *Bild der wasserentziehenden Wirkung* der Athemluft im künstlichen Klima und der freien Atmosphäre sowie der desbezüglichen Differenzen des künstlichen Klimas von Foos und Betz.

Ein anschauliches Bild der wasserentziehenden Wirkung der Luft im Freien geben die Verdunstungsbestimmungen von Schübler, welcher, l. c., pag. 77, die Resultate dreijähriger in Tübingen angestellter Beobachtungen mittheilt. Ich habe die von Schübler gegebenen Werthe auf meine Verdunstungsmesser berechnet, in Tab. XXX graphisch aufgezeichnet und mit ihnen die Foos'schen Werthe des künstlichen Klimas in Relation gesetzt.

Nur im Juli ist die mittlere Verdunstung in Tübingen etwas höher als im Winter bei Foos; im Mai, Juni und August kommen der ersteren ähnliche Werthe zu wie bei Foos. Insofern indessen die Athemluft in Betracht kommt, so müssen die Werthe von Schübler bedeutend reducirt werden, denn dessen Verdunstungsgefässe waren im Schatten so angebracht, dass die „Winde freien Zutritt hatten."

Um wieviel die Curven erniedrigt werden müssen, ist freilich nicht möglich anzugeben; — mag die Reduction auch noch so niedrig ausfallen und nur 1/4 der Werthe betragen, so geht aus der Tabelle hervor, dass die Austrocknungsfähigkeit der Athemluft im Freien während des Sommers in der Regel eine geringere ist, als sie es bei Foos im Winter war.

Aber es geht aus den Schübler'schen, aus meinen Verdunstungsversuchen sowie aus allen meteorologischen Temperatur- und Feuchtigkeitsbestimmungen hervor, dass im Freien bei trockener und warmer Witterung die wasserentziehende Wirkung der Athemluft ähnliche und sogar noch viel höhere Werthe annehmen kann, wie in dem künstlichen Klima, und Nichts spricht mehr für meine Ansicht, als die Thatsache, dass gerade zu solcher Zeit die Erkrankungen der Athmungsorgane, wie ich zeigen werde, ziemlich häufig sind. Dass sie nicht noch häufiger vorkommen, dies danken wir anderen Verhältnissen, worüber in späteren Kapiteln.

Dem Leser drängt sich wohl die Frage auf, warum ich nicht einfach die Verdunstungsgrösse für den Athmungsprocess in derselben Weise berechnet habe, wie ich dies in meiner ersten Arbeit für die Wärmeabgabe gethan. Nichts wäre einfacher als das; ja ich könnte einfach auf Tab. I jener Arbeit „die zur Dampfbildung erforderliche Wärmemenge bei verschiedenen Temperaturen und Sättigungsgraden der Athemluft" verweisen, da die Menge des verdunsteten Wassers der berechneten Wärmemenge proportional ist.

Allein ich möchte hier gleich hervorheben, dass ich einige theoretische Bedenken gegen meine damalige Berechnung hege, welche mich *an der absoluten Richtigkeit derselben* zweifeln lassen. Diese Bedenken richten sich sowohl gegen die von Valentin angegebenen und der Berechnung zu Grunde gelegten, als gegen die interpolirten Werthe der Temperatur der Expirationsluft, da einige eigene Versuche von den Valentin'schen abweichende Resultate ergeben haben. Ferner ist noch zu untersuchen, ob die Annahme, die Exspirationsluft sei unter allen Umständen mit Wasserdampf gesättigt, richtig ist, indem ich glaube, dass gewisse Zustände unseres Körpers nicht ohne Einfluss auf die Wasserverdunstung von Seiten unserer Lungen sind. Weitere Mittheilungen behalte ich mir vor.

Wenn die erwähnte Tab. I auch nicht ganz genau ist, so lehrt sie doch, dass bei sehr verschiedenen Temperaturen der Inspirationsluft der Gesammteffect der wasserentziehenden Wirkung der Athemluft derselbe sein kann. Eine Athemluft von —10° C., gleichviel welch ihr Sättigungsgrad, entzieht den Athemwegen *ähnliche* Mengen von Wasserdampf, wie eine mit 50 % gesättigte Athemluft von + 30° C.

Und doch besteht, worauf bis jetzt noch nicht hingewiesen ist, eine *mächtige Differenz der Wirkung*, je nach der Temperatur der Luft. Ist die Luft warm und trocken, so muss sich die wasserentziehende Wirkung derselben vorzugsweise in den peripheren Theilen geltend machen, und weniger in den centralen Theilen der Luftwege, den Alveolen. Je kälter die Athemluft ist, desto weniger tritt die wasserentziehende Wirkung in den peripheren Theilen zu Tage, während die Luft sich dann vorzugsweise in den Alveolen sättigt. Die verschiedenen Abschnitte der Athemwege werden also von der wasserentziehenden Wirkung der Athemluft, je nach deren Temperatur, sehr verschieden betroffen.

Die Atmometerbestimmungen geben nun ein *vortreffliches Bild der wasserentziehenden Wirkung*, insoferne man die Angriffspunkte der Athemluft, Nase, Rachenring, Kehlkopf und Bronchien ins Auge fasst.

Zu vergleichenden Untersuchungen des künstlichen Klimas sind die Verdunstungsbestimmungen vorzüglich, da bei gleicher Aufstellung der Gefässe gar keine Reduction nothwendig ist. Zum Vergleich der wasserentziehenden Wirkung der Athemluft im künstlichen Klima mit der in der freien Atmosphäre, geben die Atmometerbestimmungen keinen so guten Maassstab ab, da die Reductionen der Verdunstung im Freien doch zu mannigfaltige sind. Schon aus diesem Grunde empfiehlt es sich bei ähnlichen Untersuchungen möglichst viele psychrometrische Bestimmungen vorzunehmen, um recht gute Mittel zum Vergleiche zu erhalten, und ich selbst mache meinen Untersuchungen den Vorwurf, dass ich dieselben nicht in grösserer Menge vorgenommen habe.

XVIII.

Das Verhältniss der localen zur allgemeinen Disposition.

Ich habe den Ausdruck lokale und allgemeine Disposition des Körpers schon gebraucht, und halte es für nothwendig, ihn etwas näher auseinander zu setzen, zumal ich damit einem weiteren Einwurf gegen die *Deutung* meiner Beobachtungen vorbeuge.

Die tagtägliche Beobachtung zeigt uns, dass die Reizbarkeit (Vulnerabilität, Empfindlichkeit) in häufigen Fällen *keine solche ist, welche sich auf den ganzen Körper erstreckt*; es kann Jemand einen vulnerablen Darmkanal und unempfindliche Respirationsorgane, ein Anderer empfindliche Respirationsorgane und einen Verdauungsapparat von brillanter Leistungs- und Widerstandsfähigkeit gegen Schädlichkeiten haben. Da jedes Ding seine Ursache haben muss, so schliesse ich, dass in solchen Fällen die Schädlichkeiten überwiegend lokaler Natur waren, indem ich auch hier wieder aus Gründen, die im Interesse der Aetiologie liegen, von der Vererbung absehe.

Dieser ersten Gruppe von Individuen reiht sich eine zweite an, bei *denen mehrere Organe reizbar sind*. — West[1] hat solche Kinder im Auge, wenn er sagt: Kinder, die im Winter an Catarrh leiden, erkranken im Sommer an Darmaffectionen. Es haben bei solchen Kindern entweder getrennte lokale Schädlichkeiten auf die Luft- und Nährwege gewirkt, oder die Catarrhe der Nähr- und Luftwege haben einen oder mehrere gemeinsame Componenten der Disposition, was ich für den häufigern Fall halte, denn solche gemeinsame Componenten der Disposition gibt es ja bekanntlich.

Hierher gehört auch die Neigung gewisser Erkrankungen, andere nach sich zu ziehen oder sich zu combiniren. Der Scrophulose folgt gern Phthisis der Lungen; Magengeschwür und Chlorose, Herz- und Nierenkrankheiten combiniren sich gern u. s. w. Nicht immer und nicht lediglich handelt es sich hier um Folgezustände, sondern in häufigen Fällen um die eine oder andere gemeinsame Ursache der Pathogenese.

[1] L. c., p. 195.

Endlich wäre hier die verschiedene Neigung zu Fieber und zu Reflexerscheinungen von Seiten des Nervensystems zu erwähnen. Es gibt Individuen, die bei dem geringsten Catarrh fiebern, andere leiden an hochgradigen catarrhalischen Affectionen fast ohne fieberhafte Reaction. — Es gibt Kinder, welche auf einen einfachen Darmcatarrh mit Convulsionen antworten, andere wieder nicht. Die Neigung zu Fieber, zu nervösen Reflexerscheinungen muss also ihre eigenen Ursachen haben, welche nur im Blut und Nervensystem liegen können. Sie erscheinen von dem Localprocess in manchen Fällen nur insofern abhängig, als derselbe die auslösende Ursache derselben darstellt.

Eine dritte Categorie von Individuen zeigt eine *allgemeine Vulnerabilität des Körpers*. Erkälten sich solche Individuen, so leiden sie bald an Catarrhen der Luftwege, bald an solchen des Darmcanals, bald an rheumatischen Affectionen, oder diese Lokalaffectionen sind auch mit einander verbunden; nervöse Erscheinungen und Fieberreaction sind die Begleiter geringfügiger Störungen. Niemeyer gibt das Bild einer derartigen Familiendisposition: „Kinder, die zu nässenden Exanthemen, zu Drüsenanschwellungen, zum acuten Hydrocephalus disponirt sind, erkranken leichter an Croup, und bei den Ueberlebenden entwickelt sich später Tuberculose der Lungen.“ Thatsache ist, dass es solche Zustände von allgemeiner Disposition zu entzündlichen Processen gibt, und es ist nicht schwer, sich eine Vorstellung über die Art und Weise ihrer Entstehung zu machen.

Ich sehe dabei wieder von der Vererbung ab; nicht als wenn ich die Thatsachen und Gründe, die für eine solche sprechen, nicht wüsste, oder einfach einen Strich durch dieselben machen wollte, sondern nur im Interesse der Aetiologie, und weil ich glaube, dass die Vererbung der Neigung zu Krankheiten nicht von so grosser Bedeutung ist, als man gewöhnlich annimmt. Während Kinder von gesunden, kräftigen Eltern, gesund und reif geboren, unter dem Einflusse ungeeigneter Nahrung etc., rasch dahinwelken, ist es eine Erfahrungsthatsache, dass Kinder von schwächlichen, kränklichen Eltern, selbst wenn sie unreif geboren sind, sich zu kräftigen, gesunden Menschen zu entwickeln vermögen, wenn sie unter durchweg günstige Einflüsse kommen.

Wenn letztere die Ausnahmen sind, so wird gegen die Lehre der Vererbung mit Recht geltend gemacht, dass die Möglichkeit einer guten Ernährung in den meisten Fällen fehlt, und dass auch Fehler in der Erziehung der Kinder sich bis in das dritte und vierte Glied zu vererben pflegen. Gar häufig treffen wir die Grosseltern gesund, die Eltern kränklich, und die Kinder noch schwächlicher und elender. In solchen Fällen muss wohl eine Vererbung der Fehler in der Erziehung stattgefunden haben, denn die Grosseltern waren ja gesund, und konnten nicht vererben, was sie selbst nicht hatten.

Ich glaube, der Leser ist mit dem Standpunkte einverstanden, der „Vererbung", der „angeborenen Schwäche" der „krankhaften Constitution" nur das zu lassen, was in der Aetiologie übrig bleibt, und auf keine andere Weise erklärt werden kann. Anders verhält es sich mit der Ernährung und mit den vielfältigen Einwirkungen, welche die Wärmeökonomie des Körpers beeinflussen, u. s. w. Alle diese äusseren Einflüsse ändern sich im Laufe der Zeiten — mit den Mitteln, mit den diätetischen Ansichten, Sitten, u. s. w.

Die Nahrung übt wohl zunächst eine lokale Wirkung auf die Nährwege aus, wir haben aber keine Gründe anzunehmen, dass der Gesammteffect dessen, was wir mit Ernährung bezeichnen, in dem oder jenem Theil des Körpers sich lokal verschieden äussern soll — dass also die Zellen oder Gefässe des Gehirns anders ernährt werden sollten als jene der Luft- oder Nährwege, abgesehen von vorhandenen lokalen Störungen. In ähnlicher Weise müssen wir die Einflüsse des Nervensystems, der Wärmeökonomie, theilweise auch der Circulation, des Blutdrucks beziehen.

Es ist nun eine weitere Erfahrungsthatsache, dass *bei hochgradiger allgemeiner Disposition des Körpers lokale Reize*, auch wenn keine ausgesprochene lokale Disposition vorhanden ist, *grössere lokale Störungen hervorzubringen vermögen*, als bei geringer allgemeiner Disposition.

Sehen wir irgend eine lokale Störung, so kann entweder eine hochgradige lokale Disposition oder es kann eine geringe lokale Disposition und allgemeine grosse Reizbarkeit des Körpers bestanden haben. Das Verhältniss *der lokalen und allgemeinen Disposition* ist demnach *keineswegs ein constantes*. Sehen wir heftige Lokalerkrankungen, so ist noch nicht gesagt, dass hier auch heftige lokale Einwirkungen stattgefunden haben müssen. Bei allgemeiner Reizbarkeit genügen geringe Reize, um heftige Lokalerscheinungen hervorzurufen, es treten aber dann auch die Symptome einer Allgemeinerkrankung stärker hervor.

Ich habe p. 111 erwähnt, dass die physikalischen Einwirkungen der Athemluft während des Winters, welche ich bei den von Croup und Diphtheritis befallenen Kindern fand, nicht überall gleich gross waren, und bei einer Anzahl von Fällen, vorzugsweise von Diphtheritis, habe ich geradezu keine derartigen Schädlichkeiten constatiren können. Diese Inconstanz der Einwirkungen und diese letzteren Fälle dürfen nicht gegen mich gedeutet werden, denn gerade die Diphtheritis ist derjenige Process, bei welchem die Oberflächenerkrankung vollständig gegen die pathologischen Veränderungen in der Tiefe, auf welche die Athemluft nicht einwirken konnte, zurücktritt. In der Regel geht ferner die Diphtheritis mit hochgradigen allgemeinen Erscheinungen, selbst bei geringer Lokalaffection einher, ja viele und gute Autoren (Trousseau, Luzsinsky, Buhl, Demme u. A.) treten entschieden dafür ein, dass die Allgemeinerkrankung das primäre, die Lokalaffection das secundäre sei.

Vielleicht gelingt es der Aetiologie, diese Widersprüche zu vermitteln, indem sie findet, dass die Allgemeinerkrankung um so frühzeitiger eintritt, je grösser die allgemeine Disposition des Körpers sei. Denn *auch das Verhältniss der localen Affection zu den Allgemeinerscheinungen ist keineswegs ein constantes.* Die Lokalaffection kann gering sein bei hochgradigen Allgemeinerscheinungen, wobei ich jedoch von den secundären Störungen (Embolien, u. s. w.) absehe. Die Allgemeinerscheinungen können fast vollständig fehlen bei den hochgradigsten Localaffectionen.

Es ist practisch wichtig, das Verhalten der lokalen und allgemeinen Disposition im Auge zu halten, denn es erklärt, warum nach grossen Epidemieen, z. B. nach Cholera, die Gesammtsterblichkeit nachlässt[1]. Die von den betreffenden Epidemieen weggerafften Individuen besassen theilweise eine allgemeine Disposition des Körpers, und sie wären im Laufe der nächsten Zeit doch an irgend welchen anderen entzündlichen Affectionen gestorben.

Wer dies Verhältniss ausser Acht lässt, läuft Gefahr, die Statistik

[1] Wagner, allgem. Pathologie, p. 200.

fehlerhaft zu deuten. So starben nach Geigel in Würzburg von 100 Lebendgebornen im 1. Lebensjahr an[1]

Ernährungskrankheiten:	Eheliche 9,2.	Uneheliche 15,8.
Respirationskrankheiten:	„ 5,3.	„ 3,6.

Es sterben also mehr eheliche Kinder an Krankheiten der Athmungsorgane als uneheligc, während letztere durch die Krankheiten der Nährwege hingerafft werden. Dieses Verhältniss ist auffallend, aber die später zu erwähnende Erklärung von Geigel insofern *nicht ganz richtig*, als er ausser Acht lässt, dass die Zahl der unehelichen Kinder durch die schlechte Pflege stark gelichtet wird, und dass sich bei vielen von ihnen auch die Disposition zu Respirationskrankheiten entwickelt hätte, wenn sie nicht vorher durch die schlechte Nahrung hinweggerafft worden wären, denn es pflegen Kinder, die im Sommer an Darmaffectionen leiden, im Winter an Catarrhen zu erkranken (West).

Auf die *allgemeine Disposition unseres Körpers* wirkt nun zunächst die *Beschaffenheit der Athemluft*. Ihr Gehalt an giftigen Gasen, auch wenn sie nicht in so grosser Menge vorhanden sind, dass sie die Entgasung des Körpers hindern, oder anderweitige toxische Wirkungen hervorzubringen vermögen, ist desshalb doch keineswegs gleichgültig. Bei der cumulirenden Einwirkung der kleinsten Mengen ist eben doch ein Effect denkbar. Aber lediglich ein solcher auf die allgemeine Disposition des Körpers, und wir kennen nur so schwache Beziehungen zur lokalen Disposition durch Einwirkungen auf die Respiration und Circulation, dass ich sie ganz vernachlässigt habe. Man kann sagen, jene Gase wirken auf irgend eine andere Schleimhaut ebenso intensiv, wie auf die der Luftwege. Ueber ihren Einfluss auf die allgemeine Disposition des Körpers kann ich dem Wenigen, was man darüber weiss, Nichts beifügen.

Viel wichtiger sind die übrigen Componenten der allgemeinen Disposition, welche ich in den vier folgenden Capiteln besprechen werde. Die Ernährung, die Einflüsse von Seiten der Haut auf die Centralorgane des Nervensystems u. s. w., gehen Hand in Hand mit den localen Einwirkungen der Athemluft. Sie können günstig oder so

[1] Vierteljahrschr. für öffentl. Gesundheit, 1871, p. 526.

ungünstig sein, dass die Einwirkungen der Athemluft in den Hintergrund treten, oder so, dass der Effect der localen Einwirkungen wesentlich abhängig von ihnen ist. In Folgendem werde ich sie kurz erwähnen.

Den betreffenden Capiteln schliesse ich die Bemerkung voraus, dass ich einzelne Themate nur der Vollständigkeit halber bespreche, um ein abgerundetes Ganze zu geben. Es schien mir nothwendig, meinen Standpunkt zu den Fragen, welche in Betracht kommen, kurz darzulegen, um dann meine Beobachtungen anknüpfen zu können, wenn ich auch nicht viel Neues zu bieten vermag. Gründlich auf diese Fragen einzugehen, erlaubt weder der Raum noch Zweck dieser Abhandlung. Ich beginne mit einem der wichtigeren Componenten, der Ernährung.

XIX.

Die Einflüsse der Nahrung.

Wir pflegen bei der *Ernährung* zunächst die chemischen Bestandtheile der *Nahrung*, ihre Menge und ihre physikalische Beschaffenheit ins Auge zu fassen.

Je nach dem Vorherrschen des einen oder andern Hauptbestandtheiles der Nahrung unterscheidet man eine eiweiss- und fettreiche Nahrung und eine solche, die relativ arm an diesen Bestandtheilen ist, dagegen überreich an Kohlehydraten. Letztere ist bekanntlich überwiegend die Nahrung der ärmeren Klassen der Bevölkerung, während eine eiweiss- und fettreiche Nahrung, als die theuerere, mehr das Privileg der besser situirten Stände.

Um sofort *medias in res* überzugehen: meine Beobachtungen zwingen mich geradezu anzunehmen, dass, wenn ein Einfluss der erwähnten Hauptbestandtheile existirt, derselbe jedenfalls auch in der Richtung gesucht werden muss, dass durch eine allzu eiweiss- und fettreiche Nahrung die Disposition zu den genannten drei Processen vielleicht in demselben Grade gesteigert werden kann, als durch eine allzu eiweiss- und fettarme.

Ich fand die Catarrhe der Respirationsorgane sowohl als Croup und

Diphtheritis in Familien und bei Individuen, welche mehr als genügende Mengen von Eiweiss und Fett in ihrer Nahrung zu sich nahmen, nicht seltener als in armen Familien, deren Nahrung vorzugsweise aus Kartoffeln, Brod u. s. w. bestand.

Was den Catarrh anlangt, so möchte ich keinen zu hohen Werth auf meine Beobachtungen bei Erwachsenen legen, weil eben zu viele Einflüsse, insbesondere der Beruf zu berücksichtigen sind. Auffallend ist mir die Thatsache, wie selten die Gefangenen der hiesigen Strafanstalt an Catarrh der Luftwege leiden, und bei ihnen ist von einer Luxusconsumtion sicherlich keine Rede.

Die catarrhalischen Affectionen sind bei Kindern von reichen Leuten eben so häufig wie bei Armen, und die eiweiss- und fettreichere Nahrung scheint Ersteren keinen Schutz zu gewähren. Die überwiegende Zahl meiner Fälle von chron. Choryza oder Ozæna gehören Familien an, in welchen die Kinder mit Fleisch, Eiern geradezu gestopft wurden.

Meine Statistik der croup- und diphtheritiskranken Kinder ergibt folgende Resultate: den besser situirten Ständen gehört im Verhältniss zu ihrer Zahl ein um ein Drittel höherer Procentsatz an. Diese Statistik bezieht sich lediglich auf 52 loco St. Ingbert beobachtete Fälle. Noch auffallender tritt dies hervor, wenn ich einzelne Beobachtungen ins Auge fasse: z. B. die Betz'- und Foos'schen Kinder. Auch bei Foos herrschte keine grosse Ueppigkeit des Küchenzettels, aber es gab häufiger Fleisch, es wurde besser geschmelzt wie bei Betz, der einen geringeren Lohn hatte, von Haus aus arm war und obendrein mehr Kinder ernähren musste. Da war Schmalhans Küchenmeister. Ich habe ferner einige Fälle (5) notirt, in welchen die Kinder Wochen, ja Monate lang vor der Erkrankung an Diphtheritis, trotzdem die anderweitige Nahrung weder eiweiss- noch fettarm war, zu Fleisch und Eiern geradezu gezwungen wurden, weil sie schlecht aussahen.

Indessen ergibt die Analyse der letzteren Fälle, dass ich bei ihnen anderweitige Schädlichkeiten nachweisen konnte und ich bin desshalb geneigt, nicht gar zu viel Werth auf dieselben zu legen, zumal ich Croup sowohl wie Diphtheritis bei der denkbar ärmlichsten Ernährung — Kartoffeln, Brod, schwarzen Kaffee, schlechten Suppen mit wenig Milch und fettarmen Mehlspeisen getroffen habe.

Dass das quantitative Verhältniss jener Stoffe ohne Einfluss auf die allgemeine Disposition sei, ist nicht wohl denkbar; ich für meinen Theil kann mich von der allerdings groben Logik nicht losmachen, dass, wenn nach der Ausscheidung der jungen Zellen, welche bei den entzündlichen Processen massenhaft gebildet werden, wenn nach der Ausscheidung eines fibrinösen Exsudates bei Croup Genesung eintritt — dass dann nicht der Mangel, sondern eher ein Zuviel von Eiweiss in der Nahrung Ursache der Erkrankung sei. Es ist dabei gleichgültig, ob wir annehmen, dass nach der Auffassung von Hoppe-Seyler die Zufuhr von Eiweiss die Bildung junger Zellen befördert, oder dass nach Voit das überflüssige Eiweiss in Circulation bleibt. Ob ich die später zu erwähnende Thatsache, dass *fette* Kinder zu Croup und Diphtheritis disponirt sind, in ähnlichem Sinne deuten darf, steht dahin.

Und diese Neigung zur Ausscheidung von faserstoffigen Massen besitzt beim Croup nicht allein die erkrankte Oberfläche, sondern der ganze Körper participirt an ihr. Es ist eine längstbekannte Thatsache, dass, wenn man mit einem Vesicans die äussere Haut excoriirt, die wunde Fläche sich mit einer Pseudomembran bedeckt, die um so dicker, je intensiver der Krankheitsprocess, und die so lange besteht, bis dieser erloschen (Luzsinsky). Da somit der ganze Körper an dieser Neigung zu faserstoffigen Ausscheidungen theilnimmt, so schloss man auf eine sogenannte croupose Diathese.

Es ist merkwürdig, wie sehr sich die Ansichten über den Einfluss der Nahrung auf die Entstehung der Krankheiten im Laufe der Zeit geändert haben. Vor dem grossen Aufschwung, den die Chemie in den letzten 4 bis 5 Jahrzehnten nahm, hielt man eine an Eiweiss und Fetten reiche Nahrung für entzündungserregend. In Bezug auf mein Thema nur eine Notiz von Albers: „Eine für den Körper des Kindes zu nahrhafte Kost[1], welche überhaupt zur Entzündung prädisponirt, gibt auch zum Croup Veranlassung.“

Als man die Bedeutung des Eiweisses und den Werth des Fettes in der Nahrung wissenschaftlich kennen lernte und zu würdigen wusste, machte man die *Resistenz des Körpers* gegen krankmachende Einflüsse von der genügenden Zufuhr dieser Stoffe abhängig. Es ist

[1] Albers, Pathol. der Kehlkopfskrankheiten, 1829.

nicht weniger als eine Thatsache, dass dies gewöhnlich dahin übersetzt wurde, dass man nicht zu viel von diesen für unsern Körper *so nothwendigen* Stoffen zu sich nehmen könne, und insbesondere scheint man vergessen zu haben, dass ein *Zuviel* möglicherweise auch krank machen könne.

Viele Beobachtungen sind unter dem Einfluss dieser Anschauung gemacht worden, und man weiss ja, wie sehr eine vorgefasste Meinung auch die Beobachtung beeinflusst. Trotzdem bestätigt eine bedeutende Minderkeit von Berichten meine Beobachtung, dass die reichen und wohlhabenderen Klassen von Croup und Diphtheritis eben so stark oder noch stärker ergriffen werden, wie die minder gut situirten. Ich verweise auf die Zusammenstellung von Hirsch, l. c., II b, pag. 148, denen ich noch eine Zusammenstellung der Berichte schwedischer Aerzte von Abelin (l. c.) beifügen kann, worin als das Gesammtresultat geradezu erwähnt ist, dass der Croup bei Wohlhabenden häufiger als bei Armen.

Ich für meinen Theil kann mich zum Mindesten nicht für die grössere Resistenz begeistern, welche Erwachsene besitzen sollen, die überwiegend Fleischnahrung zu sich nehmen. Es ist für Niemanden schwer, Menschen zu finden, welche bei relativ eiweiss- und fettarmer Nahrung ein hohes Alter in voller Gesundheit und bei grosser Leistungsfähigkeit erreichen. Wenn ich strenge Vegetarianer sehe, die schon Jahre lang diese Lebensweise genau befolgen, und dabei gesund, kräftig und leistungsfähig sind — wenn ich andererseits Menschen kenne, die fast lediglich von Fleisch leben und ebenfalls gesund blieben und alt geworden sind, dann fällt es mir schwer zu glauben, dass die quantitativen Differenzen der chemischen Bestandtheile der Nahrung innerhalb der Grenzen, mit welchen wir es im gewöhnlichen Leben zu thun haben, die erste Rolle in der Pathogenese spielen wie man dies so häufig annimmt. Freilich kennen wir die Bedingungen noch nicht, unter welchen diese Bestandtheile der Nahrung eine günstige oder ungünstige Wirkung auf den Körper äussern.

Ein gewisses historisches Interesse hat die Erklärung der Altersdisposition von Croup durch Double[1], einen der drei Aerzte, die bei

[1] Double, Traité du croup, 1811.

dem Napoleon'schen Concours eine *Mention honorable* erhielten. Sie geht dahin, dass die Ernährung mit Milch die kindlichen Körper im ersten Jahre vor Croup schütze; — im Gegensatz zu Double leitete Clemens[1] die croupose Diathese der Kinder von dem Genusse der Milch der Kühe ab, welche zu membranösen Darmentzündungen hochgradig disponirt seien. Heutzutage wird man diese Ansichten nur als Beweise der Rathlosigkeit der damaligen Aetiologie auffassen.

Ich möchte die Frage über den Einfluss der chemischen Bestandtheile der Nahrung vorläufig noch als eine offene betrachten, zumal da meine Beobachtungen nicht durch quantitative Berechnung des Eiweisses, Fettes und der Kohlenhydrate unterstützt werden können. Das Studium der Einflüsse sollte die frühesten Lebensperioden ins Auge fassen. Die chemische Analyse zeigt schon grosse Differenzen der Frauenmilch — von der künstlichen Ernährung ganz zu schweigen, und welch enormen Vorsprung hat ein Kind, dessen Ernährung nur im ersten halben Jahr eine dem kindlichen Organismus zuträgliche war! Bis jetzt wissen wir darüber nur das Allerprimitivste, dass im entgegengesetzten Falle wie die Nährwege, so auch die Ernährung leidet und damit die Widerstandsfähigkeit gegen schädliche Einflüsse.

Bekanntlich disponirt der übermässige Genuss von Alcohol wie zu vielen entzündlichen Processen, so auch zu Catarrh und Pneumonie. Den bekannten Thatsachen kann ich nichts Neues beifügen. Ausser ihm haben wir keinen Anhaltspunkt, von irgend einem chemischen Bestandtheile unserer Nahrung einen Einfluss auf die Disposition zu den fraglichen Krankheitsprocessen zu vermuthen.

Zur physikalischen Beschaffenheit der Nahrung rechne ich die Temperatur der Nahrung, welche innerhalb nicht geringer Differenzen schwankt, und welche immerhin auf die Körperwärme einigen Einfluss ausübt. Indessen ist es nicht denkbar, dass dieser Einfluss in der Pathogenese der vorliegenden Krankheitsprocesse ein bedeutender sein könnte, und sehe ich desshalb ganz von demselben ab.

Von grösserem Einfluss dagegen erachte ich die Concentration der Nahrung. Der Wassergehalt derselben variirt ja ausserordentlich

[1] Journ. f. Kinder-Krankh., 1860.

und mit ihm muss sich auch der Blutdruck und die Concentration des Blutes ändern, wie ich dies früher auseinandergesetzt habe.

Die Versuche von Thoma[1] haben den mächtig bestimmenden Einfluss der Concentration des Blutes und der Gewebtheile auf die Form und Ortsveränderung der weissen Blutkörperchen auf's neue bestätigt; ferner wissen wir durch die Versuche von Liebig u. A., dass die Imbibition der Gewebe, sowie das Aufsaugungsvermögen der Gefässe durch die Concentration des Blutes beeinflusst wird.

Dass nun in der That der Wassergehalt der Nahrung nicht ohne Einfluss in der Pathogenese ist, ergibt die direkte Beobachtung. Leute, die viel trinken, transpiriren c. p. mehr, wie auch aus den Versuchen von Erismann hervorgeht, und sie leiden auch mehr an Catarrhen. Nicht allein die Spirituosen bewirken das, sondern auch der übermässige Genuss von einfachem Wasser. Es weisen endlich auf derartige Beziehungen die Erfolge der Diäta sicca hin: „Williams verspricht bei Schnupfen dem, der bei gänzlicher Enthaltsamkeit von Getränken 36—48 Stunden das Gefühl des Durstes ertragen kann, sicheren und vollkommenen Erfolg"[2], und die Schroth'sche Heilmethode hat in manchen Fällen von chronischen Catarrhen schöne Erfolge aufzuweisen, wie ich mich seiner Zeit in München in der dortigen Steinbacher'schen Anstalt überzeugte.

Da bei den in Frage stehenden Krankheitsprocessen vorzugsweise das Kindesalter interessirt, so möchte ich hier auf die Thatsache aufmerksam machen, dass nach den vorliegenden chemischen Analysen, wie sie z. B. Gorup-Besanez gibt, die Frauenmilch viel wasserhaltiger ist, als die der meisten Säugethiere.

Ist dieser hohe Wassergehalt eine specifische Eigenschaft des Menschen oder hängt derselbe mit unserer Lebensweise zusammen? vielleicht mit der durchschnittlich geringen Muskelbewegung und mit der Beschaffenheit der Nahrung? Es scheint, als wenn dies der Fall wäre, denn nach den vorliegenden Analysen schwankt der Wassergehalt der Frauenmilch viel stärker als bei jedem Säugethier.

Bei der künstlichen Ernährung wird nun häufig der käuflichen Kuhmilch, welche kaum 12% feste Bestandtheile enthält, grosse Quantitäten, 1/3, ja die Hälfte und mehr Wasser zugesetzt. Wenn

[1] Virchow's Archiv, 62. Band, 1875.

[2] Ueber Trocken-Diät, Dissert. von J. Sticker, Würzburg 1874.

man auch etwas Zucker zugibt, so fällt der Gehalt an festen Bestandtheilen auf 8 und weniger Procente herab. In ähnlicher Weise wird die condensirte Milch und das Nestlemehl verdünnt. Die nothwendige Folge ist, dass die Kinder, angenommen, dass eine normale Nahrung 12 % fester Bestandtheile enthalten soll, um die Hälfte mehr Milch trinken müssen. Es ist dies eine enorme Ueberbürdung nicht allein des Verdauungskanals, sondern auch des Gefässsystems und der Nieren; es ist auch nicht anders möglich, als dass eine Minderung der Concentration des Blutes eintritt.

Kinder, welche mit also verdünnter Milch genährt werden, nehmen denn auch grössere Quantitäten derselben. Eine solche Milch sättigt nicht, die Kinder verlangen sehr häufig zu trinken, und die Eltern klagen, dass die Wäsche nicht aufzubringen sei. Die Kinder können in den ersten Monaten recht wohl gedeihen, sie sehen oft auf den ersten Blick blühend aus. Ihre Haut zeigt aber ein merkwürdiges Verhalten. Hebt man eine Falte und lässt man das Licht durchfallen, so ist dieselbe in ähnlicher Weise durchscheinend wie eine Hydrokele, jedenfalls durchsichtiger wie eine normale Haut, und beim Druck kann man in ähnlicher Weise wie bei hydropischer Haut das Wasser aus dem Gewebe wegdrücken; es bleiben die Eindrücke der Finger.

Solche Kinder schwitzen leicht, sind ungemein empfindlich gegen thermische Reize, neigen nicht allein zu Magendarmcatarrhen, sondern auch zu solchen der Respirationsorgane. Sie zeigen eine sehr geringe Resistenz gegen krankmachende Einflüsse; impft man sie, so zeichnen sich die Impfstiche durch überstarke Reaction aus.

Ich möchte, trotzdem ich durch keine exacten Bestimmungen das Gesagte unterstützen kann, auf diese Beobachtungen aufmerksam machen, da nach meiner, allerdings nicht grossen Erfahrung in dem allzu grossen Wassergehalte der Nahrung kein unwesentlicher Grund der grossen Kindersterblichkeit bei künstlicher Ernährung enthalten ist. Wenn auch die chemischen Bestandtheile der Nahrung bei den Erkrankungen des Darmkanals die erste Rolle spielen, so ist doch auch der Wassergehalt der Nahrung mehr wie bisher in's Auge zu fassen.

Einen entschiedenen Einfluss hat die *Quantität der resorbirten* Nahrung, insofern dieselbe unter einer gewissen physiologischen, nicht näher bestimmbaren Grenze bleibt, oder sie überschreitet. Es ist ein alter Erfahrungssatz, dass Leute mit phethorischem Habitus zu Catarrhen der Respirationsorgane geneigt sind und wir können dies durch die grössere Blutmenge und demnach durch die Gelegenheit zu Fluxionen und Stauungen erklären. Wie zu Catarrhen, so ist die Plethora nach der Ansicht vieler Autoren zu entzündlichen Processen, zu Croup und Pneumonie geneigt.

Bei ungeschwächter Verdauung macht sich das Bedürfniss zur Nahrungsaufnahme so gebieterisch geltend, dass auch unter den ärmlichsten Verhältnissen eine Sättigung zu Stande kommt, und es ist in der That erstaunlich, wie häufig man bei ärmlicher Ernährung wohlgenährte und kräftige Kinder findet, — welche, insofern es ihnen an sonstigen günstigen Bedingungen nicht fehlt, auch widerstandsfähig sind.

Sobald wir eine *schlechte Ernährung* finden, pflegen wir denn auch in erster Linie an ein Magen- oder Darmleiden zu denken, und finden *chronische Catarrhe* als *häufigste* Ursache derselben. Welches die Ursachen einer schlechten Ernährung auch immer sein mögen, die Folgen einer unzureichenden Nahrungsaufnahme äussern sich vorzugsweise in einer allzu geringen Kraft der Muskulatur, also auch der Herzmuskulatur, welche bei Einwirkung von Kälte auf die Haut nicht ausreicht, die Widerstände im peripheren Kreislauf zu überwältigen. Ihr Resultat ist *blasse, welke, blutleere, leicht schwitzende Haut, Neigung zu kalten Füssen — Gefühl der Uebermüdung bei geringfügiger Muskelanstrengung.* Wie die quergestreiften Muskeln, so scheinen auch die contractilen Elemente der Gefässe und des Darms schlecht zu fungiren, während die Nerven bekanntlich am längsten gegen den Einfluss einer schlechten Ernährung widerstehen.

Ich finde diese Zustände häufiger bei allzu geringer Nahrungsaufnahme, als bei einer allzu geringen Qualität der Nahrung. Man trifft dieselben bei den best situirten Familien, — andererseits vermissen wir solche häufig bei ärmlicher Nahrung.

Bei kräftigen wohlgenährten Kindern kommen nun Catarrhe der Respirationsorgane vor, wie bei schwächlichen schlechtgenährten; bei letzteren haben diese Affectionen jedoch einen anderen Character, worüber später.

XX.

Die Beziehungen der Haut zur Disposition.

Durch meine Beobachtungen werde ich stets darauf hingewiesen, dass wir unser Augenmerk vor Allem auf die äussere Haut als dem wichtigsten Vermittler unseres Körpers mit der Aussenwelt richten müssen. Ich für meinen Theil bin fest überzeugt, dass in den Einwirkungen auf dieselbe nicht allein in der Regel, die *wichtigsten* Componenten der Disposition zu entzündlichen Processen zu suchen sind, sondern dass diese Einwirkungen auch als Krankheitserreger keine kleine Rolle spielen. Freilich müssen wir die *gesetzmässigen* Beziehungen zwischen diesen Einwirkungen und der Genese der betreff. Krankheiten mehrentheils erst noch zu ergründen suchen.

Wie Wärme und Verdunstung auf die Athemwege wirken, so üben sie auch auf die äussere Haut und durch diese einen Einfluss auf den Gesammtorganismus aus. Ausser den tagtäglichen Beobachtungen weisst uns eine Reihe von Thatsachen darauf hin, dass ebensowohl physiologische als pathogenetische Beziehungen zwischen der Haut und den Luftwegen existiren.

Was die physiologischen Beziehungen anlangt, so wissen wir, dass durch die Einwirkung der Wärme sowohl als der Kälte auf das nervenreichste Organ des Körpers die Thätigkeiten des Centralnervensystems hochgradig beeinflusst werden, und von den Nervencentren aus wahrscheinlich die Functionen sämmtlicher Organe unseres Körpers auf reflectorischem Wege. Constatirt ist insbesondere die Beeinflussung der Innervation des Herzens von Seiten der äusseren Haut.

Bei hochgradiger Einwirkung der Kälte mit Herabsetzung der Körperwärme tritt nun eine *Lähmung* der Herzens ein, gerade so wie bei gehinderter Wärmeabgabe und excessiver Steigerung der Eigenwärme. Es ist desshalb erlaubt anzunehmen, dass auch bei mindergradigen aber längerdauernden Einwirkungen von Wärme oder Kälte eine *Schwächung* des Herzmuskels zu Stande kommt, wie eine vorübergehende Lähmung der peripheren Gefässe nach den Versuchen von Hoppe-Seyler, Rosenthal u. A., nach längerdauernder Einwirkung der Wärme und Kälte [1].

Bei theilweiser Ausschaltung des peripheren Kreislaufs durch Kältecontraction treten Circulationsänderungen ein. Ist der linke Ventrikel nicht geschwächt, so kommt eine Fluxion nach andern Theilen des grossen Kreislaufs zu Stande von Koloman Müller für die Nieren nachgewiesen. Dass auch Fluxionen nach der Lunge eintreten, ist wahrscheinlich, wenn auch noch nicht nachgewiesen. Ist der linke Ventrikel in Folge von schlechter Ernährung, schlechter Innervation etc. geschwächt, dann treten Rückstauungen nach der Lunge in den Vordergrund, wie wir solche z. B., bei längerdauerndem Fieber beobachten.

Von den pathogenetischen Beziehungen möchte ich nur die Erfolge der Kurmethoden, welche die Haut zum Gegenstande der Behandlung nehmen, erwähnen; also die Schwitzkuren bei frischen Catarrhen, die Kaltwasserbehandlung bei chron. Catarrhen und Pneumonieen. Auch die Wirkung der klimatischen Kuren muss man wenigstens theilweise hierher rechnen. Eine gewisse Berechtigung hat die Auffassung, dass die Krankheiten auf demselben Wege gehen, auf welchem sie gekommen sind.

Jeder Einwirkung der Wärme entspricht ein bestimmter Zustand der Haut und unseres Körpers. Zwischen den Einwirkungen, welche event. den Erfrierungstod verursachen, oder durch Hitzschlag das Leben vernichten, liegen eine Menge von Abstufungen, bei denen wir Intensität und Dauer zu unterscheiden vermögen.

Unser Körper sowie die Haut selbst besitzt zwar gegen die Einwirkung der Wärme sowie der Kälte gewisse natürliche Compensationsvorrichtungen, indessen *ihre Wirkung ist eine beschränkte* und es *können dieselben erlahmen*; erfahrungsgemäss bleiben Haut und Körper nur gesund, wenn unsere Beziehungen zur Wärme geregelte sind. Treten dieselben aus einer gewissen physiologischen Breite, deren nähere Bestimmung freilich jetzt noch nicht möglich ist, heraus, so kann zweierlei geschehen.

Zunächst kann die länger dauernde Einwirkung der Wärme in

[1] Ich verweise auf die betr. Kapitel in Uhle u. Wagner, Handb. der allgemeinen Pathologie, 1876.

ihrer Cumulirung den Körper krank machen, wie wir das im Sommer bei sehr grosser Hitze häufig zu beobachten Gelegenheit haben. Das Gefühl der Schlaffheit und Unlust zur Arbeit steigert sich zu hochgradiger nervöser Abgespanntheit und Muskelschwäche, ohne dass besondere Localerkrankungen damit verbunden sein müssen.

In der Regel haben wir es indessen mit viel weniger intensiven Einwirkungen der Wärme zu thun; aber auch solche, wenn sie sich cumuliren, können an und für sich einen Menschen krank machen, insoferne man den Zustand des Körpers, welchen wir mit *Verweichlichung*, *Verzärtelung* der Haut bezeichnen, als Krankheit auffasst, da er stets mit einer gewissen nervösen Abgespanntheit, geringen Leistungsfähigkeit der Muskulatur auf die Dauer — andererseits mit grosser Reizbarkeit gewisser Theile des Nervensystems gegen geringfügige Einwirkungen begleitet ist.

Diese Reizbarkeit erstreckt sich insbesondere auch auf entgegengesetzte thermische Einwirkungen — je grösser die Verweichlichung, desto leichter antwortet der Körper auf mehr oder minder rasche oder intensive Entziehung der Wärme. Wir bezeichnen diesen Zustand mit *Erkältbarkeit*, und ihren Effekt mit *Erkältung*. Die *Erkältung setzt stets die Erkältbarkeit*, mit anderen Worten, die *Disposition des Körpers voraus*.

Ich nehme also an, dass thermische Einwirkungen sowohl eine allgemeine Disposition des Körpers hervorzubringen vermögen, wie auch als Krankheitserreger wirken können und zwar beidemale von der Haut aus.

Die acuten, subacuten und chronischen Einwirkungen der Wärme sowohl wie die Erkältung äussern ihre Einflüsse zunächst auf den Gesammtorganismus; wir haben mit später zu erwähnenden Ausnahmen keine Anhaltspunkte, direkte Beziehungen zwischen bestimmten Hautbezirken und einzelnen Organen oder Organabschnitten unseres Körpers — also z. B. zwischen den Füssen und der Darm- oder Nasenschleimhaut anzunehmen. Treten nun, wie dies in der Regel der Fall ist, Lokalerkrankungen bei der Erkältung auf, so genügt dieselbe niemals vollständig zur Erklärung der ganzen Krankheit, wir müssen vielmehr stets auch nach *localen Einwirkungen* suchen, *welche der Erkältung vorausgegangen sind* — mit anderen Worten, *nach der localen Disposition.*

Für die länger dauernde oder öftere Einwirkung niederer Temperaturen fehlt uns ein Collectivwort, und doch hören wir häufig, dass unsere Patienten in Folge der mannigfachsten Ursachen viel Kälte ausgestanden, häufig an kalten Füssen gelitten — und Niemand wird das ätiologisch für gleichgültig halten.

Die näheren Vorgänge, insbesondere die Veränderungen der Haut, welche bei länger dauernder Einwirkung von Wärme oder Kälte vor sich gehen, sind noch nicht genügend studirt, trotzdem wir characteristische Unterschiede z. B. zwischen einer normalen und verzärtelten Haut finden, wobei ich nur an die so verschiedene Neigung zu Schweisssecretion erinnere. Nur gewisse Beziehungen zur Körpertemperatur sind uns durch die Versuche von Hoppe-Seyler[1], Rosenthal[2] und Andern klar geworden.

Noch gar nicht erforscht sind die Einwirkungen, welche auf die Verdunstung wirken — wir haben nur gegründete Ursache, in ihnen pathogenetische Differenzen mancher Klimate zu suchen. Etwas bestimmtes wissen wir darüber nicht, da erst in der neuesten Zeit durch die Versuche von Erismann der Einfluss des Feuchtigkeitsgehaltes der Luft auf die Verdunstung Seitens der Haut bewiesen worden ist, während der Einfluss der Temperatur ein so auffälliger ist, dass ihn Jedermann kennt.

Als Gegensatz zur Erkältung könnten wir als Krankheitserreger noch gehinderte Wärmeabgabe Seitens der Haut als Theilerscheinung der Ueberhitzung auffassen (?). Ob Minderung der Hautperspiration oder allzustarkes Hervortreten derselben als Krankheitserreger wirken könne, ist möglich — wir wissen über diese Dinge jedoch noch nichts Näheres.

Dies ist der Standpunkt, von welchem ich ausgehe, und ich glaube mit dem grössten Theil der Beobachter mit dieser Auseinandersetzung übereinzustimmen.

Die gefundenen Differenzen zwischen Foos und Betz sowie bei den anderen Familien in Betreff der Wärmeökonomie und der Verdunstung könnten nun direkt auf die äussere Haut bezogen werden, wenn nicht mächtige Compensationsmittel zu beachten wären, welche diese Einwirkungen zu modificiren vermögen — ich meine die Bekleidung.

[1] Virchow's Archiv, XI, 456.

[2] Zur Kenntniss der Wärmeregulirung, 1872.

Ich werde sie in Folgendem etwas mehr berücksichtigen, da ich über die Compensation durch Heizung schon Mittheilungen gemacht habe. Ueber das Theoretische der Bekleidungslehre kann ich auf die Arbeiten von Pettenkofer und meine frühere Abhandlung verweisen.

Was nun die Disposition zu Catarrh anbelangt, so ist das Gesammtresultat meiner Beobachtungen nicht neu. So sagt schon Schönlein: „Leute mit vulnerabler, leicht schwitzender Haut werden besonders gern von Catarrhen befallen.“ Und ebenso bekannt ist es, dass diese „Vulnerabilität des Hautorgans“ eben sowohl durch zu warme Kleidung, als durch hohe äussere Temperaturen hervorgerufen werden kann. Aehnliches sagen Gerhard, Niemeyer und A., und gerade die grosse Menge von Beobachtern, welche dies bestätigen, ist der beste Beweis für den pathogenetischen Zusammenhang zwischen Catarrh und der Verweichlichung der Haut.

Die älteren Beobachter legen insbesondere viel Werth auf diese Einflüsse, und meines Erachtens mit Recht. Ich verweise auf die Zusammenstellung in Sacchse, l. c., pag. 20. Man darf jedoch nicht aus dem Auge verlieren, dass nur die Disposition zu diesen Prozessen gelegt wird; ob in einem gegebenen Falle eine Erkrankung entsteht, hängt davon ab, ob das Gleichgewicht zwischen Haut und den innern Organen gestört wird, oder — ob irgend ein anderer Krankheitserreger einwirkt. *Wenn die Disposition nicht ausgelöst wird, so kann dieselbe sehr lange schlummern; ungünstige Einflüsse müssen sich aber dann in ihrer Wirkung cumuliren.*

Dies scheint nun bei den Kindern von Foos der Fall gewesen zu sein. Ausserdem dass dieselben in einer wärmeren Luft lebten, waren sie sorgfältiger gekleidet und viel sorgsamer vor Erkältung gehütet. Frau Foos äusserte sich einmal, es kränke sie Nichts mehr, als dass gerade ihre Kinder, die doch so sorgsam gekleidet, genährt und vor Erkältung geschützt wären, gestorben seien, während andere Familien, deren Kinder schlecht genährt, halb wild aufwachsen, vor ähnlichem Unglück bewahrt blieben. Aehnliches äusserte Frau Zindel, die 5 Kinder verlor, und meine Beobachtungen bestätigen nicht allein die Angaben dieser beiden Frauen, sondern ich habe in so vielen Fällen gerade bei Croup und Diphtheritis eine Verweichlichung der Haut durch zu warme Kleidung getroffen, dass ich an dem pathogenetischen Zusammenhang nicht zweifeln möchte.

Von Zeit zu Zeit pflegte ich die Kinder von Foos und Betz zu untersuchen, und beachtete dabei stets die Beschaffenheit der Haut. Die Kinder von Betz hatten viel öfter kalte Füsse, als die von Foos — entsprechend dem kälteren Boden, der schlechteren Bekleidung und dem häufigern Hinauslaufen vor die Thüre. Ich schreibe es theilweise diesem Umstande zu, dass die Foos'schen Kinder weniger an Catarrhen litten; bei ihnen wurde die Disposition nicht ausgelöst, die ungünstigen Einflüsse cumulirten sich und sie erkrankten dafür später an den schweren Formen: Croup und Diphtheritis.

Nicht aufgeklärt erscheint mir die Beobachtung, dass die Kinder von Betz während des Winters grössere Neigung zu Schweiss hatten als die von Foos. Die Betz'schen Kinder transpirirten Nachts häufiger, trotzdem die Temperatur des Schlafraums eher etwas niedriger und sie nicht wärmer bedeckt waren als die Foos'schen Kinder. Ob dies mit der trockenen Luft bei Foos zusammenhing oder mit der Nahrung, vermag ich nicht zu entscheiden, wahrscheinlich mit beiden Einflüssen. Im Sommer scheint es umgekehrt zu sein: die Kinder von Betz transpirirten weniger beim Spiele als Kinder, die während des Winters sehr verweichlicht erzogen waren; diese Beobachtung, welche sich nicht so leicht beweisen lässt, bedarf übrigens noch der Bestätigung.

Ein gleicher pathogenetischer Zusammenhang wie mit den Luftwegen besteht aber auch mit den Nährwegen. Verweichlichte Individuen haben häufig auch Neigung zu Catarrhen derselben. Ich erinnere an das Citat von West: „dass Kinder, die von Juni bis September an Durchfall leiden, im Frühjahr und Herbst gern von Catarrh befallen werden." Der gemeinsame Component ihrer Disposition ist die „vulnerable, leicht schwitzende, verzärtelte Haut." Jeder Arzt kennt solche Kinder, und auch bei Erwachsenen ist diese Categorie nicht selten. Häufig trifft man bei Letzteren das Verhältniss so, dass ihre Nährwege gegen Diätfehler sehr unempfindlich sind, sehr empfindlich sind sie gegen „Erkältung, kalte Füsse."

Wie Verweichlichte Abkühlung schlecht ertragen, so können sie auch schlechte Wärmeableitungsbedingungen nicht so leicht aushalten als Menschen mit normaler Haut. Die grössere Empfindlichkeit von verweichlichten plethorischen Individuen bei grosser Sommerhitze kann man zu solcher Jahreszeit täglich beobachten. Aber auch bei solchen Individuen, welche man nicht als plethorisch bezeichnen kann, ist dies der Fall. So war z. B. Frau Foos in demselben Grade gegen hohe Sommertemperaturen empfindlich wie gegen Kälte, im Gegensatz zu Frau Betz. Die Compensationsvorrichtungen der Verweichlichten scheinen *gleich schlecht bei Wärme wie bei Kälte zu fungiren*, und die Betreffenden sind gleichsam auf geringere Temperaturschwankungen eingestellt. Ich verweise auf das Schlusscapitel, in welchem ich Belege für diese Beobachtung anführen werde.

Die ungleiche Vertheilung der Wärme in geheizten Räumen ist, so bekannt sie auch, doch nur wenig ätiologisch verwerthet. Der Kopf ist beim Stehen oder Sitzen von warmer Luft umgeben, während die unteren Extremitäten, besonders aber die Füsse, der kalten Luft ausgesetzt sind. Dass es sich nicht um unbedeutende Differenzen handelt, lehrt ein Blick auf Tab. XXV, A *g-h*. Ihre Resultate sind, je weniger die Muskeln der unteren Extremitäten in Bewegung, also Wärme produciren, *kalte Füsse und heisser Kopf*, i. e. Anæmie des peripheren Kreislaufs der unteren Extremitäten, Hyperæmie des Kopfes und des Gesichtes.

Wie langsam Boden und Wände eines nicht ausgeheizten Zimmers sich erwärmen, hat mein verehrter Lehrer Pettenkofer[1] nachgewiesen. Zu den Unannehmlichkeiten der vermehrten Wärmestrahlung tritt nun noch der Missstand, dass der Zwischenraum zwischen unsern Kleidern und der äussern Haut sich wie ein Kamin verhält.

Es bildet sich ein aufsteigender kalter Luftstrom, der an den Füssen beginnt; bei gleicher Temperatur müssen wir uns desshalb im geheizten Zimmer wärmer kleiden als in der freien Luft. Wir compensiren durch Hinderung der Strahlung die Wärmemengen, die der aufsteigende kalte Luftstrom der Haut entzieht.

Eine Fluxion tritt aber, wie nach der oberen Körperhälfte, so auch nach den inneren Organen ein, die um so stärker, je grösser die Blutmasse und je stärker die Kälte einwirkt, abgesehen von anderen hier nicht näher interessirenden Factoren. Diese Fluxion erstreckt sich nun auch auf die Schleimhaut der Respirationsorgane,

[1] Beziehungen der Luft zu Kleidung, Wohnung und Boden, 1872, p. 7.

und deren Effect ist um so grösser, je wärmer die Luft, welche wir einathmen, i. e. je stärker der durch sie beeinflusste Congestionszustand der Gefässe.

Nur auf diese Weise können wir eine *locale* Wirkung der Kälte auf die Schleimhaut der peripheren Theile der Luftwege von der Haut aus erklären. Es sind dies Einwirkungen von geringer Intensität, aber man bedenke die cumulirende Wirkung, wenn das Wochen- und Monatelang fortgeht.

Ich will aber andere Erklärungsweisen in keiner Weise ausschliessen, wenn ich die direkte Einwirkung der Kälte auf den Kreislauf voranstelle, noch sagen, dass dieselbe der massgebende Factor der Pathogenese. Es ist wahrscheinlich, dass die indirekten Wirkungen der Kälte auf das nervenreichste Organ unseres Körpers durch Vermittelung der Centralorgane unseres Nervensystems auf die inneren Organe die wichtigeren sind.

Dass kalte Füsse eine ausserordentlich häufige Ursache von Erkrankungen, darüber wird wohl bei keinem beobachtenden Arzte ein Zweifel existiren. Um eine kleine Statistik zu erwähnen, von 28 an Catarrhen der Respirationsorgane leidenden Frauen notirte ich bei 19 Klagen über kalte Füsse, und die Analyse ergab, dass dieselben häufig Wochen-, ja Monatelang vorausgingen, dass sie also nicht als Symptome, sondern als Ursachen der Erkrankung betrachtet werden müssen. Ich möchte bei dieser Gelegenheit erwähnen, dass insbesondere bei chlorotischen Individuen das Gefühl für kalte Füsse verloren geht, also eine verminderte Sensibilität der peripheren Nerven vorkömmt. Bei negativen Angaben untersucht man desshalb am klügsten selbst die Füsse. Bei Kindern ist dies natürlich stets nothwendig; wer dies öfters thut, wird staunen, *wie häufig kalte Füsse bei Kindern vorkommen, auch wenn sie im warmen Zimmer gehalten* sind, und man wird sich gleichzeitig überzeugen, dass nur gut beobachtende Mütter dies bemerken, dass sie also in der Regel übersehen werden.

Ob nun Fluxionen zu Stande kommen oder nicht, hängt wie bemerkt von der Stärke des Blutdruckes ab. Bei ungeschwächter Herzkraft überwiegen die Fluxionen, bei geschwächtem linken Ventrikel treten die Erscheinungen der Stauung in den Vordergrund. Bietet nun der grosse Kreislauf so hochgradige Widerstände, wie bei der Kältecontraction der Haut, so können Stauungen eintreten bei atrophischen Kindern, bei geschwächten anämischen Individuen, u. s. w. In der That überwiegen bei gut genährten kräftigen Individuen die leichteren Erkrankungen der Peripherie der Luftwege; bei schwächlichen Individuen, bei Kindern die Erkrankungen der Bronchien, der Alveolen und des Parenchyms.

Ganz anders wirken kalte Füsse oder Kälte von der Haut aus *im Freien.* Eine Collateralfluxion nach den Gefässen der Nase, des Kehlkopfes und der Bronchien kann hier nicht in dem Maasse eintreten, da dieselben wie die Gefässe der Haut durch die kalte Athemluft stärker contrahirt sind, als bei warmer Inspirationsluft im künstlichen Klima. Es ist nach meiner Beobachtung ein Unterschied, ob wir etwa im Freien an kalten Füssen leiden, oder im Zimmer. Die Stubensitzer leiden mehr an Catarrhen der Peripherie, während Arbeiter, die im Winter im Freien arbeiten, selten an Schnupfen erkranken.

Die Widerstände, welche der linke Ventrikel zu überwinden hat, kann aber zu *Stauung nach der Lunge Anlass* geben, welche um so hochgradiger wird, *je grösser die Blutmenge und je schwächer der linke Ventrikel.* Auf diese Weise kann, wenn sich diese Einwirkungen cumuliren, die Disposition zu Erkrankungen der Lungen entstehen oder es ist, bei einmaliger Einwirkung und schon vorhandener Disposition, die Gelegenheitsursache zur Entstehung von solchen gegeben.

Bei vielen Berufsarten welche im Freien arbeiten, überwiegen theilweise aus diesem Grunde die Erkrankungen der Lungen und Bronchien. Haben sie viel durch Kälte zu leiden, so erkranken sie nicht an Schnupfen, Pharynxcatarrh, sondern sie erkranken an Bronchialcatarrhen und Pneumonien.

Ich werde darauf in dem Capitel über die Lungenentzündung und über den Einfluss des Geschlechtes noch einmal zurückkommen. Der Leser findet in Tab. XXVI B, dass viel mehr Männer an Pneumonie sterben, als Frauen. Das kann doch nur in der verschiedenen Art und Weise der Beschäftigung liegen.

In dem Vorhergehenden habe ich die längerdauernde Einwirkung der Kälte ins Auge gefasst, und den cumulativen Effect derselben.

Zur Erklärung derselben möchte ich noch darauf hinweisen, dass nach den Versuchen von Cl. Bernard nach hochgradigen Einwirkungen niederer Temperaturen eine Lähmung des Herzens statt hat, und es ist desshalb erlaubt anzunehmen, dass die länger dauernde Einwirkung der Kälte, wenn sie auch weniger intensiv ist, schwächende Wirkungen hervorzurufen im Stande ist.

Auf diese Art erkläre ich mir eine Epidemie von Lungenentzündung unter den Holzhauern des Kirkeler Waldes (Rheinbayern), welche ich während des Winters von 1867-68 beobachtet habe. Unter diesen erkrankten, nach längerer nasskalter Witterung, fast lediglich diejenigen, welche mit dem Absägen der Baumstämme beschäftigt waren, während die Arbeiter, welche das Abhauen der kleineren Stämme, der Aeste, das Spalten und Aufsetzen des Holzes zu besorgen hatten, fast alle verschont blieben. Um recht lange Stämme zu erhalten, wurden die Bäume möglichst nahe an den Wurzeln abgesägt; eine Arbeit, welche bei unthätigem Unterkörper keine grosse Muskelanstrengung erfordert. Die Arbeiter litten desshalb sehr durch die Kälte; es mag indessen auch die gebückte, das freie Athmen hindernde Stellung der Arbeiter beim Sägen zur Entwickelung der Pneumonieen beigetragen haben. Der betr. Oberförster wollte desshalb wieder zu der alten Methode des Abhauens der Bäume zurückgehen, eine Arbeit, welche bedeutendere Muskelanstrengung erfordert, das Vollathmen weniger hindert, und bei welcher der Unterkörper viel weniger unthätig ist. Genauere Aufzeichnungen fehlen mir leider.

Ich habe erwähnt, dass kalte Luft eingeathmet ihre wasserentziehende Wirkung erst in den feineren Bronchien und Alveolen äussert, da sie sich hier rasch erwärmt und bedeutende Wassermengen aufzunehmen im Stande ist. Freilich erweitern sich die Luftwege, und die Oberfläche wird eine unendlich viel grössere. Aus diesem Grunde fällt es mir schwer unzunehmen, dass unter normalen Verhältnissen die kalte Lutf einen krankmachenden Reiz auf die Zellen auszuüben vermöge.

Die Oberfläche der Alveolen kann jedoch durch die mannigfachsten Zustände verkleinert sein. Bei der Plethora abdominalis ist dies schon der Fall, noch mehr aber bei Stauungszuständen von Seiten des Herzens, bei pleuritischen Exsudaten, oder es kann auch eine allgemeine grössere Reizbarkeit des ganzen Körpers existiren. Ob in solchen Fällen die kalte Luft nicht einen krankmachenden Reiz auf die Zellen der Alveolen auszuüben im Stande ist, bleibt späteren Beobachtungen vorbehalten.

Den Holzhauern entgegen gesetzt verhalten sich die Hochofenarbeiter, Puddler, Schweisser. Ich habe schon erwähnt, dass dieselben während ihrer Beschäftigung eine sehr heisse Luft einathmen, allerdings nur den achten oder zehnten Theil der Arbeitszeit. Eine locale Disposition der ersten Athemwege kommt nicht in auffallender Weise zu Stande, weil sie Gelegenheit haben, während des weitaus grösseren Theiles der Arbeitszeit kühlere Luft einzuathmen. Bei der grossen Muskelanstrengung und dem starken Schwitzen, sowie um sich abzukühlen, trinken sie ausserordentlich grosse Quantitäten von Wasser oder wässerigen Flüssigkeiten. Es ist auch möglich, dass durch den gesteigerten Druck im Gefässsystem und reichliche Ausscheidung von Wasser die oberflächlichen Schichten der Luftwege vor den Schädlichkeiten der trocken-warmen Inspirationsluft geschützt sind. Sie leiden selten an Catarrhen der feineren Bronchien, etwas häufiger an solchen der peripheren Theile der Luftwege.

Noch viel seltener als Bronchialcatarrhe sind acute Pneumonieen; und zwar, wie ich glaube, weil diese Leute der länger dauernden Einwirkung von Kälte gar nicht ausgesetzt sind: sie haben stets Gelegenheit, sich durch Zurückziehen an den Ofen wieder zu erwärmen. Der periphere Kreislauf ist bei der Arbeit gefüllt und gibt zu Rückstauungen nach der Lunge keinen Anlass. Indessen altern diese Leute ziemlich rasch, und bei Nachlass der Kräfte treten gewöhnlich chronische Pneumonieen der Lungenspitze mit dem Ausgang in Phthisis auf.

In Folge des vielen Wassers, welches sie wegen des Schwitzens zu trinken genöthigt sind, neigen diese Arbeiter sehr zu Magencatarrhen und rheumatischen Affectionen, deren Genese man allerdings auch mit der grossen Wärme, welche auf die Haut einwirkt, in Verbindung zu setzen hat. Auch im Winter, bei Erkältungen, treten solche mindestens ebenso häufig als Bronchialcatarrh auf. Massenhaft erkranken sie an Magen- und Darmcatarrhen im Hochsommer, bei schlechten Wärmeableitungsbedingungen, so dass die Fabrikanten genöthigt sind, während der Nachmittagsstunden die Oefen zu schliessen.

Es ist dies ein grosser Nachtheil für Arbeiter und Fabrikanten. Ich gab mir Mühe, die Arbeiter versuchsweise zu Wärmeentziehungen durch kalte Waschungen zu bewegen. Es kostete mich viele Mühe, denn eine Menge von Erzählungen circuliren unter ihnen über Erkrankungen, die durch unvorsichtiges Abkühlen der Haut entstanden sind, und in der That, einige Versuche, die ich vornahm, scheiterten, da die Betreffenden behaupteten, die Wärmeentziehungen schlecht ertragen zu haben, was ich in zwei Fällen auch insofern bestätigen konnte, als die Betreffenden an Magencatarrh erkrankten. Ich stand um so rascher von meinen Versuchen ab, als damit nur ein alter Erfahrungssatz bestätigt wurde, dass der Körper bei Muskelanstrengung und schwitzender Haut rasche Wärmeentziehungen schlecht erträgt. Diese Arbeiter achten denn auch äusserst sorgsam darauf, dass sie sich nicht rasch abkühlen: mitten im Hochsommer ziehen sie mit schweren Mänteln zur Arbeit, um nach deren Beendigung gegen rasche Abkühlung geschützt zu sein.

Ich glaube übrigens, dass es doch möglich wäre eine Abkühlung zu versuchen, jedoch müsste dieselbe *vor* der Arbeit stattfinden.

XIX.

Einflüsse der Muskelthätigkeit.

Die Wirkung der Muskelthätigkeit muss aetiologisch nach mehreren Seiten ins Auge gefasst werden. Die Blutmenge, welche der Bewegungsapparat im Zustande der Ruhe enthält, wird von 36,6 % auf 66 % der Gesammtblutmenge bei bestehender Contraction erhöht[1]. Die Blutvertheilung ist also bei einem unthätigen Menschen eine andere als bei einem thätigen, und bei letzterem können Congestionszustände in den innern Organen (Gehirn, Lungen und Unterleibsorganen) weniger leicht vorkommen, als bei ersterem.

Ferner verhindert die Muskelbewegung eine Erkaltung des

[1] Ranke, die Blutvertheilung der Organe, 1871.

Körpers, da die Grösse der Wärmeproduction bis zu einem gewissen Grade von ihr abhängig ist.

Drittens übt die Muskelbewegung durch Steigerung der Körperwärme einen physiologischen Reiz auf die Herzthätigkeit aus; bei der Arbeit nimmt der Blutdruck zu. Die durch die grössere Wärmeproduction bedingte Erweiterung der peripheren Gefässe überdauert aber die Arbeitszeit, und nach derselben ist der Verlust an Wärme und Schweiss grösser als nach der Ruhe (Walther, Pettenkofer und Voit). Der Körper entwärmt und entwässert sich nach der Arbeit c. p. besser als nach der Ruhe. Ueber das Nähere verweise ich auf die Darstellung in Ranke's Physiologie, 1861, p. 563.

Während die Leistungsfähigkeit des Herzens mit der der willkürlichen Muskeln zunimmt, bringt eine *Ueberanstrengung* derselben Gefahren für den Körper durch allzu gesteigerten Blutdruck, durch Uebermüdung des Herzens mit nachfolgender Minderung der Herzkraft und durch Steigerung der Körperwärme, welche, wenn sie ein gewisses Maass überschreitet, nachtheilig auf die Herzkraft wirkt.

Wie die Erfahrung aller Zeiten die engen Beziehungen der Haut zu entzündlichen Krankheiten gelehrt hat, so sehen wir auch von jeher eine gleichmässige, nicht übergrosse Muskelthätigkeit als eine Quelle der Gesundheit, Unthätigkeit oder Ueberanstrengung derselben als mögliche Ursache von Erkrankungen an. Und wie die Haut eines Verweichlichten leichter auf den Reiz der Kälte antwortet, so antwortet auch der Körper eines an Muskelthätigkeit nicht Gewöhnten leichter auf den Reiz der Ueberanstrengung.

Ohne auf die physiologische Erklärung näher einzugehen: wir beziehen die Wirkung der Muskelthätigkeit vorzugsweise auf unsere Wärmeökonomie und auf Aenderungen, welche in dem Gefässsystem statt finden. Dass in der That enge Beziehungen mit der Wärmeökonomie bestehen, lehrt wieder die tägliche Erfahrung — je ungünstiger die Wärmeableitungsbedingungen, desto schlechter ertragen wir Muskelanstrengungen — ferner steigert sich nach starker Muskelanstrengung die Erkältbarkeit, was wir nicht allein der gesetzten grösseren Temperatur-Differenz zwischen Haut und äusseren Medien, sondern auch dem vorherigen stärkeren Blutdrucke im ganzen Gefässsysteme zurechnen müssen. Auf diese Weise erklären sich die unangenehmen Folgen eines kalten Bades nach Ueberhitzung.

Was meine Beobachtungen anbelangt, so bestätigen sie zunächst die eben erwähnten allgemeinen Verhältnisse, deren Besprechung mir der Leser erlassen wird, denn wer hat sich nicht selbst schon einen Catarrh der Athem- oder Nährwege oder auch einen Rheumatismus nach Ueberhitzung zugezogen?

Der krankmachende Reiz der Ueberanstrengung wirkt zunächst am Orte der Wärmeproduction ein — bekanntlich bringen wir gewisse Erkrankungen der Muskeln in pathogenetischen Zusammenhang mit ihrer Ueberanstrengung, und ich möchte, worüber später, in der einseitigen Anstrengung gewisser Muskelgruppen die Ursache der Phthisis bei manchen Gewerben suchen. Auch die Ueberanstrengung der Muskulatur des Kehlkopfs kann eine locale Wirkung auf die Schleimhaut des Kehlkopfs ausüben. Aber ausserdem haben wir keinen Anlass, besondere Beziehungen zu bestimmten Organen oder Organtheilen zu muthmassen, so wenig wie von Seiten der Haut. Den krankmachenden Reiz der Ueberanstrengung müssen wir zunächst wieder mit den erwähnten Ausnahmen auf den ganzen Körper beziehen, und es hängt von der localen Disposition ab, wo sich die Krankheit bei acuten Einwirkungen localisirt.

Die locale Disposition wechselt nun, wie nach Jahreszeiten, so auch durch die Einflüsse der Beschäftigung. Landleute leiden in der kalten Jahreszeit nicht selten an Catarrhen der Athemwege. Ihre Disposition heilt indessen in Folge des günstigen Einflusses der frischen Luft, der Muskelthätigkeit und leichterer Bekleidung gründlicher aus, als bei Bewohnern von Städten, welche sich durch längeren Aufenthalt im künstlichen Klima eine grössere Disposition heranziehen und dieselbe nicht so gründlich zu beseitigen vermögen, als derjenige, der auf dem freien Felde arbeitet.

Im Sommer ziehen sich nun die Arbeiter auf dem freien Felde in Folge grosser Anstrengung, besonders während der Ernte, geradeso wie die Arbeiter am Hochofen, durch die fortwährende Einwirkung der Wärme auf die Haut und durch vieles Wassertrinken — die Disposition zu Magen- und Darmcatarrhen zu. Sie erkranken zu dieser Zeit am häufigsten an Magen- und Darmcatarrhen, wie jeder Arzt auf dem Lande weiss, ohne dass mit dem Gesagten das Vorkommen von Sommercatarrhen und Sommerpneumonieen bei den Landleuten verneint ist. Es kommt bei ihnen vor Allem auf die vorhandene Disposition an, welche sich manchmal von der Kindheit her bis in das spätere Alter verschleppt.

Häufiger als bei Landleuten haben wir Gelegenheit bei Städtern die Entstehung von Catarrhen in Folge von Muskelanstrengung im hohen Sommer zu beobachten. Sie befallen vorzugsweise Verweichlichte mit allzu üppiger Ernährung, deren Muskulatur nicht geübt ist. Nach meiner Auffassung schleppen sie ihre unausgelöste locale Disposition noch vom Winter her mit sich herum, und unter dem Einflusse der Schädlichkeit einer warm-trockenen Sommerluft, der gesteigerten Respiration, der ungewohnten Muskelanstrengung und endlich auch der Gelegenheit zu rascherer Abkühlung der Haut, tritt die Erkrankung ein und localisirt sich in den Luftwegen. In manchen Fällen handelt es sich auch nur um eine acute Steigerung chronischer Prozesse.

Ich glaube, wir erklären auf diese so einfache und ungezwungene Weise die Disposition zu den Sommercatarrhen und insbesondere zu dem sogenannten Heufieber, welches nach den „übereinstimmenden Urtheilen aller Beobachter um so sicherer und intensiver erscheint, je heisser und trockener die Luft ist" (Hirsch, l. c., pag. 14), und zwar im Früh-, nicht im Spätsommer. Als spec. Krankheitserreger nimmt man den Blüthenstaub des getrockneten Heues oder des Roggens an. Aber dieser Blüthenstaub hat die merkwürdig noble Passion, dass er bei Landleuten, welche den pathogenetischen Einflüssen am meisten ausgesetzt sind, gar nie, sondern ausschliesslich unter den gebildeten Volksklassen Erkrankungen verursacht (Blackley)[1]. Ich möchte mich, obwohl ich keine eigenen Erfahrungen habe, Decaisne[2] anschliessen, wenn derselbe sagt, es liege kein Grund vor, die Genese dieses Leidens auf die Einwirkung von Blüthenstaub zurückzuführen, und dass der Einfluss desselben höchstens ein secundärer sei. Dazu führt auch die Thatsache, dass das Heufieber wie ein gewöhnlicher absteigender Catarrh sich verhält. Zültzer beschreibt ihn folgendermassen: „Die Affection befallt ausschliesslich und zwar in der nach-

[1] Zültzer bei Ziemssen, II, 2, pag. 517.
[2] Gaz. hebd., 1872.

stehenden Reihenfolge die Nasenschleimhaut, die Conjunctiva, die Schleimhaut der Mundhöhle, der Fauces und des Larynx, der Trachea und der Bronchien. Mit der Zahl der eingeathmeten Pollen kann man dies Absteigen doch nicht erklären.

Z. bemerkt ausdrücklich, dass die Affection der Mundschleimhaut eine geringe sei. Ich verweise darüber auf das Kapitel Rachenring. Die Mitbetheiligung der Conjunctiva treffen wir häufig bei Masern und absteigenden Catarrhen als Ausdruck der allgemeinen Disposition und des fortgeleiteten (?) Reizes.

Eine ähnliche Pathogenese scheint die in Indien vorkommende heftige Form von catarrhalischer Entzündung der Nasenschleimhaut, mit Namen Nakra, zu haben, welche Hirsch, l. c., pag. 18 f. beschreibt, und die am häufigsten gegen Ende der heissen Jahreszeit auftritt. Als wesentliche Gelegenheitsursache werden „unregelmässige Lebensweise, unvorsichtiges Verhalten während der Arbeit im Freien bei Sommerhitze" angeführt. Nakra hat die Eigenthümlichkeit, Europäer nicht zu befallen, welche in Indien schwerlich bei Sommerhitze auf dem freien Felde arbeiten. Der *locus minoris resistentiæ* des Europäers in Indien ist vielmehr der Darmcanal, welcher in nördlichen Klimaten viel weniger geschont wird, als bei den mässig lebenden Bewohnern südlicher Klimate.

Je jünger ein Kind ist, desto mehr müssen wir berücksichtigen, dass seine Muskulatur noch nicht geübt ist, und dass jede Ueberanstrengung derselben die genannten nachtheiligen Folgen hervorzubringen vermag.

Bei Kindern, die den Winter über viel weniger Gelegenheit haben, ihre Muskulatur zu üben, beobachten wir denn auch im Sommer häufig Catarrhe der Athemwege, insbesondere der Nasenschleimhaut, und zwar häufiger, als bei Erwachsenen. Nach meinen Berechnungen scheinen die Catarrhe im Münchener Kinderspital doppelt so häufig im Sommer zu sein, als unter den Erwachsenen im allgemeinen Spital, selbstverständlich im Vergleich zum Winter. — Es wäre interessant dies Verhältniss noch näher zu prüfen; mir fehlt das Material hiezu.

In einigen Fällen ergab mir nun die Anamnese, dass vor Erkrankungen an diphtheritischer Angina (bei 5) und Croup (3) längere Zeit vorher fortgesetzte Ueberhitzung während des Spielens in der Sommerwärme der Erkrankung vorausgegangen war. Insbesondere habe ich einige intensive Fälle von Rachendiphtheritis nach ihnen auftreten sehen, und die Anamnese ergab dann, dass die Erkrankung mit einem ungewöhnlich heftigen und langdauernden Schnupfen begonnen habe. Ich habe indessen nur etwa 30 Fälle darauf examinirt.

Jedenfalls geht daraus hervor, dass dieser Einfluss ebenso wenig wie die Erkältung constant ist. Wenn ich trotzdem Ueberanstrengung der Muskeln als einen möglichen Componenten der Disposition auffasse und glaube, dass sie eine schon vorhandene locale Disposition mächtig zu steigern im Stande ist, so bewegt mich dazu ausser den betr. Beobachtungen noch der Umstand, dass wir uns die Einwirkung mit der Steigerung der Körperwärme, der Herzaction und damit des Blutdruckes sowie der Athemthätigkeit recht wohl erklären können, sowie analoge Beobachtungen bei Ruhr, Blattern und Pneumonieen. Diese Krankheiten verlaufen entschieden schlimmer, wenn eine derartige Gelegenheitsursache der Erkrankung vorausgegangen war, ferner die bald zu erwähnende Epidemie von Avignon.

XXI.

Die meteorischen Einflüsse.

In der Jahrescurve ist der Begriff „Jahreszeit“ nur der Ausdruck der durchschnittlichen Witterungsverhältnisse, und wir müssen demnach Alles, was wir auf die Jahreszeiten beziehen, schliesslich auf die Witterung zurückführen.

Sobald ein Einfluss der Jahreszeiten auf die Häufigkeit einer Krankheit constatirt ist, so ist damit auch ein Einfluss der Witterung bewiesen, ob wir nun direkte Einwirkungen von Temperatur u. s. w. im Freien oder in den Wohnzimmern auf den menschlichen Organismus annehmen, oder indirekte etwa auf die specif. Krankheitserreger, z. B. das Vorkommen schädlichen Blüthenstaubs, oder noch indirectere, das Fallen des Grundwassers, u. s. w.

Das Studium des Einflusses der Jahreszeiten (der Jahrescurven) ist desshalb so wichtig, weil wir damit einen Anhaltspunkt für die

Beurtheilung des Einflusses der Witterungsverhältnisse erhalten, ob wir nun Temperatur u. s. w. im Freien oder in den Wohnräumen in's Auge fassen.

Wenn nun viele Beobachter bestimmte Einflüsse der Witterung auf die Häufigkeit der in Rede stehenden Krankheitsprocesse *nicht* gefunden haben, so hat das zwei Gründe, und zwar zuerst, weil das künstliche Klima nicht in Betracht gezogen und fast stets nur die freie Atmosphäre berücksichtigt wurde.

Eine grosse Reihe von Beobachtungen lässt sich direkt für die Einflüsse des künstlichen Klima's verwerthen, so z. B. eine Croupepidemie in Tübingen 1807, welche Autenrieth[1] nach einer Ueberschwemmung entstehen sah, als die Bewohner wieder zu früh in ihre Erdgeschosse herabgezogen und diese durch zu *starkes Einheizen* zu trocknen suchten, welches durch fortdauernde nasskalte Witterung verzögert wurde und so die Bewohner bald heissen Dämpfen, bald feuchter Kälte ausgesetzt waren. Mit jedem Worte ist hier der Einfluss des künstlichen Klimas genannt.

Oder wenn Abelin von Schweden mittheilt[2]: „Croup ist am häufigsten von November bis Mai, besonders wenn nördliche und östliche Winde einige Zeit hindurch geweht haben, sowie wenn sie von Schneegestöber begleitet sind.“ Das sind doch Witterungsverhältnisse, bei denen Kinder zu Hause bleiben. Und die Nord- und Ostwinde sind gerade diejenigen welche auch bei uns in üblem Rufe stehen, und welche (nach Schübler, l. c., p. 78) die trockensten sind; sie machen unsere Wohnungen trocken, die Verdunstung in den Wohnräumen grösser, die Temperatur-Differenz zwischen Boden und Decke grösser.

Oder wer bezieht nicht den Satz des Engländers Ballard: „je mehr Regen, je mehr Diphtheritis“, was übrigens schon Michaelis[3] gefunden hatte, auf das künstliche Klima? Je mehr es regnet, desto mehr müssen die Kinder im Haus gehalten werden, und desto leichter ziehen sie sich nasse und kalte Füsse zu, wenn dies nicht der Fall ist.

Ich könnte diese Verhältnisse noch durch anderer Citate belegen; allein ich halte es für nutzlos, da ich über die Beschaffenheit des

1 Hufeland's Journal, 1809, VI, 28.

2 Journal für Kinderkrankh., 1865.

3 Bei Sacchse, l. c., p. 30.

künstlichen Klima's an anderen Orten nichts Näheres weiss. Aber es wird wohl überall wie bei uns sein, — wenn es kalt ist, wird eingefeuert, man ist gezwungen die Kinder im Zimmer zu halten, — und man thut wohl daran. Dass ähnliche Differenzen in der Art und Weise der Wärme-Compensation existiren, wie zwischen Foos und Betz, darf man wohl auch annehmen.

Wenn wir einen richtigen Einblick in unsere Beziehungen zur Wärme, Verdunstung u. s. w. erhalten wollen, so bleibt kein anderer Weg, als dass wir berechnen, wie viel *Wärme auf die Menschen einwirkt*, *wie gross die Verdunstungsmöglichkeit*, — in ähnlicher Weise wie dies die forstmeteorologischen Stationen thun. Das ist freilich ein hartes und schwieriges Stück Arbeit, aber wir müssen einmal daran; die Art und Weise, wie wir jetzt diese Beziehungen zu ergründen suchen, verspricht *gar keinen* Erfolg. Die Bestimmungen von Temperatur u. s. w. im Freien geben zwar einen Maassstab zur Beurtheilung dieser Potenzen auf die Entwickelung der im Freien lebenden Pflanzen und Thiere, nicht aber auf die gesunde oder krankhafte Entwickelung des Menschen, der einmal in unserem Klima, vermöge seiner Organisation, von dem künstlichen Klima abhängig ist.

So verschieden nun die einzelnen Jahreszeiten sind, so verschieden ist die Witterung in den Jahreszeiten der einzelnen Jahre. Einem relativ warmen Januar und Februar kann ein kälterer März und April folgen, u. s. w. Dies ist der Grund, warum sich die einzelnen Jahre nicht gleichartig verhalten, und warum in den einzelnen Jahren nicht die Processe mit typischer Regelmässigkeit auf einander folgen. Dipththerie zieht nicht stets Croup nach, wie die Pharyngeal-Epidemie von Autun beweist, und das Aufzeichnen der Curven des Wiener Krankenhauses zeigt, dass dem stärkeren Hervortreten des Lungencatarrh nicht immer häufigere Pneumonieen folgen. Diphtherie tritt bei uns zwar am häufigsten im Spätherbst und Frühwinter auf, aber die Witterungsverhältnisse können ihr epidemisches Auftreten auch in anderen Jahreszeiten begünstigen.

Die Berichte der mittelfränkischen Aerzte, welche in Tab. XIX aufgezeichnet sind, geben uns zugleich ein instructives Bild, in welch verschiedener Häufigkeit sich Croup der Luftwege und Diphtheritis des Rachenrings zu verbinden vermögen. Wie sehr unterscheiden sich Januar und Februar 1868 von Juli bis November desselben Jahres.

Trotzdem ist ein gewisser Zusammenhang der erwähnten Krankheitsprocesse nicht zu verkennen, so zwischen den ebengenannten Processen, der ja allbekannt ist, zwischen Catarrhal- und Keuchhustenepidemieen und Croup, der durch viele Beobachter constatirt ist. Billard, l. c., sagt darüber: Vergebens hat Bretonneau diese seit einem halben Jahrhundert durch Home, Rosen, Michaelis, Jurine, Double, Vieusseux, Royer-Collard, Valentin, Bricheteau erhaltene Ansicht stürzen wollen.

Wie eine hohe Temperatur und geringer Feuchtigkeitsgehalt der Athemluft im künstlichen Klima ungünstig einwirken kann, so vermögen sie es auch im Freien. Dass bei warmer trockener Luft im Freien, auch wenn sie nicht mit Blüthenstaub beladen ist, sich entzündliche Processe entwickeln können, ist ein alter Erfahrungssatz, — wir kennen von jeher die Sommercatarrhe, welche das eigenthümliche Verhalten zeigen, dass sie nach grosser Hitze auftreten, wiewohl viele meiner Leser sich nach heisser Witterung und plötzlicher Abkühlung einmal einen Schnupfen zugezogen haben.

Wie ein Massenexperiment erweist sich die Mittheilung von Anglada, dass 1812 nach einem heftigen Gewitter, welches nach längerer warmer Witterung die Atmosphäre plötzlich abkühlte, der grösste Theil der Soldaten der französischen Armee auf ihrem Rückzuge nach Salamanka ebenso plötzlich von Schnupfen befallen wurde (Canstadt). Der pathogenetische Vorgang wäre also der, dass die warme Athemluft die Disposition hervorgerufen, und die plötzliche Abkühlung der Luft von der Haut aus die Disposition ausgelöst hat. Ich lasse es jedoch dahingestellt, in wie weit die Strapazen des Rückzuges mit zur Entwickelung der Disposition beigetragen haben; es weist uns darauf die unter ähnlichen Verhältnissen entstandene Epidemie von Diphtherie in Avignon hin.

Die zweite Ursache, warum man den Einfluss der Witterung in vielen Fällen nicht richtig bezogen hat, ist die, dass man mehr die acuten Einflüsse statt der chronischen in's Auge fasste. Erkrankt heute Jemand an einer acuten Krankheit, so meinen wir, die Ursachen derselben müssten auch in acuter Weise eingewirkt haben — und dies ist auch sicherlich für den Krankheitserreger richtig.

Aber der Krankheitserreger ist nicht der allein maassgebende Factor der Genese: die Curven der Altersdisposition, die Curven des Einflusses der Jahreszeit auf die Höhe der Sterblichkeit (Tab. XI) beweisen, dass die die Disposition erzeugenden cumulirenden Einflüsse die wichtigeren und die maassgebenden Factoren sind.

Wir müssen desshalb die Einflüsse der Witterung viel weiter rückwärts suchen, als wir dies bis jetzt gewohnt sind; erst dann, glaube ich, finden wir richtigere Beziehungen zwischen den Krankheiten und den Einflüssen der Witterung im Freien.

Hiebei müssen wir uns wieder auf den principiellen Standpunkt stellen, den ich bei der Altersdisposition entwickelte, dass, je schwerer der Process, desto länger die Ursachen der Disposition in der Regel eingewirkt haben, wenn wir nicht intensive Einwirkungen wie bei den Holzhauern des Kirkeler Waldes finden. Wir müssen zeitlich viel weiter zurückgehen, um die Ursachen der Diphtheritis zu finden, als die einer catarrhalischen Angina oder eines einfachen Schnupfens. Von diesem Gesichtspunkte beurtheile ich die folgende Epidemie.

Eine der merkwürdigsten Epidemieen von Diphtherie ist die des 75. französischen Regiments in Avignon 1853, beschrieben von dem Militärarzt Lespiau [1], auch von Hirsch, l. c., ausführlich erwähnt. Lespiau beschreibt diese Epidemie unter dem bezeichnenden Titel: *„Recherches des conditions dans lesquelles s'est déclarée une épidémie diphthéritique.“*

Wie früher erwähnt, sind Militärepidemieen von Diphtherie selten [2], entsprechend der geringen Altersdisposition der Soldaten; eine Ausnahme macht die grosse Epidemie von Avignon, woselbst vor 1853 Diphtherie *nie epidemisch* beobachtet worden. In diesem Jahre rückten 3 Bataillone des 75. Regiments ein, welche früher in Bordeaux, Angoulême und Rochefort gelegen und einen 4—5 Wochen währenden und *sehr ermüdenden* Marsch bei *anhaltend starker Hitze* gemacht hatten. Lespiau bringt den Ausbruch der Diphtherie mit diesem Marsch in pathogenetische Verbindung — unter der Mannschaft einer Artillerie-Batterie, welche jenen anstrengenden Marsch nicht mitgemacht hatte, kam *nicht Ein* Fall von Diphtherie vor, in

[1] Journ. de méd. de Bordeaux, 1854, pag. 263.

[2] In der deutschen Armee starben 1867—1869 nur 14 Mann an Diphtherie.

der Stadt nur sporadische Fälle. Die 200 Erkrankungen vertheilen sich auf die 1600 Mann des Regiments derart, dass die Soldaten mit 13,18, die Unterofficiere mit 7,46, Officiere 6,36, Spielleute und Arbeiter mit 4,54 % participiren — also, wie Lespiau bemerkt: es hatten diejenigen, welche die grössten Anstrengungen des Marsches zu tragen, den *grössten;* diejenigen, welche die geringsten Anstrengungen zu erleiden hatten, Spielleute und Arbeiter, den *geringsten* Procentsatz von Erkrankungen. Dass die Soldatenkinder einen noch grösseren Procentsatz 18,09 % stellten, erklärt Lespiau ganz richtig mit der viel grösseren Altersdisposition der Kinder.

Ein triftiger Einwurf ist der, dass die Epidemie erst 2-3 Monate nach Ankunft des Regiments in Avignon ausbrach — man sollte glauben, dass in einer solchen Zwischenzeit die Anstrengungen eines Marsches ausgeglichen wären; indessen muss man die Diphtheritis, der Disposition nach, als einen secundären Process betrachten, und man ist berechtigt, die Ursachen ihrer Disposition sehr weit zurück zu datiren, wie ich dies bei Gelegenheit der Altersdisposition erwähnte. Ausserdem war die 2—3monatliche Zwischenzeit nicht günstig zur Ausheilung der Disposition; es herrschte fortwährend starke Hitze, und gerade die Erkrankung anderer Bewohner der Stadt zur selben Zeit beweist, dass auch sie unter dem Einfluss der Witterung litten, wenn auch die Soldaten, welche früher den anstrengenden Marsch gemacht hatten, viel häufiger erkrankten als die Civilbevölkerung.

Die Epidemie brach, wie die des Jahres 1868 und 1874, erst nach einem schroffen Uebergang von der Sommerhitze in regnerische und kühle Witterung aus (passage brusque d'une température chaude à une température relativement froide), und die nach Norden und Osten gelegenen Säle, also die kalten Räume der Casernen, hatten den grössten Procentsatz der Befallenen. Mit Recht bemerkte Hirsch, l. c., dass die Krankheitsursache nicht in mangelhaften Einrichtungen der Caserne, der schlechten Beschaffenheit und unzureichenden Ventilation der Säle zu suchen sei, da niemals früher unter den Truppen dieser Caserne Diphtherie epidemisch geherrscht habe, andererseits die Krankheit unter der Civilbevölkerung so wie unter den Officieren aufgetreten sei, trotzdem letztere die Caserne gar nicht bewohnten.

Die Schädlichkeiten einer trocken-warmen Athemluft wirken indessen in unserem Klima während des Sommers durchschnittlich nur kurze Zeit ein, wie ein Blick auf Tab. XXX lehrt und wie ich in dem Kapitel „Einwürfe“ auseinander gesetzt habe. Auf noch grössere Differenzen stossen wir beim weiteren Vergleich des natürlichen und künstlichen Klima's.

Die Durchwärmung der Luftschichten im Freien ist eine viel gleichmässigere als im künstlichen Klima, ja bei Insolation sind Boden und die unteren Luftschichten wärmer als die oberen Schichten der Luft. Die Vertheilung der Wärme ist dann geradezu die umgekehrte, wie in Tab. XXV A. Ich fand bei Insolation die Bodentemperatur 27° R., 2 Centimeter über dem Boden 24° R., 76 Centimeter über dem Boden 18°,2, und 170 Centimeter, nur 17°,8 R.

Der kalte aufsteigende Luftstrom zwischen Haut und Kleidern kommt desshalb im Sommer nicht vor, und wir transpiriren desshalb so leicht im Sommer, besonders an den Füssen, wenn auch richtige Schweissfüsse Winter wie Sommer nicht trocken werden. Alle die Schädlichkeiten, welche im Winter auf die Haut einwirken, wie andauernde Kälte und insbesondere kalte Füsse, ein Produkt des künstlichen Klima's und der sitzenden Lebensweise, kommen ferner um so seltener im Sommer vor, als wir uns in der besseren Jahreszeit viel längere Zeit im Freien aufhalten und *der Aufenthalt im Freien in der Regel mit mehr Körperbewegung verbunden ist.*

Aus allem dem resultirt nun eine viel grössere Füllung des peripheren Kreislaufs während der besseren Jahreszeit, welche sich noch dadurch steigert, dass die Bewegung der Luft wie die Verdunstung von einer freien Wasserfläche, so auch nach den Versuchen von Erismann, l. c., die Wasserverdunstung durch die Haut mächtig befördert. Noch stärker wird natürlich die Hauttranspiration bei gleichzeitiger Congestionirung der Haut angeregt, wenn wir uns im Sonnenschein befinden. Nach den Versuchen von Stark[1] ist die Verdunstung von einer freien Wasserfläche im Sonnenschein durchschnittlich 2,51 Mal grösser als im Schatten. Die wasserentziehende Wirkung der Athemluft wird durch alle diese Factoren *nicht vergrössert.*

Hiezu kommt nun der Einfluss der leichteren Kleidung, welche

[1] Schübler, l. c., p. 75.

wir im Sommer tragen. Sie befördert die Wärmeabgabe durch grössere Strahlung und Leitung, und durch ihre etwas grössere Permeabilität für Luft auch die Verdunstung.

So wirken denn eine grosse Reihe von Umständen darauf hin, dass beim Aufenthalte im Freien während der besseren Jahreszeit der periphere Kreislauf sich füllt. Am meisten kommt dies dem Lungenkreislauf zu gut, welcher wesentlich entlastet wird, da die Widerstände, welche der linke Ventrikel zu überwinden hat, in dem Maasse als die Gefässe der Haut sich erweitern, geringer werden, und der Abschluss des Pulmonalvenenblutes flott von Statten geht. Lunge und Bronchialschleimhaut sind bei dem geförderten Abfluss des Pulmonalvenenblutes durch Wegfall jedweden Anlasses zu Stauung geschützt.

Wenn ich den Einfluss dieser Differenzen auf den Kreislauf vorangestellt habe, so geschieht es nicht, weil ich die anderen Einflüsse, wie die auf das Nervensystem und damit auf die vasomotorischen Elemente, ferner auf die Körpertemperatur und Verdunstung gering erachte, sondern nur weil ich glaube, dass die Circulation auf diese Weise lokale Einwirkungen hervorzubringen vermag.

Ebenso scheinen mir die centralen Theile der Luftwege durch die stärkere Secretion der Schleimhaut in Folge des vermehrten Blutdruckes und des reichlichen Wassertrinkens vor den Schädlichkeiten einer trockenwarmen Athemluft geschützt zu sein. Die Nasenschleimhaut hat im Hochsommer die Schädlichkeiten in erster Linie zu tragen, und damit erkläre ich mir die Häufigkeit des Schnupfens nach heissem Wetter und — was allerdings noch zu beweisen ist, dass die Nase den Reigen der Erkrankungen der Respirationsorgane im Herbst eröffnet.

Leider bin ich nicht im Stande, durch Statistiken nachzuweisen, dass die Nasencatarrhe die Vorläufer der Rachendiphtheritis sind, sondern ich muss dies aus später zu erwähnenden Beobachtungen schliessen. Auch bin ich nicht im Stande zu zeigen, dass nach heissem Sommer der Nasencatarrh häufiger ist, als nach rel. kälteren Sommern. Dagegen scheint es mir unzweifelhaft, dass die Diphtherie in *häufigem* pathogenetischem Zusammenhang mit intensiver Sommerhitze steht. Eine grosse Zahl von epidemiologischen Berichten weisen darauf hin. So werden schon von Fuchs in seinen historischen Untersuchungen über Angina maligna, p. 16 u. 19, die grossartigen Epidemieen des

Jahres 1618-1690 in Süd-Italien mit der grossen Trockenheit, „der anhaltenden Hitze, dem fortdauernd wehenden Südwind“ in pathogenetische Verbindung gebracht — und ich könnte endlich eine Reihe von Autoren erwähnen, welche ähnliche atmosphärische Zustände aufzählen. Ein genaues Eingehen wäre indessen die Aufgabe einer eigenen Arbeit. Leider ist mein Thema so umfassend, dass ich augenblicklich nicht in der Lage bin, diese zeitraubenden und für viele Epidemieen geradezu unmöglichen Bestimmungen vorzunehmen.

Hier möchte ich nur auf die Epidemieen des Jahres 1868 in Tab. XVIII verweisen, welche, soweit epidemiologische Berichte vorliegen, bei uns pandemisch aufgetreten sind. Es ist nicht möglich, dieses gleichzeitige Epidemischwerden der Diphtherie etwa auf lokale Einflüsse zurückzuführen; hier müssen gleichartige atmosphärische Einflüsse irgend welcher Art eingewirkt haben, und zwar liegt es nahe, die grosse Hitze und Trockenheit des Sommers 1868 mit diesen Epidemieen in Verbindung zu bringen. Mit so gutem Wein hat seit 1868 noch kein Jahr uns erfreut, so warm und trocken scheint, so weit ich dies zu verfolgen vermochte, kein Sommer mehr gewesen zu sein, und gleich grosse Epidemieen hat seit jener Zeit weder Berlin noch München gehabt.

Schon während des heissen und trockenen Sommers des Jahres 1868 steigert sich die Zahl der Erkrankungen an Diphtherie und es treten dieselben, sowie die Kälte beginnt, in epidemischer Weise auf, Tab. XVIII. Auch in Berlin brachte man das Auftreten der Epidemie in Verbindung mit der grossen Hitze des Jahres 1868, während deren sich eine Ruhrepidemie in ziemlich heftigem Maasstabe entwickelt hatte[1].

Zülzer meinte, dass aus der epidemischen Verbreitung des Ruhrgiftes die Diphtherie hervorgegangen sei, da der Ruhrprocess so viel Aehnlichkeit mit dem diphtheritischen habe; Albu bemerkt, dass gerade in Familien, wo Ruhr im Juli und August herrschte, sich wenige oder keine Fälle von Diphtherie verzeichnet finden.

Als weitern Beleg hiezu kann ich die Diphtherieepidemie von Strassburg bezeichnen, welche im November 1874 auftrat. Wir hatten eine sehr warme und trockene Witterungsperiode, welche im zwei-

[1] Albu, Journ. für Kinderkrankheiten, 1869, p. 178.

ten Drittel des August begann, und sich bis zum 30. October fortsetzte. In den Nachmittagsstunden des September betrug die relative Feuchtigkeit der Luft nur 54 %, im October nur 64 %. Noch nie sah ich die öffentlichen Plätze so mit Kindern gefüllt, wie dazumal. Masernfälle waren schon seit Juni in der Stadt constatirt; die Epidemie hatte aber einen trägen, schleppenden Verlauf. Scharlach war uns schon seit beinahe zwei Jahren nicht ausgegangen. Mit dem 30. October trat nun eine ununterbrochene Periode nasskalter Witterung ein, welche bis zum März 1875 währte. Die öffentlichen Plätze waren von nun an gerade so leer, als sie früher überfüllt waren. Masern, besonders aber auch Scharlach verbreiteten sich von nun an in rapider Weise, begleitet von zahlreichen und bösartigen Fällen von Diphtheritis und Croup, es entwickelte sich im Januar eine Influenza-Epidemie. Pneumonieen wurden im Frühjahr sehr häufig und waren ebenfalls bösartig mit diphtheritischem Charakter.

Ich für meinen Theil suche die Disposition in der trocken-warmen Luft des August, September und October, in der grösseren Bewegung, welche sich die Kinder machten, und als weitere Ursachen die der Körperbewegung folgende Ruhe, die Schädlichkeiten des künstlichen Klima's, zu denen noch häufige Gelegenheiten zu Erkältungen traten.

Diese Verhältnisse wiederholen sich um so häufiger, je wärmer und trockener der Sommer resp. Herbst ist, und der mittlere Effect ist eben das starke Hervortreten der Diphtherie-Jahrescurven nach den warmen Monaten Juli und August, so dass die Diphtherie-Croupcurven, Tab. XI, Beibl. 5, früher in die kältere Jahreszeit eintreten, als sie austreten. Gerade das Studium der Jahrescurve gibt über die Deutung der atmosphärischen Einflüsse Auskunft. Roger und Peter sagen :

D'ailleurs, quand on possède des détails suffisants sur les circonstances au milieu desquelles s'est développée une épidémie d'angine couenneuse, on apprend que presque toujours il existait de mauvaises conditions atmosphériques (Dict. encycl. des sciences méd., 1866); und fahren fort : les causes cosmiques sont le froid et l'humidité.

Dies ist falsch, insofern die Disposition in Betracht kommt; Kälte und Feuchtigkeit kommen, wie bei der Epidemie in Avignon, nur als Gelegenheitsursachen in Betracht. Ich unterschätze ihren Einfluss durchaus nicht. Aretæus schwankt denn auch, ob er mehr der Hitze oder der darauffolgenden Kälte den Vorzug geben soll. „Idem morbus etiam in Syria et præsertius ea parte quæ Cœlesyria appellatur frequens est. Causa vero tonsillarum affectus devoratio est frigidorum, calidorum."

Spätere Morbiditäts- und Mortalitätsstatistiken werden hoffentlich mehr Licht über diese Verhältnisse bringen, als wir bis jetzt haben. Nur möchte ich von vornherein aufmerksam machen, dass auch die localen Differenzen der Witterungsverhältnisse in Betracht gezogen werden müssen; wie *enorm* diese Differenzen sein können, hat erst Pettenkofer[1] für Augsburg und München nachgewiesen. — Wir können uns aus ihnen dann vielleicht auch die localen Differenzen des Krankheitscharacters erklären.

XXII.

Trennung der Processe.

Eine der wichtigsten, aber auch schwierigsten Fragen der Pathogenese ist die, auf welche Weise sich die Disposition zu den fraglichen drei Processen entwickelt, wodurch sich die Disposition zu dem einen Process von der zu einem anderen unterscheidet — oder im gegebenen Falle, warum das diphtheritische Gift bei dem einen Menschen nur Catarrh, bei einem anderen Croup, bei einem dritten Diphtheritis auslöst.

Wir können der Beantwortung dieser Frage von verschiedenen Seiten näher treten.

Catarrh ist pathologisch-anatomisch wie klinisch der am wenigsten schwere Process, und die Disposition entwickelt sich schon nach der Einwirkung von Schädlichkeiten geringerer Intensität und von *kür-*

[1] Künftige Prophylaxis gegen Cholera, 1875, pag. 50.

zerer Dauer, wie sowohl das Studium der Altersdisposition, als die tagtägliche Erfahrung lehrt.

Mechanische, chemische Reize vermögen einen Catarrh hervorzurufen (Gewerbekrankheiten). In hypothetischer Weise nehme ich nun an, dass physikalische Schädlichkeiten der Athemluft in cumulirender Einwirkung die häufigsten von allen sind.

Wie nun alle Reize, welche auf eine hyperämische Schleimhaut einwirken, einen intensiveren Effekt hervorzubringen vermögen, so ebnet Alles, was eine Hyperämie der Schleimhaut hervorzubringen vermag, sei es als Fluxion oder Stauung, in ausgezeichneter Weise den Boden für alle möglichen Schädlichkeiten, wie man das schon längst weiss. In welcher Weise nun noch die Einflüsse der Ernährung, der Innervation hinzutreten, habe ich nur anzudeuten vermocht. Diese Einflüsse allgemeiner Natur können günstiger oder ungünstiger Art sein, sie können die lokale Disposition erhöhen oder abschwächen, und gerade desshalb habe ich ein vicariirendes Verhältniss der einzelnen Componenten der Disposition angenommen. Die verschiedenartige Form des Catarrhs; seine Intensität, hängt nach meiner Ansicht von der verschiedenen Art und Weise ab, wie diese Einwirkungen hinzutreten, sowie von deren Hochgradigkeit.

Viele Kliniker und Anatomen fassen den Croup nur als eine Steigerung des catarrhalischen Processes auf; vorzugsweise die Beobachtung, welche wir an Schleimhäuten vornehmen, die dem Auge zugänglich sind, zeigt dies Verhältniss. „In den meisten Fällen stellt die Syndesmitis membranosa gleichsam nur eine Episode in dem Decurse eines hochgradigen Catarrhs oder einer Blennorrhöe dar, indem sie sich durch den zeitweiligen Wechsel der Produktqualität aus diesem herausbildet, um alsbald wieder in sie überzugehen. (Stellwag, l. c., 326.) Rindfleisch nennt den Croup den anatomischen Höhepunkt des catarrhalischen Processes. Dieser Auffassung möchte ich jedoch nicht vollständig beitreten, denn der Croup unterscheidet sich eben doch durch die Ausscheidung eines leicht gerinnenden Exsudates und diese Neigung ist keine l o k a l e, sondern der ganze Körper theilt sie (croupöse Diathese). Es muss Etwas auf den ganzen Körper eingewirkt haben, was beim Catarrh fehlt. Und in letzter Linie werden wir diese Einwirkungen in der Ernährung und der äusseren Haut zu suchen haben.

Ich selbst wüsste keine anderen Differenzen der *lokalen* Schädlichkeiten anzugeben, als quantitative. Ich habe erwähnt, dass ich bis jetzt noch kein Kind gefunden habe, welches nicht das eine oder andere Mal etwa bis zum zweiten Lebensjahr an Catarrh gelitten, so gross auch die individuellen Differenzen hervortraten. Ich fand aber die angenommenen Schädlichkeiten der Athemluft durchschnittlich in höherem Grade dort, wo Croup aufgetreten war, als da, wo bloss Catarrh entstand, ja in einigen Fällen schlossen sich die beiden Processe insofern geradezu aus, als ich Catarrh dort, wo Croup aufgetreten war, seltener fand.

Ich möchte diese Beobachtungen, wenn sie auch nur *wenige* sind, nicht als zufällige betrachten, da es eine Erfahrungsthatsache ist, dass der Larynxcroup den Catarrh der Nase bis zu einem gewissen Grade auszuschliessen vermag, sobald letzterer seinen Höhepunkt erreicht hat. „Die Nasenschleimhaut der Croup-Kinder pflegt trocken zu sein" (Bohn) und Canstadt sagt: „Im Stadium des vollendeten Croup wird die Nase der Kinder trocken; das Wiederfeuchtwerden dieser Theile ist ein sicheres Zeichen der schwindenden Gefahr."

In der Regel entwickelt sich aber der Croup auf dem Boden eines Catarrh, und ersterer steht zu letzterem in gewissen zeitlichen Beziehungen. Von jeher hat man diese Beziehungen ins Auge gefasst und gefunden, dass sie ausserordentlich wechseln. Das catarrhalische Stadium kann sehr lange dauern, es kann aber auch ganz fehlen, wie schon Jörg., l. c., pag. 689, und viele Andere nach, vielleicht auch vor ihm dargethan haben.

Bohn (Königsberger Jahresbücher, 1859, pag. 144) hat nun zuerst diese zeitlichen Beziehungen näher studirt und ein ebenso interessantes als wichtiges Verhältniss constatirt: „Je kürzer das Stadium der vorhergehenden Heiserkeit (des cat. Stadiums), desto schneller ist der Verlauf; hat ein solches gar nicht existirt, so muss man auf den rapidesten Verlauf gefasst sein." Bohn hat die prognostische Wichtigkeit hervorgehoben; ich für meinen Theil möchte die ätiologische betonen, denn auch die *Acuität* muss ihre Ursachen haben. Leider kann ich nicht durch viele Beobachtungen meine Deutung dieses Verhältnisses unterstützen; allein wenn ich die von mir beobachteten Fälle vergleiche, so finde ich, dass die Acuität des Processes von der Dauer und I n t e n s i t ä t der vorhergegangenen Einwirkungen abhängig zu sein scheint. Je intensiver die Einwirkungen, desto rascher der Verlauf; je weniger intensiv und langdauernder, desto langsamer der Verlauf. Damit wäre auch eine Handhabe zur Erklärung des chronischen Verlaufes der fibrinösen Bronchitis gegeben, welche sich häufig auf dem Boden chronisch catarrhalischer Processe entwickelt.

Der Streit, ob Croup Catarrhalfieber vorausgeht, ist demnach ganz überflüssig — es gibt Formen von Croup, bei denen dies der Fall ist — andere allerdings seltene, bei denen der Croup sofort als solcher auftritt; die zeitlichen Beziehungen zwischen Catarrh und Croup sind *nicht constant*.

Während Catarrh und Croup ein mehr oder weniger intactes Parenchym voraussetzen, da vorzugsweise die Oberfläche erkrankt, nimmt man allgemein an, dass bei der Diphtheritis eine Reizung des Parenchyms vorausgegangen ist. „Solche Schleimhäute werden befallen, welche sich im Zustande heftigster catarrhalischer Entzündung befinden, zugleich aber an ihrer Oberfläche in dauernder Berührung mit faulenden, in Zersetzung begriffenen Körpern stehen (Rindfleisch). Wenn auch ich diese Momente als *häufigste* Ursache fand, so sind sie doch sicherlich nicht die einzigen Ursachen weder der lokalen, noch der Gesammtdisposition. Diphtheritis des Kehlkopfs wird beobachtet, ohne dass chronische Catarrhe vorher bestanden oder ohne dass wegen seiner geschützten Lage von der Nachbarschaft aus deletäre Secrete auf seine Schleimhaut einzuwirken vermochten.

Die die Diphtheritis so häufig complicirenden Nierenaffectionen und die anderen Störungen allgemeiner Natur weisen vielmehr darauf hin, dass in solchen Fällen der Gesammtorganismus vorher irgend welche Schädlichkeiten erlitten hat. Bei Catarrh der Luftwege fehlt diese Mitbetheiligung des Organismus entweder vollständig, oder nur die leichteren Formen derselben (Catarrhfieber, etc.) sind mit ihnen verbunden.

Es ist hierbei zu berücksichtigen dass, nach der Ansicht Oertels, der Krankheitserreger der Diphtherie als integrirender Bestandtheil der Erkrankung in Form von Pilzembolien die Nierenaffection hervorruft. Diese Ansicht von Oertel ist von Babbe nicht bestätigt worden (Bartels b. Ziemssen, IX, I, pag. 224). Dass Pilzembolien vorkommen, steht wohl fest, aber damit ist noch nicht bewiesen, dass sie das Primäre der Allgemeinerkrankung sind. Dass der Krankheitserreger nicht das allein Bestimmende ist, scheint daraus hervorzugehen, dass diese Mitbetheiligung der übrigen Organe weder eine constante ist, noch die Intensität der Complicationen in allen Fällen eine gleich grosse. So kann die Nierenaffection ganz fehlen, sie kann sehr gering und sehr hochgradig sein (Wagner u. Bartels), sie steht auch nicht im direkten Verhältniss zur Lokalaffection im Pharynx, so wenig wie die nachfolgenden diphtheritischen Lähmungen, welche nach Wagner sogar häufiger bei leichten als bei schweren Formen der Rachendiphtheritis vorkommen. Ja es soll sogar eine Diphtheria sine Diphtheria geben (Wagner, l. c.).

Alles dies weist darauf hin, dass diejenigen Componenten der Disposition, welche auf den Gesammtorganismus wirken, nicht in allen, aber in vielen Fällen von grösserer Bedeutung sind, als diejenigen, welche auf die lokale Disposition wirken; insbesondere spielen die physikalischen Schädlichheiten der Athemluft nicht die Rolle, wie bei Croup.

Die *lokale* Disposition zu Diphtheritis ist vielmehr meistentheils eine *secundäre*, chronische Catarrhe und Durchtränkung des Parenchyms mit Secreten gehen ihr voraus. In anderen Fällen scheinen Componenten, welche auf die allgemeine Disposition des Körpers wirken, in hochgradiger Weise eingewirkt zu haben, ohne dass ich wieder Näheres, als ich dies angegeben, darüber wüsste. Aber auch hier werde ich durch die Beobachtung darauf hingewiesen, dass ein vicariirendes Verhältniss der einzelnen, die Disposition erzeugenden Einwirkungen besteht, denn die von mir angenommenen Schädlichkeiten waren keineswegs constant.

Doch über alle diese Fragen stehen mir leider zu wenige Beobachtungen zu Gebote. Die Deutung der Beobachtung ist ausserdem noch erschwert, so lange nicht die pathologische Anatomie mit Bestimmtheit zu sagen vermag, wieviel von den Allgemeinerscheinungen lediglich Folgezustand der Infection ist, und wieviel der Disposition zugeschrieben werden darf.

Dass in den schweren Fällen diese Schädlichkeiten lange eingewirkt und eine Schwächung des Gesammtorganismus hervorgerufen haben, scheint daraus hervorzugehen, dass die Diphtheritis nach dem ziemlich übereinstimmenden Urtheile und im Gegensatz zu Croup asthenische Individuen bevorzugt, und in der Regel das Bild eines asthenischen Processes bietet.

Passend schliesse ich hier die Besprechung der Frage an, welche Constitution zu Croup und welche zur Diphtheritis disponirt.

Sichtet man alle Angaben, so kommen die meisten Beobachter darin überein, dass der entzündliche Croup häufiger bei kräftigen wohlgenährten Kindern ist, während Diphtheritis vorzugsweise schwächliche, cachectische, scrophulöse, lymphatische Kinder befällt. Manche Autoren erklären sich den sthenischen Character des Croup, denästhenischen der Diphtheritis geradezu mit der Constitution der Erkrankten.

Meine Beobachtungen stimmen damit überein, besonders wenn ich die Extreme, also die ausgesprochensten Fälle von entzündlichem sogen. genuinem Croup und von Rachendiphtheritis mit hochgradigen Allgemeinerscheinungen in's Auge fasse. Erstere betrafen lediglich kräftige wohlgenährte Kinder, letztere fast lediglich schwächliche gracile Kinder mit bleicher, welker Haut, durchscheinenden Venen, geringem Fettpolster, dünnem Haar, auffallender Neigung zu Schweiss bei Muskelanstrengung. Zwischen diesen beiden Extremen gruppiren sich dann die anderen Formen der Erkrankung in mannigfachster Mischung.

Die Kinder von Foos waren nach der Versicherung der Mutter und nach Analogie der später Geborenen bei der Geburt kräftig und gediehen im ersten Lebensjahr trefflich — und hatten keine besondere Neigung zu Diarrhœe. Vom zweiten Halbjahr an stockte die Entwicklung, das Fettpolster war zwar noch gut entwickelt, aber die Kinder waren später bleich, schläfrig, müde. Im Gegensatz zu ihnen hatten die Kinder von Betz in den ersten Jahren ein geringeres Fettpolster, sie waren magerer, aber lebhafter, offenbar viel resistenter und entwickelten sich später ziemlich ordentlich.

Meines Erachtens ist es nun nicht unbedingt nothwendig, dass die Ernährung unter den ungünstigen Einflüssen, welche die Disposition zur Diphtheritis hervorruft, leidet, wenn dies auch manchmal bei Darmcatarrhen der Fall ist.

Die Beurtheilung der Constitution ist natürlich eine subjectiv ausserordentlich verschiedene und der erste Maassstab, welcher gewöhnlich zur Beurtheilung derselben dient — die Entwicklung des Fettpolsters — ein ausserordentlich trügerischer. Damit mögen sich manche Widersprüche in den Angaben der Autoren erklären; so sagt Bohn, l. c.: „Bis auf ein paar rachitische Knaben waren die übrigen gut gebildete und genährte Kinder, und wir haben oft, wie alle anderen Aerzte, die Erfahrung gemacht, dass gerade das blühendste Kind der Familie von der Krankheit auserwählt war.“ Des Essarts[1] sagt im Gegensatz hiezu: „Le croup attaque de préférence les enfants qui ont beaucoup d'embonpoint, la fibre molle, et qui dès lors sont très-sujets à s'enrhumer.“ Von 8 Kindern Einer Familie starben 4, „infortunés, très-gras, lourds, indolents, dormeurs et tourmentés de fluxions, de catarrhes, tandis que leurs frères et sœurs et leurs petits voisins, d'une texture un peu sèche, même maigre, ont supporté facilement les influences de la même constitution catarrhale.“ Man sieht, dass Alles darauf ankommt, wie man die Constitution auffasst. Des Essarts hätte vielleicht die blühenden wohlgenährten Kinder von Bohn „lourds, indolents,“ etc. gefunden. Wagner (b. Ziemssen, VII, 109) sagt denn auch, die Diphtherie käme häufiger bei kräftigen, resp. *fetten* und *wohlgenährten* Kinder vor.

Unter meinen Croup- und Diphtheritiskranken finde auch ich eine beträchtliche Zahl von Kindern mit starkem Fettpolster. Bei auffallend vielen von diesen ergab die Anamnese, dass sie verhältnissmässig spät laufen und sprechen lernten. Die Muskulatur und das Nervensystem derselben war also sehr wenig leistungsfähig, und schien die Entwicklung des Fettpolsters auf Kosten dieser Organe stattgefunden zu haben. Welches die Bedingungen hiezu sind, weiss ich nicht. Sie müssen aber vorzugsweise in der Nahrung liegen.

Zu ähnlichen Schlüssen über den Einfluss der Constitution führt der später zu erwähnende Einfluss des Geschlechts. Darüber sind aber alle Autoren einig, dass scrophulöse Kinder vorzugsweise zur Diphtheritis neigen, und da die Schwellung der Mandeldrüsen das diagnostische Characteristicum der Scrofulose, andererseits bei der Diphtheritis die Schwellung dieser Drüsen die Allgemeinerkrankung einleitet, so dürfen wir eine vorhergehende Reizung derselben annehmen, wie ich sie hypothetisch für die anderen Organe angenommen habe.

[1] Mémoire sur le croup, 1807.

Wenn ich recapitulire, so entsteht die Disposition zu Catarrh schon durch einfache und weniger intensive Einwirkungen; die Disposition zu Croup setzt intensivere Einwirkungen voraus, sowie solche, die zu einer Mitbetheiligung des ganzen Organismus (crouposc Diathese) führen. Die Disposition zu Diphtheritis entsteht lokal häufig secundär durch chronische Catarrhe und die Secrete solcher und die zur Allgemeininfection durch lange fortgesetzte Einwirkungen von Schädlichkeiten auf den Gesammtorganismus.

Es erklärt sich damit die Häufigkeit der Catarrhe und die relative Seltenheit der schweren Processe, denn auch die leichten Formen der Diphtherie sind häufiger als die schweren Formen derselben.

Ich halte es für falsch zu sagen, Catarrh ist desshalb so häufig, weil die Gelegenheitsursache „Erkältung“ so häufig ist. Catarrh ist vielmehr desshalb so häufig, weil wir uns die Disposition zu einem solchen so häufig erwerben. Erst in zweiter Linie liegt die Ursache der Häufigkeit in dem Krankheitserreger. Dasselbe gilt für den Krankheitserreger der Diphtherie, von dem man ja allgemein annimmt, dass er sich „spontan“ zu entwickeln vermag. Nach meiner Auffassung liegt die Ursache, warum die Diphtherie nur zum Catarrh oder zur Diphtheritis führt, in der Disposition der Befallenen.

Und wenn ich die Ursachen der Disposition in Fehlern der Lebensweise suche, so sagt die relative Seltenheit der schweren Processe nur, dass sich die Menschen schwere Fehler gegen die Gesundheit seltener zu Schulden kommen lassen, während leichtere Fehler ungleich häufiger sind. Und wie die schweren Fehler der Lebensweise bei einem Erwachsenen eine schwere Krankheit event. den Verlust des Lebens nach sich ziehen, so auch schwere Fehler in der Erziehung.

XXIII.

Die Nasenschleimhaut.

Während die meisten Componenten der Disposition in erster Linie auf den Gesammtorganismus einwirken und wir keinen Anlass haben, anzunehmen, dass z. B. Einflüsse der Ernährung auf die Schleimhaut der Nase sich anders verhalten sollten, als auf die der Bronchien, zeigen die einzelnen Abschnitte der Luftwege gegen die Respirationsluft ein verschiedenes Verhalten. Ferner stossen wir auf anatomische und physiologische Eigenthümlichkeiten, welche zur Erklärung der Pathogenese von Wichtigkeit sind. Da meine Auffassung der Aetiologie eine ziemlich eigenartige ist, so bin ich gezwungen auf diese Verhältnisse einzugehen, um womöglich eine Reihe von Einwürfen gegen das, was ich aufgestellt habe, von vornherein abzuschneiden. In diesem und den folgenden Kapiteln werde ich sie in Kürze besprechen.

Die physiologische Pforte der Luftwege ist unter normalen Verhältnissen die Nase, und etwaige Schädlichkeiten der Athemluft müssen desshalb am ehesten auf die Schleimhaut derselben einwirken. Ich habe es damit erklärt, dass die Altersdisposition zu Catarrh und Croup der Nase *früher* als die zu den tieferen Abschnitten der Athemwege entsteht. Ferner ist die Nasenöffnung im Gegensatz zu Rachenring, Kehlkopf und Trachea doppelt, das Lumen ist viel enger, die Oberfläche grösser. Dies sowie die exponirte Stellung erklärt die *Häufigkeit der catarrhalischen Affectionen.*

Eine weitere Ursache der Häufigkeit des Schnupfens sowie der Neigung desselben zum Chronischwerden ist der Gefässreichthum der Nasenschleimhaut, die dünne nachgiebige Beschaffenheit ihres Gewebes, und endlich ihr Reichthum an schleimabsondernden Organen, durch welchen sich die Nasenschleimhaut vor allen übrigen Abschnitten auszeichnet. Geringfügige Reizungen der Schleimhaut genügen, eine stärkere Absonderung dieser Drüsen hervorzurufen, bei der es häufig wie beim Magencatarrh schwer zu entscheiden, ob sie noch physiologisch oder schon krankhaft ist, da wir Uebergänge vom physiologischen Secret zum reinen Eiter finden. Das Nasentuch, ein nothwendiges Desiderat der Civilisation, spricht ebenso für die Häufigkeit des Schnupfens als für die Massenhaftigkeit der physiologischen Absonderung.

Aber gerade diese Fähigkeit, reichlich Schleim, eine an festen Bestandtheilen sehr arme Flüssigkeit abzusondern, befähigt sie auch, den eintretenden Luftstrom zu befeuchten, und damit die tiefern Abschnitte der Athemwege vor der wasserentziehenden Wirkung der Athemluft zu schützen. Der Schleim ist eines der wässerigsten Secrete und eine andere physiologische Function, als die der Befeuchtung der Luftwege, nicht wohl denkbar.

Bleibt ein Schnupfen auf die Nasenschleimhaut localisirt, so sagt dies einfach, dass die Schädlichkeiten nicht tiefer eingedrungen sind.

Nach meiner Beobachtung ist die Fähigkeit Schleim abzusondern, bei Kindern noch nicht so entwickelt wie bei Erwachsenen. Das Nasensecret der Kinder ist bei weitem nicht so reichlich, bei catarrhalischen Affectionen der Nase dicklicher wie bei Erwachsenen oder auch bei grösseren Kindern. Dies scheint mir eine zweite Ursache zu sein, warum der Nasencroup bei kleinen Kindern häufiger ist, als bei älteren Kindern: die Nase schützt sich gegen die allzu starke wasserentziehende Wirkung der Athemluft später selbst, und damit ist denn auch ein weiterer Grund gegeben, warum Croup der Nase in spätern Lebensjahren gar nicht mehr vorkommt, während noch der Croup des Kehlkopfs und der Bronchien allerdings selten zur Beobachtung kommt. Zur Vermeidung von Missverständnissen bemerke ich, dass ich hiebei nur den vordern Abschnitt der Nase im Auge habe, während ich den Nasenrachenraum, den hintern Abschnitt derselben zum Rachenring zähle.

Die physiologische Wirkung der verschiedenen Qualitäten der Athemluft kann Jedermann im Winter an sich selbst studiren, am besten, wenn man schon einen Schnupfen hat; bei der gesunden Nasenschleimhaut treten dieselben Erscheinungen, nur nicht so stark auf. Trockene warme Luft lässt die Secretion der Nase stocken, zu gleicher Zeit verschlimmern sich die Symptome; der Stirnkopfschmerz, das Gefühl von Druck steigert sich — die Nasenschleimhaut schwillt mehr und mehr, bis die beiden Kanäle sich verstopfen. — In feuchter warmer Luft, bei Einathmen von Warmwasserdämpfen vermehrt sich die Secretion, das Secret wird reicher an Eiterkörperchen. Machen wir uns Bewegung in der kalten Luft, oder legt man sich in ein ungeheiztes Zimmer ins warme Bett, so wird die Absonderung ebenfalls reichlicher, aber das Secret ist dann wässeriger, und die Abschwellung der Nasenschleimhaut tritt rascher ein als im warmen Zimmer. Daher das alte Sprüchwort, dass ein Schnupfen, wenn man ihn pflege, doppelt so lange dauere, als wenn man ihn vernachlässige. Durch kalte Füsse wird der Schnupfen ebenso gesteigert, als hervorgerufen. *Ex juvantibus ac nocentibus* kann man einen Schluss auf die Pathogenese ziehen.

Ich fand in der Literatur die nachfolgende Bestätigung dieser Ansichten über die Entstehung des Nasencatarrhs. Billard sagt über den Schnupfen der Neugebornen: „Erkältung der mit Urin benässten Extremitäten und zu grosse Hitze sind die gewöhnlichen Ursachen dieses Leidens. Bringt man die Kinder bei der Rückkehr des Frühlings an Orte, wo sie der Sonnenwärme ausgesetzt sind, so werden sie fast augenblicklich vom Schnupfen befallen, wesshalb der gemeine Mann das Vorurtheil hat, dass der Sonnenschein im Mai nachtheilig sei.“

Ueber die Lieblingszeit des Schnupfens lässt sich nur sagen, dass derselbe allerdings mehr ein Kind des Winters als des Sommers ist. Statistiken gibt es darüber leider nicht, obwohl solche gerade so interessant wären, wie diejenigen der Bronchitis. Für künftige Statistiken schlage ich vor, das Alter zu berücksichtigen, denn ich habe nicht allein theoretische Gründe, sondern auch, allerdings nicht sehr zahlreiche, Beobachtungen, wonach Kinder im Sommer häufiger an Schnupfen leiden als Erwachsene.

Es ist indessen bekannt, dass vorzugsweise plötzliches Umschlagen der Witterung, rasche Sprünge der Temperatur, wie sie namentlich im Herbst und Frühling erfolgen, dem epidemischen Auftreten des Schnupfens günstig sind. (Friedreich.)

In diesen Sprüngen werden wir jedoch nur die auslösenden Ursachen, Gelegenheit zu Erkältung suchen, während wir die Disposition im Frühjahr in Einflüssen des künstlichen Klimas, im Herbst in solchen der Sommerwärme — vielleicht auch in noch nicht ausgeheilter Disposition vom Winter her suchen müssen, worauf bald zu erwähnende Beobachtungen hinweisen.

Nicht immer bedarf es der vorherigen Einwirkung der die locale Disposition erzeugenden Schädlichkeiten — bei chronischen Catarrhen der Nase genügt jede auf den Körper einwirkende Schädlichkeit die Erkrankung zu steigern: kalte Füsse, sonstige Erkältungen, körperliche Anstrengung, starke Füllung der Gefässe nach einer reichlichen Mahlzeit. Eine jede dieser Einwirkungen kann sowohl eine hochgradig gespannte Disposition auslösen, als auch eine acute Steigerung eines chronischen Catarrhs hervorrufen. In den letzteren Fällen handelt es sich um Recidiven chronischer Processe, und dies ist eine weitere Ursache, warum der Schnupfen so häufig localisirt bleibt. Selbst Gemüthsbewegung scheint im Stande zu sein, eine acute Steigerung zu bewirken; ich behandelte vor Jahren eine intelligente sich gut beobachtende Dame mit chronischem Nasencatarrh, die einen derartigen Einfluss behauptete. Es ist dies die einzige Beobachtung, welche mich auf einen Einfluss der Psyche hinwies.

Der Annahme eines spec. Krankheitserregers bedarf es bei der Choryza nicht (abgesehen von spec. Catarrhen der Nase). Gegen eine Contagiosität des Schnupfens sprechen die Impfversuche, die Friedreich (l. c., pag. 398) vornahm, und die stets ein negatives Resultat ergaben.

Als ich meine Studien bei Foos und Betz begann, erwartete ich, dass die Kinder von Foos im Winter viel mehr an Schnupfen leiden würden, wie die von Betz. Die Beobachtung lehrte mich zu meiner Ueberraschung gerade das Gegentheil. Die Kinder von Betz litten im Winter viel mehr an Schnupfen wie die von Foos. Ich muss die Thatsache anführen, wenn mir auch die Deutung nicht vollständig gelingt, und auf die Gefahr hin, dass der Leser findet, ich widerlege mich selbst. Es scheint eine allzu trockene warme Luft der Entwicklung des Catarrhs nicht günstig zu sein, wie auch der Entwicklung von Bronchialcatarrhen[1] eine vorherrschende Trockenheit der Luft nicht günstig sein soll und wie bei trockener Luft die Nasensecretion stockt.

Das Merkwürdige ist nun aber, dass im Sommer die Nasen der Kinder von Betz trocken wurden, während die Nasen der Kinder von Foos anfingen zu secerniren. Dieses merkwürdige Verhältniss

[1] Hirsch, l. c., Bd. II, pag. 12.

hatte ich schon im Jahre 1870 beobachtet, besonders aber im Sommer 1871 und Winter 1871/72 war es geradezu auffallend.

Im Februar 1872 herrschte in St. Ingbert und Umgebung eine Influenzaepidemie, an der auch die Kinder von Betz allerdings nicht hochgradig, sowie Frau Foos participirten.

Im Spätsommer 1871 hatten die beiden Kinder von Foos an heftiger Choryza mit dünner wässeriger Absonderung gelitten, so dass ich schon dachte, es käme zu Diphtheritis. Es war, als ob eine lang zurückgedrängte Disposition jetzt erst zum Vorschein käme. Wie der nähere Vorgang ist, durch was die Disposition zurückgedrängt wird, darüber habe ich allerdings nur Vermuthungen; ich glaube, dass die Functionen der Haut und zwar die grössere Verdunstung bei Foos eine Rolle dabei spielen; Zufälligkeiten, wie Erkältung u. dgl., möchte ich keine zu grosse Bedeutung beilegen. Allerdings die Kinder von Foos waren besser gekleidet und sorgfältiger vor Erkältung gehütet; ich traf auch dem entsprechend und dem kälteren Boden die Füsse der Kinder von Betz häufiger kalt wie die von Foos.

In den letzten Jahren hatte ich nur wenig Gelegenheit, meine Beobachtungen fortzusetzen, indessen glaube ich gefunden zu haben, dass Kinder, welche den Winter über viel innegehalten und sorgfältig vor Erkältung gehütet werden, *dafür im Sommer mehr an Choryza* leiden. Ich glaube mich nicht zu täuschen, halte aber anderweitige Bestätigung für wünschenswerth.

Zum Schluss dieses Kapitels, eine Beobachtung über die Entstehung einer sehr heftigen Form von Choryza. Im November erkrankte meine Frau im Wochenbette, so dass sie unser am 15. Nov. geborenes Kind nicht stillen konnte. Ich suchte eine Amme und fand eine solche in der Person einer in meiner nächsten Nachbarschaft wohnenden Taglöhnersfrau, Namens Palm. Ihr Kind war erst drei Wochen alt, wohlgenährt, litt aber an einer heftigen Choryza, die schon begann, beim Saugen hinderlich zu werden. Ich untersuchte das künstliche Klima und habe in der grossen Tabelle von Foos und Betz die Verdunstungscurven sowie das Mittel einiger hygrometrischer Bestimmungen eingetragen. Ich bewog Frau Palm, eine sehr gesunde milchreiche Frau, ausser ihrem eigenen Kinde auch mein Kind zu stillen, was sie auch etwa drei Wochen that. Mein

Kind, welches die gleiche Nahrung erhielt, wie das von Frau Palm, hatte nur wenig Nasensecretion, Schnupfen war es nicht zu nennen, und gedieh ganz gut, während das Palm'sche Kind durch gehindertes Saugen herunterkam und später nach einigen Monaten ein scrophulöses Aussehen darbot. Die Zimmertemperatur war bei mir nie über 14° R.; künstlich habe ich die Luft auch nicht angefeuchtet. In dem Zimmer von Palm wurde gekocht — ich habe mehrmals 20° R. und darüber bestimmt. In der grossen Tabelle habe ich die Verdunstungsgrösse des Wohnraumes von Palm, und die des Zimmers, in welchem meine Frau mit dem Kinde verpflegt wurde, eingetragen.

Die Choryza des Kindes von Palm hat sich also in einer feuchtwarmen Luft, deren wasserentziehende Wirkung übrigens noch eine sehr bedeutende war, entwickelt; zur Entstehung derselben trug jedenfalls die Armuth der Familie bei, insofern mit „Urin durchnässte Wäsche" die Regel war.

Dass noch andere Einwirkungen zur Entwicklung von Choryza beitragen müssen, beobachtete ich übrigens auch bei Foos und Betz. Frau Foos kam am 18. Sept. 1871, Frau Betz am 30. Okt. 1871 in Wochen. Beide Frauen stillten ihre Kinder selbst, und sie gediehen beide recht gut. Das Kind von Betz litt mehr an Choryza als das von Foos.

Ich halte das Studium dieser primitiven Formen der Entzündung bei Neugebornen für ausserordentlich wichtig. So lange wir nicht wissen, wie ein Schnupfen entsteht, werden wir auch nie über die Genese der Diphtherie klar. Es wäre eine dankbare Aufgabe zu untersuchen, wodurch das Niesen der Neugeborenen, welches man als die erste pathologische Aeusserung, als die Antwort auf einen Reiz nennen kann, verursacht wird, durch was dasselbe verhütet werden kann, etc. Als kleinen Beitrag kann ich folgende Beobachtungen anführen. Ein Kind, durch Wendung zur Welt befördert, liess ich wohl eingebettet und mit warmen Krügen umgeben über drei Stunden lang in einem ungeheizten Zimmer von nur 4° R. Es befand sich sehr wohl, trug weder Schnupfen noch Husten davon, und hat nicht viel geniest. Kinder von wenigen Tagen werden in katholischen Orten stundenweit mitten im Winter zur kirchlichen Taufe gebracht; sie tragen weder Schnupfen noch Husten davon, wenn sie wohl eingebettet sind. Eingeathmete kalte Luft schadet also nicht.

XXIV.

Der lymphatische Rachenring.

Den Namen „Rachenring" habe ich nach Waldeyer für sämmtliche Abschnitte des Pharynx gebraucht, da jene ringförmige Parthie des Rachens, welche die grösste Entwicklung der Lymphfollikel zeigt, der Mittelpunkt der uns beschäftigenden krankhaften Processe, insbesondere Lieblingsitz der Diphtheritis ist.

In der Regel wird der Pharynx von den Pathologen den Nährwegen zugezählt. Mehrere Gründe sprechen indessen dafür, ihn den Athemwegen zuzurechnen, da wenigstens unsere drei Krankheitsprocesse in unbestreitbarem Zusammenhange mit denselben stehen.

Der Pharynx dient nur kurze Zeit den Nährwegen zur Weiterbeförderung von Speis und Trank in die Speiseröhre, während gerade der untere Theil desselben, der Kreuzungspunkt der Nähr- und Athemwege als Fortsetzung des zweiten Abschnittes der Luftwege mit der Athemluft stets in Berührung ist — ob wir nun mit offenem oder mit geschlossenem Munde athmen.

Im normalen Zustande sind indessen die Wandungen des Rachens vor der Athemluft sehr geschützt, indem sich die Luftwege am Ende des Septum höhlenartig erweitern; daher der Name Pharynx und Fauces (Schlucht und Höhle). So lange diese Höhle nicht krankhaft verengert ist, wirken also etwaige chemische und physikalische Schädlichkeiten der Athemluft *viel weniger intensiv* auf die Schleimhaut des Pharynx ein als auf die der Nase und des Kehlkopfs.

Dies ändert sich schon, sobald die Schleimhaut des Pharynx geschwellt ist; noch bedeutender ist die Raumbeeinträchtigung, wenn die zahlreichen lymphatischen Gebilde des Rachenrings, insbesondere die Tonsillen, hypertrophisch sind. Erst dann kommt die Athemluft in intensivere Berührung und zwar mit den *prominirenden* Stellen der Schleimhaut des Pharynx, besonders beim Athmen durch den Mund.

Eine der wichtigsten Vorfragen ist die, wodurch die häufige Schwellung der lymphatischen Follikel bedingt ist?

Die lymphatischen Gebilde sind ringförmig derart in den Pharynx eingelagert, dass ein Theil derselben dem Nasenrachenraum, ein anderer dem untern Abschnitt des Pharynx angehört. Die Mandeln sind von dem Boden der Nasenhöhle nur durch das lockere Zellgewebe des weichen Gaumens getrennt, und die hinteren Lymphgefässplexus des Pharynx hängen mit denen des Bodens der Nasenhöhle zusammen (Wagner bei Ziemssen, VII, pag. 125). Die sogenannten Mandeldrüsen, welche bei der Diphtheritis eine so wichtige Rolle spielen, beziehen wieder ihre Lymphgefässe sowohl von den Tonsillen als von der Schleimhaut des Nasenrachenraums[1].

Wir haben somit ein zusammenhängendes System von Lymphgefässen und lymphatischen Gebilden (Follikel und Drüsen) in Nase und Rachen.

Wie nun die Secrete der Nase bei Catarrh die äussere Umgebung der Nase serös zu durchtränken und Schwellung der Oberlippe etc. hervorzurufen vermögen, so können auch die Secrete der Nase nach rückwärts fliessen und alle diejenigen Theile durchtränken, welche die Lymphfollikel enthalten. Dies geschieht weniger bei aufrechter Stellung des Körpers, als beim Liegen — also auch bei *kleinen* Kindern in viel *stärkerem* Grade, da sie viel länger und vorzugsweise in der Rückenlage schlafen, während grössere Kinder und Erwachsene weniger lang und meistentheils in der Seitenlage ruhen. Wendt (bei Ziemssen, VII) macht auf den schwierigen Abfluss der Secrete im Nasenrachenraum aufmerksam und betont die Massenhaftigkeit der Secretion bei catarrhalischen Affectionen.

Durch jenen schwierigen Abfluss ist eine Stagnation und Zersetzung der Secrete leicht möglich. Man kann nach dem Gesagten die hintere, besonders aber die seitliche Parthie des lymphatischen Rachenrings als das *Infiltrationsgebiet* des hinteren Abschnitts der Nasenhöhle auffassen. Nach meiner Beobachtung hängt nun die acute und chronische Schwellung der Lymphfollikel, also in erster Linie der Tonsillen, stets mit Catarrhen der Nasenschleimhaut zusammen, wie wir denn wissen, dass die Schwellung der lymphatischen Gebilde in der Regel durch entzündliche Affectionen im Gebiete ihrer Saugadern bedingt ist.

Die Mandeln sind bei kleinen Kindern noch nicht entwickelt und

[1] Lusckka, der Schlundkopf, 1868, pag. 113.

stets normal (Billard und Wagner) und erst etwa vom 6. Monat an findet man eine Schwellung derselben oder Hypertrophie häufiger. Von manchen Autoren bis in die allerneueste Zeit wird ein Einfluss der Dentition erwähnt; allein was soll das Zahnen nicht Alles verschulden? Andere Autoren sagen, die Hypertrophie sei häufig ererbt, weil in manchen Familien die Eltern und alle oder die meisten Kinder daran leiden. Nach meiner Beobachtung leiden Eltern, die überheizte Räume lieben, häufig an Schnupfen, an acuten und chronischen Retronasalcatarrhen und desshalb auch an hypertrophischen Mandeln — und die Kinder erkranken unter diesen Einflüssen ebenfalls. Warum wartet die Vererbung bis zum 6. Monat etwa, warum bringen die Kinder die hypertrophischen Mandeln nicht mit zur Welt? Offenbar bedarf die Schwellung der Follikel Zeit, wie die Entwicklung eines einfachen Catarrhs der Zeit bedarf, und zwar um so längerer Zeit, weil sie ein secundärer Process ist, indem Catarrhe des vorderen Abschnittes der Nasenhöhle und wahrscheinlich auch des Nasenrachenraumes vorausgehen müssen.

Bei Kindern hat man häufig Gelegenheit, die Abhängigkeit der Tonsillarhypertrophie von chronischen Retronasalcatarrhen zu beobachten. Lässt man sie durch starkes Herabdrücken der Zunge würgen, so sieht man in häufigen Fällen die Secrete, welche dadurch mechanisch nach abwärts gepresst werden. Die Anamnese ergibt, dass Choryza vorausgegangen ist und dass die Kinder nur mühsam mit geschlossenem Munde athmen. Wenn ich somit die geschwellten Follikel stets als den Ausdruck resp. die Ueberbleibsel chronisch entzündlicher Processe der Nasenhöhle und speciell des Nasenrachenraums auffasse, so hoffe ich, dass meine Beobachtungen bestätigt werden.

Es muss hiebei jedoch das Verhältniss der lokalen zur allgemeinen Disposition ins Auge gefasst werden. Die „Scrophulose“ ist der Ausdruck einer hochgradigen allgemeinen Disposition, deren Ursachen nur in der Nahrung und der äussern Haut liegen können. Bei hochgradiger allgemeiner Disposition bedarf es nur eines geringen localen Reizes, um eine Schwellung der lymphatischen Gebilde zu veranlassen. Gewöhnlich wird die Scrophulose als Ursache des chronischen Catarrh des Rachenrings bezeichnet; allein ich muss festhalten, dass die Catarrhe das Primäre sind und die scrophulose Diathese nur das

Abheilen derselben hindert, und lediglich Ursache der stärkeren Mitbetheiligung der lymphatischen Gebilde.

Bei keinem Organe ist bekanntlich die Lokalisation und Form der entzündlichen Affectionen so unregelmässig wie im Pharynx. Wir können diese verschiedenartigen Formen jedoch mit diesen anatomischen Verhältnissen, mit den Beziehungen zur Nasenhöhle und mit ihren Beziehungen zur Athemluft erklären.

Die hauptsächlichsten Gesichtspunkte, welche in Betracht kommen, sind:

1. Der Pharynx wird *übersprungen* oder *nur sehr gering afficirt* bei allen absteigenden Catarrhen, ferner beim absteigenden Croup, wenn die Nasenschleimhaut, besonders die des Nasenrachenraums, nicht vorher der Sitz chronisch entzündlicher Processe war, wenn also die Follikel nicht geschwellt, keine bedeutende Raumbeeinträchtigung stattgefunden, und wenn somit die Schädlichkeiten der Athemluft nicht intensiv auf die höhlenartige Ausbuchtung der Luftwege wirken konnten. Daher die Seltenheit der catarrhalischen Angina im frühesten Kindesalter im Verhältniss zur Häufigkeit der catarrhalischen Affectionen der Schleimhaut der Nase.

Sobald ein Kind zum erstenmal am absteigenden Catarrh erkrankt, so habe ich die Fauces stets intact gefunden, wenn es vorher ruhig mit geschlossenem Munde im Schlafe athmen konnte.

Am seltensten wird bei Diphtheritis der Pharynx übersprungen. Diess weist darauf hin, dass dieser Process in den engsten Beziehungen zu vorhergehenden chronischen Catarrhen der Nase steht, — in viel engerer als der Croup. Indessen kommt es auch bei Diphtheritis vor. Monti, l. c., pag. 85, erwähnt einen derartigen Fall von Nasendiphtheritis mit Laryngitis diphtheritica ohne Betheiligung des Pharynx. Auch Wagner (Archiv. der Heilk., 1866, pag. 502) beschreibt einen solchen Fall. Wie solche Fälle zu erklären sind, bleibt künftiger Beobachtung vorbehalten.

Der genuine Croup der Luftröhre ist gar nichts anders als ein Fall von Croup (oder Diphtherie vom identistischen Standpunkte), bei welchem der Rachenring übersprungen ist. Die wenigen Fälle von genuinem Croup, welche ich beobachtet habe, zeichneten sich dadurch aus, dass die lymphatischen Gebilde nicht geschwellt waren, während bei allen Fällen von Croup oder Diphtheritis des Rachenrings, soweit ich mich erinnere oder genauere Aufzeichnungen (23) besitze, eine solche Schwellung von allerdings *sehr verschiedener* Intensität bestand. Nur bei Diphtheritis scarlatinosa glaube ich einige Ausnahmen gesehen zu haben.

2. Sobald die Follikel geschwellt sind und eine stärkere Raumbeeinträchtigung dadurch bedingt ist, hat die wasserentziehende Wirkung einer trockenwarmen Athemluft viel stärkere Angriffspunkte, und zwar an allen hervorragenden Theilen des Rachenrings. Und da bei chronischer Hypertrophie der Mandeln, wie erwähnt, stets chronische Choryza vorausgegangen ist, so haben die Betreffenden lange Zeit vorher, besonders während des Schlafens, nicht durch die Nase, sondern vorzugsweise durch den Mund geathmet. Die ersten Angriffspunkte der Athemluft waren also der hintere Theil des harten Gaumens, der weiche Gaumen, das Zäpfchen, die Gaumensegel, die seitlichen Parthieen der Tonsillen, dann die hintere Rachenwand. Der vordere Abschnitt des harten Gaumens ist durch Lippen und Zähne geschützt.

Bei den meisten Catarrhen des Pharynx erkranken nun diese Theile in demselben *Verhältniss, wie sie von der Luft beim Athmen durch den Mund getroffen* werden; die Röthe beginnt in der Mitte des harten Gaumens und wird nach dem Zäpfchen zu stets intensiver. Die übrige Mundhöhle bleibt intact oder participirt nicht mehr als etwa bei einer Pneumonie. Die Lokalisation der catarrhalischen Angina sowohl wie des Croup folgt dem Inspirationsstrom, die prominirenden Theile werden vorzugsweise befallen. (Uvula, Gaumensegel, Pharynxwand).

Bei catarrhalischen Processen des Pharynx treffen wir stets eine stärkere oder geringere Betheiligung des submucösen Gewebes, körnige Schwellung der drüsigen Gebilde, und zwar sind die nach der hinteren Nasenöffnung gelegenen Follikel oft am meisten geschwellt[1].

Es ist nun charakteristisch, dass die Oberflächenerkrankung bei Catarrhen häufig in gar keinem Verhältniss steht zu den Veränderungen in der Tiefe; sobald wir einige Formen der Pharyngitis ausnehmen, ist die Schwellung der Follikel und des submucösen Gewebes stets viel bedeutender als man nach der Affection der Oberfläche annehmen sollte.

[1] Rühle, Pharynxkrankheiten Nr. 6, der Volkmann'schen Zeitung.

Es erklärt sich dies einfach dadurch, dass Follikel und submucöses Gewebe *vorher* durch die Secrete chronischer Nasen- und Retronasalcatarrhe gereizt waren. Dass dies der Fall ist, ergibt nun wieder die Beobachtung: zieht man die Uvula so nach vorn, dass die hintere Fläche sichtbar wird, so ist diese stärker afficirt als die vordere Fläche, aber die Affection hat einen anderen Charakter, die Vorderfläche ist häufig nur geröthet, die Rückfläche ist geschwürig.

Nur wenn die Tonsillen hochgradig geschwellt sind, wirkt die Athemluft intensiver auf die prominirenden Theile der Schleimhaut des Pharynx, jedoch nicht in dem Grade, wie auf die der Nase und des Kehlkopfs. Sobald wir die Entstehung des Croup *zum Theil* von der vorhergehenden intensiven Einwirkung der Athemluft auf die Oberfläche abhängig machen, so erklärt dies die Seltenheit der croupösen Pharyngitis, so dass manche Beobachter (Virchow, Senator) deren Vorkommen gänzlich bestreiten. Jedenfalls sind beim Croup der Pharynxschleimhaut die Membranen nie so dick und ausgebreitet wie im Larynx und Trachea. Sehr mächtig sah ich sie event. nur an der Uvula. In manchen Fällen ist zwar die ganze Uvula mit einer Membran wie der Finger mit dem Handschuh überzogen, indessen scheint auch hier die Affection der hinteren Fläche zu überwiegen, denn manchmal macht es den Eindruck, als ob die Membranen von hinten nach vorn wucherten.

Die acuten Catarrhe des Pharynx sind meistentheils absteigend. Wendt (l. c., pag. 268) hebt hervor, dass der acute Retronasalcatarrh primär selten allein vorkomme, häufiger finde sich acuter Catarrh der Nase. Ob es sich nicht auch in den letzteren Fällen um Exacerbationen chronischer Catarrhe handelt, welche nach Wendt sehr häufig vorkommen, bleibt dahingestellt.

Wenn chronische Catarrhe im Gebiete des Rachenrings sich entwickelt haben, so können solche Schädlichkeiten, welche den Gesammtorganismus treffen, wie „Erkältung", die durch die Secrete des chronischen Catarrh bedingte Reizung des Gewebes zunächst auslösen. Der Process verlauft dann localisirt, oder er pflanzt sich, insofern eine Disposition der Continuität nach vorhanden ist, auf benachbarte Schleimhäute fort. Ein solcher Catarrh verläuft also *nicht absteigend*, und gegen die Regel.

3. Ferner hängt von dieser verschiedenen Art und Weise der Ein-

wirkung *die Neigung der Schleimhaut diphtheritisch zu erkranken* ab, welche viel grösser ist als bei irgend einem andern Abschnitte der Luftwege. Die Oberfläche wird eben viel weniger durch die Secrete gereizt als das Parenchym. Wendt fand constant Catarrh des Nasenrachenraums bei Croup und Diphtheritis benachbarter Schleimhäute.

Von ausserordentlich vielen Beobachtern ist darauf aufmerksam gemacht worden, dass Catarrhe des Pharynx, Schwellung der Mandeln, zur Diphtherie disponiren. So sagt Demme, l. c.: „Fast alle unsere von Diphtherie befallenen Patienten zeigten entweder eine auffallende Geneigtheit zur catarrhalischen Erkrankung der Nase und Rachenschleimhaut oder litten zur wahrscheinlichen Zeit der Ansteckung an acuten Nasen- und Rachencatarrhen."

Man erklärt dies so, dass wie die Diphtherie die äussere Haut nur nach entfernter Epidermis befalle (Trousseau), wunde Stellen des Pharynx zur Aufnahme des diphtheritischen Giftes nothwendig sind. Experimentell ist dies durch Rajewsky's Versuche[1] für die Diphtheritis des Darmkanals nachgewiesen, „künstlich kann eine Diphtheritis der Gedärme durch Einspritzen bacterienhaltiger Flüssigkeit in's Blut nur dann erzeugt werden, wenn die Schleimhaut des Darms dadurch vorbereitet ist, dass vorher eine Entzündung in derselben hervorgerufen wurde." Letzteres geschah durch Einspritzung einer verdünnten Ammoniaklösung. Diese Vorbereitung des Pharynx geschieht in sehr geringem Grade durch die Inspirationsluft, in viel höherem Grade durch die Secrete chron. Catarrhe der Nasenschleimhaut.

Die Anamnese ergibt denn auch, dass bei dem grössten Theil der an Diphtherie erkrankten Kinder die Nase vorher der Sitz eines entzündlichen Processes war. Um auf die Kinder von Foos zurück zu kommen, so behauptete deren Mutter, dass schon drei Wochen vor der Erkrankung die Kinder einen dünnen gelblichen Nasenausfluss gehabt hätten, dass die Nase derselben verstopft und durch schnarchende Respirationsgeräusche im Schlafe kund gegeben habe. Dasselbe hörte ich von so vielen andern sorgfältig beobachtenden Müttern, dass ich versucht bin, wenigstens einen Theil der gegentheiligen Angaben dem Mangel an Beobachtung von Seiten der Betreffenden zuzuschreiben.

[1] Centralblatt f. d. med. Wissenschaften, 1875, Nr. 41.

Leider habe ich den Pharynx der Kinder von Foos und Betz nie untersucht, wie ich dies mit der Nase that, und kenne desshalb die Beziehungen zur Winters- und Sommerszeit nicht. Ich richtete meine Aufmerksamkeit *erst später* auf diese Punkte, und weiss nicht einmal ob sie an Tonsillarhypertrophie litten. Es ist dies ein Fehler meiner Untersuchungen.

4. Die Annahme, dass Secrete des Nasenrachenraums die locale Disposition zur Diphtheritis hervorrufen, erklärt die *Localisation der Diphtheritis im Pharynx.* Bretonneau, Guersant, Trousseau, Canstadt und nach ihnen viele andere Beobachter sagen, dass die Rachendiphtheritis am häufigsten in den Choanen beginne. Hebt man die Uvula in die Höhe, dann zeigt sich die hintere Fläche stark mit Diphtheriebelag überzogen (Lessdorff). Man sieht, wie die Membranen von der hinteren Fläche auf die vordere umschlagen, jedoch so dass in der Regel nur die Spitze croupos erkrankt, während die vordere Fläche nur catarrhalisch geröthet ist; die Plaques erscheinen gewöhnlich zuerst auf der obersten Spitze einer Tonsille, und werden da meist vom Gaumensegel verdeckt (Canstadt, Binder). An der hintern Pharynxwand erkrankt zuerst die Parthie, wo sich die Pharynxtonsille befindet.

Während so die obere Parthie des Pharynx an Diphtheritis viel stärker erkrankt, und insbesondere die leichteren Fälle von Diphtheritis daselbst lokalisirt verlaufen, ist die untere Parthie des Pharynx nur bei den allerschwersten Fällen von Diphtheritis mit ergriffen; die Aussenfläche des Epiglottis und der Giesskannen bleibt meist frei von der Affection (Wagner, l. c.), während die Innenfläche dieser Theile sich ebenso verhält wie der übrige Larynx (Wagner). Bekannt ist ferner, dass der Oesophagus fast nie an der Erkrankung Theil nimmt. Wo also die Secrete der Nase nicht hingelangen oder die Inspirationsluft nicht intensiv einwirken kann, entsteht weder Croup noch Diphtheritis.

5. Wir können ferner die Thatsache erklären, dass die Diphtherie *keine* Immunität zurücklässt. Die diphth. Auflagerungen kehren bei demselben Kranken bisweilen in kurzer Zeit mehrmals wieder (Wagner), und Cold sagt von der Mandelbräune, dass sie gewöhnlich 1—2 Mal jährlich, oder doch jedes zweite Jahr bei schwächlichen, scrophulösen Kindern zurückkehre. Die Bedingungen zur Entwickelung der Krankheit können immer wieder auf's Neue entstehen, sobald

sich Catarrh des Nasenrachenraumes und die Bedingungen einer serösen Durchtränkung gebildet haben.

6. Diese vorhergehende locale, jauchige Durchtränkung durch catarrhalische Secrete, die Oberflächenreizung der Luftwege durch die Athemluft bedingen die *Gefährlichkeit* der Diphtheritis des Rachenrings, und die des Croup der Luftwege. Nicht das Wesen dieser Processe führt den häufig so bedenklichen Verlauf herbei, sondern die vorhergehenden schweren localen Störungen, denn dieselben Processe heilen nach Stellwag auf der Augenschleimhaut rasch in den allermeisten Fällen.

7. Die Tonsillarhypertrophie und die croupose sowohl wie die diphtheritische Erkrankung im Rachenring zeichnet sich durch unsymmetrisches Verhalten aus. Die Mandeln sind meist nur auf Einer Seite geschwellt (Trousseau), die Oberfläche Einer, selten von Anfang an beider Tonsillen, zeigt die Auflagerung (Wagner). Die bevorzugte Seite ist nach vielen Angaben die rechte, wie auch die Pneumonie die rechte Seite liebt. Nach Lange[1] hängt dies Verhalten der Diphtherie mit dem häufigeren (?) Liegen auf der rechten Seite in Zusammenhang; ich selbst habe keine Erfahrung, es wäre aber interessant, die Ursache des häufigeren und intensiveren Befallenwerdens der rechten Seite nach dieser Richtung zu prüfen. Billard hat bekanntlich die gleiche Theorie für das Vorwiegen der rechtsseitigen Pneumonieen aufgestellt, worüber später.

Ausser den Secreten der Nase und ausser der Inspirationsluft haben aber auch die übrigen Componenten der Disposition einen Einfluss auf die Entstehung unserer Processe im Rachenring, und zwar soweit mir dies aus meinen Beobachtungen hervorgeht, einen viel mächtigern als bei allen anderen Abschnitten der Athemwege. Die Schleimhaut des Pharynx ist bei weitem nicht so straff an die knöcherne oder knorpelige Unterlage geheftet, als die der anderen Abschnitte. Die Gefässe können sich stärker ausdehnen und erweiterte Gefässe der Schleimhaut sind schon mit unbewaffnetem Auge bei chronischen Catarrhen und wenn das Gewebe aufgelockert und schlaff ist, sichtbar. Das ist wohl der Grund, warum die Circulationsstörungen bei der Diphtheritis des Larynx und Pharynx

[1] Virchow's Jahrbücher, 1869, II, 124.

so heftig sind, während sie in der Trachea fehlen[1]. Nur muss man sich vorstellen, dass die Circulationsstörungen schon vor der Erkrankung bis zu einem gewissen Grade vorbereitet waren, entweder als Erschlaffung der Gefässe bei verweichlichter Haut, durch schlechte Innervation, oder als mangelhafte Ernährung ihrer Muskulatur, oder als verminderte Resistenz in Folge von fortwährenden Hyperämieen.

Ausser den früheren Beweisen für diese Ansicht möchte ich die Diphtherie sine Diphtheria anführen. (Wagner b. Ziemssen, VII, 179.) „In Familien, wo mehrere Kinder schwer oder leicht an croup. Angina erkrankt sind, zeigt bisweilen ein Glied nur intensive Hyperämie des Gaumens ohne sichtbare Auflagerung, kann aber trotzdem später Folge-Krankheiten der Diphtheritis zeigen."

In Tab. XVII habe ich die Jahrescurve der Angina catarrh. des Münchener Krankenhauses eingetragen. Der Einfluss der kalten Jahreszeit tritt bei weitem nicht so stark hervor, wie bei Lungencatarrh und Pneumonie; die Anginacurve aber tritt eher in die kalte Jahreszeit ein und eher aus derselben heraus als die Bronchitiscurve; es ist also auch hiemit ein Absteigen des Processes nach Jahreszeiten angedeutet. Die Erkrankungen an Angina treten aber doch in der kalten Jahreszeit stärker hervor, und sie verhalten sich also wie die Krankheiten der Respirationsorgane und nicht wie die der Digestionsorgane. Dies ist der vorzüglichste Grund, wesshalb ich den lymphatischen Rachenring den Athmungswegen zutheilen möchte und nicht den Nährwegen, wie denn schon Canstadt „auf die pathologische Continuität der Schleimhaut des Schlundes zu denen der Athemwege, welche insbesondere für die catarrhalische Stase und die diphtheritische Entzündung dieser Theile gelte," hingewiesen hat.

Ich habe früher erwähnt, dass die Mortalitätsstatistik die Erkrankungen des Pharynx und Larynx nicht wohl zu trennen vermag. Aber selbst wenn man Croup- und Diphtheritiscurven zusammenlegt, so verlaufen dieselben nicht mit der Curve der Angina parallel, sondern die combinirte Diphtheriecurve eilt vor: sie tritt eher in die kalte Jahreszeit ein als die der Angina, und dieses Verhältniss scheint darauf hinzudeuten, dass die Diphtherie ätiologisch von einem

[1] Boldyrew, Archiv v. du Bois-Reymond, 1872, pag. 82.

höheren Abschnitt der Athemwege, nämlich der Nasenschleimhaut, in noch stärkerem Grade abhängig ist, als die Angina catarrh. es für gewöhnlich ist.

Indessen kann ich dies vorläufig nur durch die Eine Münchener Statistik belegen; andere Statistiken stehen mir nicht zu Gebot, und ich muss desshalb die Bestätigung der Zukunft überlassen.

XXV.

Der Kehlkopf.

Der Kehlkopf ist der Inspirationsluft erst ausgesetzt, nachdem dieselbe entweder Nase und Pharynx oder Mund und Pharynx passirt hat. Die Luft wird feuchter und damit, nach meiner Annahme, weniger reizend. Dies erklärt das spätere Erwachen der Disposition zu Catarrh und Croup, sowie die grössere Seltenheit der Erkrankungen des Kehlkopfs.

Die wahren Stimmbänder werden von den leichteren Formen des absteigenden Catarrh bei Kindern und bei Erwachsenen häufig übersprungen, insofern man dies bei ersteren daraus schliessen darf, dass sich die Betheiligung des Kehlkopfs in der Regel kaum in schwachbelegter Stimme äussert. Beim ruhigen Athmen scheinen die Stimmbänder durch ihre seitliche Anlagerung und Faltenbildung der erschlafften Schleimhaut geschützt zu sein, ferner durch die histologische Beschaffenheit des Epithels, welches nicht flimmert. Auch das Gewebe ist derber, reich an elastischen Fasern, und enthält keine Follikel, an denen die falschen Stimmbänder so reich sind.

Im Gegensatz hiezu gibt die Muskulatur des Kehlkopfs Anlass zu localen Reizen. Jede Anstrengung der Stimme bewirkt auch eine Fluxion nach der Schleimhaut, und allgemein fasst man dies als Ursache der grösseren Häufigkeit der cat. Laryngitis bei allen Berufsarten auf, die mit einer Ueberanstrengung der Stimme verbunden sind. Der localisirte Larynxcatarrh scheint ein Privileg der Sänger,

Prediger, sowie derer zu sein, welche reizenden Inhalationen sich auszusetzen pflegen, unter denen bekanntlich der Tabaksqualm eine grosse Rolle spielt. Wenn man die Alterscurve des Larynxcatarrh etwa nach Lebert (l. c., I, p. 180) aufträgt, so fällt desshalb das Maximum der Local-Erkrankungen in die Blüthe- und Mannesjahre. In der ersten Kindheit sind die *Local-Catarrhe* des Larynx nach der Statistik von Lebert sehr selten. Diess ist aber kein Beweis gegen das Absteigen des Catarrh nach dem Lebensalter, denn in vielen Bronchialcatarrhen ist implicite ein Larynxcatarrh, wenn auch die catarrhalische Erkrankung des Larynx sich in der Regel nicht in Schwellung der Schleimhaut (Stenose) und aus den obengegebenen Gründen nur in schwach belegter Stimme äussert. Der Satz von Lebert (l. c.): „die erste Kindheit zeigt zwar im Allgemeinen die schweren Formen der catarrhalischen Laryngitis; die überwiegend grössere absolute Häufigkeit aber bietet die zweite Kindheit“ — ist insofern falsch, als mit vielen Bronchitiden im Kindesalter ein Larynxcatarrh und Nasencatarrh verbunden ist. Der Larynxcatarrh ist nur häufig schon vorüber, oder die Symptome der Bronchitis sind stärker ausgeprägt, und die Krankheit wird dann als Bronchitis eingetragen.

Augenfälliger sind die Störungen bei den schweren Formen der catarrhalischen Laryngitis, dem sogen. Pseudocroup, und bei Croup und Diphtheritis des Larynx. Gerade die Localisation des Croup zwingt uns, ihn mit der Inspirationsluft in irgend welche ätiologische Verbindung zu bringen, nicht allein das Ueberspringen der Recessus (Rindfleisch), sondern auch der Beginn des croupösen Processes, welcher in der Regel einige Linien von der Rima glottidis scharf abgeschnitten beginnt, also gerade da, wo die Inspirationsluft einfällt, resp. ihre Wirkung entfaltet; ferner die vollständige Symmetrie der Croupmembranen. „Nie findet sich das Verhältniss so, dass freie Stellen mit erkrankten wechseln.“ (Trendelenburg, l. c.). Nur die Recessus machen eine Ausnahme. Weder Croup noch Diphtheritis des Rachenrings zeigen eine solche Symmetrie.

Nicht allein den Catarrh, sondern auch den Croup hat man von jeher mit der Ueberanstrengung der Stimme in ätiologische Verbindung gesetzt; so führt schon Aretæus[1], der erste Schriftsteller wel-

[1] Bretonneau, l. c., pag. 58.

cher eine nicht anders zu deutende Beschreibung der Diphtherie resp. Croup gegeben hat, als Ursache an: „*Quoniam pueri . . . alteque et cum irascuntur in ludo clamitant.*“ Die älteren Aerzte glaubten meistens, dass heftiges Schreien Gelegenheitsursache sei, so Sacchse (l. c., pag. 19), der die allerdings merkwürdige Beobachtung von Flormanns mittheilt, wonach drei Matrosen, die sich durch vieles Rufen angestrengt hatten, am Croup erkrankten. Auch von anderen Autoren, Albers, Canstadt, Güntzburg, u. A. wird die Ueberanstrengung der Stimme als Gelegenheitsursache zu Croup genannt. Ich selbst habe mein Augenmerk nicht darauf gerichtet, aber es ist nicht zu zweifeln, dass die locale Disposition dadurch in acuter Weise gesteigert werden kann.

Gegen die croupöse Entzündung ist der Kehlkopf durch die geringere Zahl der schleimabsondernden Organe weniger geschützt als die Nase; es mag damit die grössere Häufigkeit des Kehlkopfcroup zusammenhängen; die lockere Submucosa, welche weniger straff an die Knorpel angeheftet ist, begünstigt die Entwicklung der Diphtheritis, besonders in dem obern Abschnitte des Larynx.

Nach dem jetzigen Stande der Statistik ist es mir nicht möglich, in exacter Weise festzustellen, ob die Jahrescurve der cat. Laryngitis, des genuinen und diphtheritischen Croup zusammenfallen. Die in der Literatur enthaltenen Angaben umfassen zu kleine Zeiträume oder die Zahlen sind nicht gross genug, — oder endlich die Trennung der Processe ist nicht vollständig durchgeführt. Ich unterlasse es desshalb, einige Statistiken, welche ich verarbeitet habe, wie die von Pauli u. A., und die der Münchener Krankenhäuser mitzutheilen. Die genaue Feststellung jenes Verhältnisses wäre keine undankbare Aufgabe der Statistik grosser Spitäler.

Von meinen Beobachtungen möchte ich nur Eine über die Entstehung von Laryngitis catarrhalis anführen. Meine Frau besuchte mit meinem ältesten Knaben, damals 5/4 Jahre alt, an Weihnachten 1872 ihre Eltern und hielt sich 3 Wochen mit demselben bei ihnen auf. Mein Schwiegervater litt dazumal an chron. Magencatarrh, hatte ein sehr grosses Wärmebedürfniss, und das Resultat war, dass mein in demselben Zimmer sich aufhaltendes Kind sofort nach seiner Rückkehr in unsere viel kühleren Wohnräume vom Schnupfen befallen wu rde. Ich schlug denselben nicht hoch an und liess ihn trotz windigem, kaltem Wetter im Januar austragen. Am dritten Tage nach Ausbruch des Schnupfens erkrankte das Kind an heftiger Laryngitis catarrhalis, die sich auf die Bronchien fortpflanzte. Das Bübchen genas, und seit dieser Zeit ist derselbe so wenig wie je vorher an Catarrhen der Athemwege ausser an unbedeutenden Schnupfen erkrankt. Der Pharynx wurde in diesem Falle ganz übersprungen, da kein chron. Nasencatarrh vorausgegangen war. Vorher und auch später wieder wurde das Kind so häufig windigem und kaltem Wetter ausgesetzt, dass ich mir diesen absteigenden Catarrh nur durch die vorausgegangenen dreiwöchentlichen Schädlichkeiten eines überheizten Zimmers erklären kann. Die leichtere Form ergibt sich durch die kurze Dauer der Einwirkung.

Die Aetiologie gibt Anhaltspunkte, wie der Croup zu behandeln ist. Die Besprechung einiger Fragen, welche insbesondere bei der Tracheotomie von Wichtigkeit, schliesse ich desshalb passend hier an. Ich habe in meiner Praxis selbst 17 Tracheotomieen vorgenommen, ohne die Assistenzen zu rechnen, und glaube desshalb eine gewisse Berechtigung zur Erörterung dieser Fragen zu haben.

Meine zwei ersten Tracheotomieen im Herbst 1861 waren von günstigem Erfolg begleitet. Auf diese folgte eine Serie von 8 Misserfolgen, die nur von Einem Erfolg unterbrochen war. Die verschiedene Intensität der Erkrankung war wohl die erste Ursache des verschiedenen Erfolges, welche ich fand und annahm, allein ich gab mich damit nicht zufrieden und suchte Differenzen in der Nachbehandlung. Das Resultat des Vergleichs war, dass bei den Tracheotomieen mit günstigem Erfolg die Zimmertemperatur eine niedrigere war, als bei den ungünstig verlaufenen Fällen. Die Sterbfälle erfolgten in der Heizperiode, die Genesungen zu Zeiten, wo man noch nicht oder nicht mehr einfeuerte. Ein Vergleich der Erfolge von Roser, Schuh, Pitha u. A. ergab mir, dass diejenigen Aerzte, welche auf eine Temperatur von nicht unter 16° R. hielten, keine so günstigen Erfolge hatten, als die weniger ängstlichen, z. B. Roser[1], der auffallend günstige Erfolge, 45 % Heilungen nachweist.

[1] Anleitung zur Tracheotomie v. Lissard, Giessen 1861.

Mein Vertrauen auf den ganzen gegen Croup und Diphtheritis empfohlenen arzneilichen Apparat vom Calomel an bis zu den Kalkwasser- und Milchsäureinhalationen, war gründlich erschüttert. Von der Beobachtung Lissard's (l. c., pag. 54 u. 55) ausgehend, dass stundenlanger Transport tracheotomirter Kinder in kalter Winterluft nicht schädlich wirkt, und welche ich in einem ähnlichen Falle bestätigt fand, bildete ich mir eine eigene Behandlungsmethode. Den an Croup erkrankten Kindern liess ich 2—3 Mal täglich warme Bäder von 27—28° R. geben, sie dann in warme Decken einpacken und bei offenen Fenstern herumtragen. Drei Fälle von Croup, davon zwei mit diphtheritischer Betheiligung des Rachenrings, welche ich vom Februar bis Mai 1866 und bei einer Zimmertemperatur von 6—13° R. behandelte, verliefen günstig ohne Tracheotomie. Ausgeworfene Croupmembranen schützten mich vor diagnostischem Irrthum.

An diese drei Fälle reihten sich Misserfolge, dann wieder Erfolge, und in weiteren Fällen wurde ich zur Tracheotomie gezwungen. Immerhin kann ich nicht gerade unzufrieden mit dieser Art und Weise der Behandlung sein. Im Frühjahr 1867 konnte ich Prof. Erb in Heidelberg 5 Kinder mit diphtheritischer Lähmung der Pharynxmuskulatur vorstellen, welche ich während des Winters 1867 so behandelt hatte.

Eine grosse Heilwirkung indessen schreibe ich der kalten Athemluft nicht zu. In einer so kurzen Spanne Zeit, um welche es sich bei der Behandlung des Croup handelt, kann eben die um etwas günstigere Wirkung der Luft nicht wieder gut machen, was durch viel länger dauernde Einwirkung entstanden ist. Die specifische Wärme der Luft ist so gering, dass kaum eine starke locale Wirkung (Contraction der Gefässe) zu Stande kommen kann, zumal der thermische Effekt durch die höhere Temperatnr der Expirationsluft um die Hälfte verringert wird. Ich möchte nur den Einen Schluss daraus ziehen, dass bei Croupkranken eine kalte Athemluft nicht schadet, und dass diess auch bei B e g i n n der Tracheotomie nicht der Fall ist. In der Landpraxis ist häufig der Transport croupkranker Kinder während des Winters nothwendig. Ich rathe, zuerst die Tracheotomie vorzunehmen und dann zu transportiren.

Die obengenannte Behandlungsweise hat jedoch grosse Unannehmlichkeiten, indem das Vorurtheil des Publikums zu bekämpfen und die Verpflegung in einem ungeheizten Zimmer keineswegs angenehm ist. Da ich ihr ausserdem keine hervorragende Heilwirkung zuschreiben kann und andere thermische Behandlungsmethoden besser sind, so bin ich vollständig von derselben abgekommen.

Man darf bei der Behandlung meines Erachtens nicht ausser Acht lassen, dass bei der Pathogenese nicht die localen Einwirkungen die erste Rolle spielen, sondern *die äussere Haut*, — und ich glaube, dass von ihr aus sowohl Croup als Diphtheritis sich am erfolgreichsten bekämpfen lassen. Es ist bezeichnend, dass alle die mannigfachen energischen Methoden der Localbehandlung der Rachendiphtheritis, welche im letzten Jahrzehnt von Dem oder Jenem empfohlen wurden, ebenso rasch von Andern discreditirt worden sind. Ich möchte hiebei erinnern, dass es eine schon sehr alte therapeutische Erfahrungssache ist, wonach mechanische Läsion der erkrankten Gewebe durch Losreissen der Membranen, starkes Aetzen, nachtheilig wirkt.

„Der Tod trat um so früher ein, wenn man die losschälbaren Krusten der Fauces entfernte.“ (Cortesius) [1].

Dagegen wird die Behandlung von der Haut aus, durch Diaphorese, kalte und warme Bäder, von namhaften Autoren empfohlen und ausgeübt. Die Kaltwasserbehandlung, von Harder zuerst empfohlen, wurde von den Spezialisten systematisch ausgebildet, besonders von Pingler [2]. Wie Jürgensen bei der Pneumonie in manchen Fällen nach dem kalten Bade eine Minderung der Dämpfung nachwies, so fand ich die Beobachtung Pingler's bestätigt, dass je nach der Intensität des Falles, während des ersten, zweiten oder des folgenden Bades ein Freiwerden der Stimme mit Nachlass der Stenose stattfindet. Grosse Erfahrung besitze ich nicht, mir scheint indessen, als wenn die Kaltwasserbehandlung sich mehr zur Bekämpfung des entzündlichen Croup eigne, der mit der Tendenz auftritt, sich nach den Alveolen zu auszubreiten, während ich bei der Diphtheritis, insbesondere bei den von vornherein als septicämischer Process auftretenden Formen keine Erfolge erzielte. Ob hier die von Letzerich empfohlenen warmen Bäder und warmen Umschläge etwas leisten, darüber mangelt mir die Erfahrung.

[1] Bei Fuchs «De angina maligna», 1828, pag. 19.

[2] Pingler, Der Croup und seine Behandlung mit Wasser, 1868.

Aber Temperatur und Feuchtigkeitsgehalt der Athemluft ist eben doch keineswegs gleichgültig, insbesondere bei der Tracheotomie. Da die wasserentziehende Wirkung der kalten Athemluft vorzugsweise in den feineren Bronchien und Alveolen zu Stande kommt, so könnte dieselbe möglicherweise daselbst einen Reiz ausüben, wenn sie allzulange einwirkt. Im folgenden Capitel werde ich diese Frage noch erörtern. Jedenfalls ist allzugrosse Aengstlichkeit nicht nothwendig. Eine höhere Temperatur des Krankenzimmers halte ich indessen aus einem andern Grunde für nothwendig. Bei der Kaltwasserbehandlung sowohl, als bei diaphoretischer Behandlung tritt die reactive Füllung des peripheren Kreislaufs bei einer allzu niederen Zimmertemperatur, selbst wenn man mit Betten überdeckt, so unvollkommen ein, dass die Kälte als nachtheilig bezeichnet werden muss. Bei einer Zimmertemperatur von 12—15° R. nach der Behandlungsmethode von Pingler erzielte ich in den zwei letztoperirten Fällen rasche Heilung. Ich befeuchtete die Luft künstlich durch Entwicklung von Wasserdämpfen mittelst Spirituslampen, da die Entwicklung solcher vom Ofen aus leicht eine Ueberheizung zur Folge hat. Eine höhere Temperatur als 12—15° R. halte ich nicht für nothwendig, und insofern sie trocken ist, geradezu für schädlich.

In Bezug auf trocken-warme Luft sind, was sehr selten in der Therapie, alle Beobachter einig, dass sie schädlich wirke — jedenfalls trocknet sie die Secrete in den Bronchien ein, so dass man bei der Tracheotomie zum Befeuchten der Schleimhaut gezwungen ist.

Die Einathmung von Warmwasserdämpfen durch die Canüle gibt zu stärkerer Secretion der Bronchien Anlass und scheint, wie bei Diphtheritis des Pharynx, so auch bei Croup der Trachea günstig zu wirken. Bei drohendem Oedem der Lunge sind sie contraindicirt.

XXVI.

Trachea, Bronchien und Lungen.

Von Seiten der Respirationsluft sowohl als von Seiten der Circulation können keine Schädlichkeiten auf die Trachealschleimhaut einwirken, ohne dass nicht entweder die Kehlkopfschleimhaut oder anderseits die der Bronchien in Mitleidenschaft gezogen wäre. Es erklärt sich daraus die grosse Seltenheit der Lokalerkrankungen der Trachea. So beobachtete Schrötter (Laryngoscop. Mittheilungen, 1875) unter 3693 Fällen von Erkrankungen des Respirationstractus nur 26 von reinem Trachealcatarrh, während sie sehr häufig in Verbindung mit Pharyngeal-, Laryngeal- und Bronchialaffectionen vorkommen. So häufig nun Catarrhe und auch Croup der Trachealschleimhaut beobachtet wird, so selten ist Diphtheritis. Die Trachealschleimhaut ist weniger gegen die wasserentziehende Wirkung der Athemluft geschüzt als der Larynx durch die geringere Anzahl von Schleimdrüsen. Vom Larynx ab werden dieselben nach den feineren Bronchien zu weniger häufig, und die Auskleidung der feinsten Bronchien verliert mehr und mehr den Character einer Schleimhaut.

Die innere Auskleidung der Trachea sowohl wie die der Bronchien ist fest an das Knorpel- und Fasergerüste derselben geheftet, und dadurch, wie durch die geringere Entwicklung der Gefässe, erklärt sich die Seltenheit der Diphtheritis s. a.

An der Bifurcation habe ich bei zwei Sectionen von Croupleichen eine stärkere Entwicklung der Croupmembranen beobachtet, — ich erinnere mich nicht an eine anderweitige pathologisch-anatomische Bestätigung dieser Beobachtung. Bei anderen Sectionen achtete ich nicht darauf. Nur Wagner[1] hat die Bevorzugung der Theilungsstellen der Bronchien bei der Lokalisation der Pocken in den Luftwegen hervorgehoben. Sollte sich das ebengenannte Verhalten bei Croup häufiger finden, so kann es nur mit der intensiveren Einwirkung der Athemluft an der Theilungsstelle erklärt werden, insofern nach Letzerich Micrococcen nicht in den Croupmembranen der Luftwege vor-

[1] Archiv. der Heilkunde, 1872, S. 107.

kommen. An den Theilungsstellen muss sich die physikalische Einwirkung der Athemluft stärker geltend machen.

Wir bemerken eine gewisse absteigende Scala der Häufigkeit der Catarrhe von der Peripherie nach dem Centrum zu. Am häufigsten ist der Catarrh des vorderen Abschnittes der Nasenhöhle, und so häufig hyperämische Zustände, acute und chronische Catarrhe im Pharynx sind, im Nasenrachenraum sind sie noch häufiger (Wendt bei Ziemssen, VII, 260). Seltener als die Anginen sind wieder die Catarrhe des Kehlkopfs.

Diese Scala erklärt sich mit der intensiveren Einwirkung der Athemluft an der Peripherie und den schon besprochenen anatomischen Verhältnissen. Es ist schwer, eine Statistik der Häufigkeit der Bronchial- und Rachencatarrhe zu geben; allein mir scheint es nach einem Ueberblick der Verhältnisse unzweifelhaft, dass die Catarrhe der Bronchien im Kindesalter viel häufiger als die des Pharynx sind.

Ich erkläre mir dies mit dem häufigen Ueberspringen des Pharynx aus den angegebenen Gründen und damit, dass dann die Schädlichkeiten der Respirationsluft intensiver auf die Auskleidung der Bronchien zu wirken vermögen. Dazu kommt nun noch eine längst bekannte Eigenthümlichkeit der Circulation, dass ein Theil des Blutes der kleinen Bronchialvenen sich in die Pulmonalvenen entleeren. Alles, was eine Entleerung des linken Ventrikels hemmt, nicht allein Insufficienz und Stenose der Mitralis, sondern auch Schwächezustände des linken Ventrikels, Häufung der Widerstände im peripheren Kreislauf, hindert also auch die Entleerung der Bronchialvenen. Es mag sich die grössere Häufigkeit der Bronchialcatarrhe sowohl als auch die Thatsache, dass der Catarrh der feineren Bronchien häufig localisirt und nicht absteigend verläuft, damit erklären, dass ein zweiter Component der localen Disposition in den Vordergrund tritt.

Wir finden diese localisirten Catarrhe bei zwei sich scheinbar entgegengesetzten Constitutionen. Schlechtgenährte schlaffe Individuen, schwächliche Kinder und Greise leiden nicht selten an lokalisirten Bronchialcatarrhen, und zwar sind es vorzugsweise die feineren Bronchien, welche unter der Form der sogenannten Bronchitis capillaris erkranken (Riegel bei Ziemssen, I, 52). Schon bei geringer Einwirkung der Kälte auf die äussere Haut scheint der linke Ventrikel solcher Individuen nicht im Stande, die Widerstände der Kältecontraction der peripheren Gefässe zu überwinden. Daher die ewigen Klagen solcher Individuen über kalte Füsse. Ein atrophisches Kind hat im warmen Zimmer und eingehüllt in warme Betten häufig kalte Extremitäten, während die Mastdarmtemperatur erhöht ist.

Die zweite Categorie, welche manchmal von Localerkrankungen der Bronchien befallen wird, sind Individuen mit allgemeiner Plethora, besonders aber mit Plethora abdominalis. Bei letzterer ist das Zwerchfell in die Höhe gedrängt; die Betreffenden haben, wenn sie auch gesund sind, das Gefühl von Vollsein auf der Brust, sind kurzathmig, leiden gern an Herzklopfen, — und sind theils zu Fluxionen, theils zu Stauungen geneigt.

Neigung zu Fluxionen finden wir bei kräftigen Plethorikern, die viel in freier Luft arbeiten. Bei ihnen kommt nach Erkältung eventuell der absteigende Catarrh zu Stande. Neigung zu Stauungen finden wir bei Plethorikern, die viel und gut essen und trinken, wenig arbeiten, eine sitzende Lebensweise führen und in Folge dessen eine schlaffe Muskulatur haben.

Auch bei der letztgenannten Categorie kann der Bronchiencatarrh lokalisirt auftreten und verlaufen. — Da derjenige, der in freier Luft arbeitet, durchschnittlich bessere Wärmeableitungsbedingungen hat, da dessen Hautinnervation in Folge dessen eine andere (bessere) ist, — ferner der Herztonus durch die Körperwärme und von der Haut aus so wesentlich beeinflusst wird, so kann ich vielleicht darin eine Erklärung für meine Beobachtung suchen. Der Maassstab, die Kraft des linken Ventrikels zu messen, ist freilich noch weniger genügend, als der, die Plethora zu bestimmen, allein ich glaube nicht fehl zu gehen, wenn ich eine ausgesprochene Neigung zu kalten Füssen, kleinen, leicht unterdrückbaren Puls bei Plethora abdominalis, leichte Ermüdbarkeit der willkürlichen Muskeln mit Herzschwäche erkläre, resp. als Symptome einer solchen ansehe. Und ich glaube nicht, dass die Plethora, insbesondere die Plethora abdominalis, stets mit einer entsprechend grösseren Muskelkraft des Herzens einhergeht, so wenig als mit einer starken Entwicklung der willkürlichen Muskeln. Solche Individuen haben nach meiner Auffassung Neigung zu Stauungshyperämieen nach den Bronchien und Lungen — und der

Bronchialcatarrh verläuft bei ihnen, da ein zweiter lokaler Component in den Vordergrund tritt, lokal.

Aber die genannten Categorien haben auch eine ganz entschiedene Neigung zu Pneumonieen; es ist bekannt, wie gross die Disposition zu Lungenentzündung bei schwächlichen, heruntergekommenen Kindern, abgelebten, geschwächten Individuen ist.

Wenn ich noch einige Fragen über die Disposition zur Pneumonie erörtere, so schweife ich zwar von meinem mir vorgesteckten Thema ab, allein um Missverständnissen vorzubeugen, möchte ich dieselben doch besprechen.

Ich habe pag. 99 das Absteigen der Krankheiten der Athmungsorgane und das späte Erscheinen der Pneumonie in der Reihe der Respirationskrankheiten vorläufig mit dem Absteigen der Schädlichkeiten erklärt, um eine, dort nicht zweckdienlich erscheinende Auseinandersetzung zu vermeiden, und habe auch schon die theoretischen Gründe erörtert, warum ich nicht glaube, dass die Kälte der Athemluft als solche, einen besonderen Reiz auf die Alveolenzellen auszuüben vermag. Ich habe ferner erwähnt, dass die wasserentziehende Wirkung der warmen Athemluft in den Alveolen eine geringere ist, als die einer kalten Athemluft gestützt auf physikalische Berechnungen.

Ich habe endlich die Gründe angegeben, welche gegen die Annahme sprechen, dass die kalte Athemluft einen Reiz auszuüben vermöge, andererseits doch deren Möglichkeit erörtert. Es können anderweitige præexistirende Zustände des Körpers einen physiologischen Reiz als krankmachenden auffassen. Und so wenig ich theoretische Anhaltspunkte dafür habe, dass die physikalische Einwirkung der Luft einen besonderen Reiz auszuüben vermag, so wenig kann ich stricte Beobachtungen dafür anführen. Und die geographische Pathologie scheint direkt dagegen zu sprechen (Hirsch), da in manchen nördlichen Ländern die Pneumonie selten ist.

Auf der anderen Seite spricht das langsame Aufsteigen der Pneumoniecurve vom November an, bis sie am Ende des Winters, im April und Mai, ihr Maximum erreicht, um dann vom Juni ab wieder sehr rasch abzufallen (Tab. XVI und XVII), dafür, dass die Schädlichkeiten des Winters in cumulirender Einwirkung mit der Pathogenese der Pneumonie etwas zu thun haben. Ferner zeigt wieder das Ueberwiegen der männlichen Sterblichkeit in den Blüthe- und Mannesjahren (Tab. XXVI B), dass diese Schädlichkeiten weniger im künstlichen Klima als in der freien Atmosphäre zu suchen sind. Endlich spricht die relative Seltenheit der Pneumonie in Ländern mit constant hoher Temperatur (Indien), dass die Kälte ein pathogenetischer Factor und wenn in vielen südlichen Ländern (Italien) die Pneumonie seltener ist als in manchen nördlichen (einzelne Theile von Russland), so muss man erwägen, dass der Nordländer über grossartige Wärmecompensationsmittel gebietet, die dem Südländer nicht zu Gebote stehen. Der Italiener leidet bekanntlich bei +2° R. viel mehr, als der Russe bei —12° R. Und wenn bei oder nach strenger Kälte die Pneumonie weniger häufig ist als bei sogenannten milden Wintern, so muss man erwägen, dass die milden Winter in der Regel feuchte, regnerische sind, und dass bei feuchter Witterung viel leichter die Kälte auf die Haut einzuwirken vermag als bei trockener, starker Kälte, indem unsere Kleider bei der Nässe functionsunfähig werden. Steinhauer, Maurer, arbeiten während eines milden Winters, im strengen Winter sind sie gezwungen, zu feiern.

Noch andere Erwägungen weisen, meiner Ansicht nach, darauf hin, dass die Kälte in ihrer Einwirkung auf die äussere Haut die bedeutendste pathogenetische Vermittlerin dieser Krankheit sei.

Ueber keine Krankheit der Respirationsorgane ist ein so grosses statistisches Material veröffentlicht als über Pneumonie. Ausserordentlich verschieden ist aber die Deutung desselben. Da meine Untersuchungen wesentlich von derselben berührt sind, so muss ich meine Ansicht darüber aussprechen. Die nachfolgenden Angaben finden sich sämmtlich bei Jürgensen, Ziemssen's Handbuch der Path. und Ther., V, 2, p. 20 ff., oder bei Lebert, Klinik der Brustkrankheiten.

Aeltere Aerzte, Hildenbrandt, Marcus, gipfelten ihre pathogenetischen Ansichten in dem Satze: „Frigus unica pneumoniæ causa est.“ Dies ist sicherlich falsch, aber ebenso falsch die Methode der Widerlegung. Man hat nämlich statistisch zu ermitteln gesucht, wie oft der Erkrankung eine „Erkältung“ vorausgegangen ist. Die grösste Statistik darüber hat Grisolle[1] gegeben. Er fand unter 201 Pneumonikern

[1] Traité de la pneumonie, 1864, pag. 148.

nur 49 Mal eine „impression du froid comme la cause qui avait manifestement *déterminé le développement* de la maladie." Aber „Erkältung" ist nur der Krankheitserreger nicht der wesentliche Factor der Pathogenese. Für die längerdauernde Einwirkung der Kälte, haben wir bezeichnenderweise weder in der französischen noch deutschen Sprache ein Wort.

Grisolle stellte Regeln über das ätiologische Krankenexamen auf, und erwähnt die längerdauernde Einwirkung gar nicht als pathogenetische Ursache, ja er scheint sie auszuschliessen, indem er pag. 152 sagt: „Chez quatre malades il y eut un intervalle de deux ou trois jours entre l'action de la cause et le début des premiers symptômes. Dans ce dernier cas, doit-on croire que le froid a agi réellement pour produire la maladie?"

Diese längerdauernden Einwirkungen sind aber die wichtigeren. Bei den Holzhauern des Kinkeler Waldes fand ich acute intensive Einwirkungen von kürzerer Dauer. In der Regel handelt es sich aber um viel schleichendere, weniger intensive Einwirkungen.

Man findet also Erkältung als der Erkrankung vorhergehenden Choc nur bei etwa 25 % der Pneumoniker. Aber als länger dauernde Einwirkung ergibt eine eingehendere Anamnese bei einem weiteren, noch grösseren Procentsatze kalte Füsse, oder es hat auf irgend eine andere Weise Kälte längere Zeit auf die Haut eingewirkt. Um einen derartigen Fall zu erwähnen: Ein Weber erkrankt im März an Pneumonie, er verneint dass er sich erkältet habe, theilte aber mit, dass er als Weber in der Nähe eines Fensters gesessen, dass es ihn stets gefroren habe, dass er seit der Winter angetreten an kalten Füssen gelitten, und dass er im Bette trotz alles Zudeckens erst nach 2-3 Stunden warm geworden. Das sind doch Einwirkungen der Kälte, die viel intensiver sind als eine Erkältung.

Es handelt sich dabei nur in selteneren Fällen um eine niedere Temperatur der Luft, ungenügende Bekleidung, denn der weitaus grösste Theil der Pneumoniker sind Individuen, die vorher nicht gesund waren, an auffallender Neigung zu Schweiss etc. litten, wie denn Dietl unter 750 Pneumonikern nur 18 % vorher ganz Gesunder fand. Ein grosser Theil der Pneumoniker hat endlich Pneumonie schon ein oder mehrere Male überstanden. 30 % der Pneumoniker sind nach Grisolle solche, die Pneumonieen schon einmal überstanden haben.

Solche Individuen sind eben asthenisch, die Triebkraft ihres Herzens reicht nicht aus, den peripheren Kreislauf zu füllen, und sie empfinden schon eine mittlere Temperatur der Luft als Kälte, die einem kräftigen Menschen noch nicht unangenehm erscheint.

So war es auch mit dem vorhin genannten Weber. Die Erkrankung ist im Gefängniss vorgekommen. Er arbeitete mit 10 andern Gefangenen in demselben Saal, die Webstühle standen meist an den Fenstern; Nahrung, Bekleidung, Alles war gleich, die andern Weber froren aber nicht. Unser Weber war 48 Jahre alt, hatte mit 20 Jahren schon Pneumonie, und war ein dem Trunke etwas ergebener Taglöhner, zum Schweisse hochgradig geneigt, der an starke Muskelarbeit gewöhnt war.

Dass in den Gefängnissen Pneumonieen im Gegensatz zu Bronchitis so häufig sind, hängt denn auch von dem Menschenmaterial ab, aus dem sich die Gefängnisse recrutiren. Jeder Gefängnissarzt weiss, wie häufig der körperliche Bankerott mit dem moralischen verbunden ist. Potatoren, verwahrloste, entkräftete Subjecte stellen einen hohen Procentsatz zur Bevölkerung der Gefängnisse. Ferner habe ich Anlass zu vermuthen, dass in manchen Gefängnissen an Brennmaterial ebenso gespart wird, wie an Eiweiss und Fett. Darunter leiden entkräftete oder zu Schweiss geneigte Individuen am meisten, zumal die Beschäftigung, welche man ihnen zu geben im Stande ist, in der Regel mit geringer Muskelanstrengung verknüpft ist, — wie Weber, Buchbinder, etc. Darunter leiden wieder Individuen, die an grosse Muskelanstrengung gewohnt sind. Das Blut strömt von den Muskeln nach den inneren Organen.

In ähnlicher Weise verhält es sich mit der Statistik Ziemssens, dass die im Freien lebende Bevölkerung Englands nur 1,0 ‰, die in Städten und Fabriken lebende Bevölkerung 1,6 ‰ Pneumoniemortalität hat. Das hängt theilweise von dem geringen Menschenmaterial der Fabriken ab, allerdings auch von der Beschäftigung. Ebenso wenn durch Statistiken nachgewiesen ist, dass solche Stände, die den Unbilden der Witterung preisgegeben, wie Matrosen, Soldaten im Felde gegenüber denen in Garnisonen — eine geringere Pneumonie-Morbidität haben. Das ist nicht ein Beweis gegen die Kälte als pathogenetischer Factor, sondern nur ein Beweis, dass die Disposition der maassgebende Factor in der Pathogenese und dass bei Matrosen,

Soldaten, Feldarbeitern, die Erkältbarkeit und die Disposition weniger häufig entsteht, resp. nach und nach schwindet.

Und gerade so haben wir es zu erklären, dass Recruten einen grösseren Procentsatz an Lungenentzündung haben, wie gediente Soldaten. Durch die Muskelanstrengung im Freien schwindet bei ihnen die Disposition, die Gelegenheitsursachen bleiben, aber sie werden wirkungslos. In der preussischen Armee starben (statist. Sanitätsberichte d. kgl. pr. Armee) 1867—1869 im ersten Dienstjahr 160, im zweiten nur 82 Soldaten, im dritten 56. Das zweite Dienstjahr ist nicht ganz, aber nicht viel weniger stark an Köpfen; nur das dritte ist erheblich schwächer, als das erste. Die stärkere Disposition des ersten Lebensjahres ist also sehr evident.

Stets ist der günstige Einfluss der Muskelbewegung als das Corrigens der Einwirkung der Kälte, der Unbilden der Witterung ins Auge zu fassen. In den Klöstern von Paris sterben 17,02 ‰ Nonnen an Pneumonie, dagegen nur 3,05 ‰ Wäscherinnen. Die Nonne leidet aber mehr durch den kalten Boden der Kirche oder selbst geheizter Zimmer, wenn sie auf den Knieen liegt und betet, als die Wäscherin, die ständige Muskelanstrengung hat. Gerade so ist es mit den Locomotivführern und Heizern, welche noch mehr den Unbilden der Witterung ausgesetzt sind, als Conducteure, Bremser und Packmeister. Erstere leiden weniger an Pneumonie, da sie gezwungen sind sich fortwährend Muskelbewegung zu machen. (Grisolle 151.)

Als ein weiteres Corrigens der Einwirkung der Kälte ist die Nahrungsaufnahme zu betrachten. Auch sie erhöht die Körpertemperatur und trägt zur Füllung des peripheren Kreislaufs bei. Die Pneumoniefrequenz hat sich unter dem französischen Eisenbahnpersonal nach Gallard um nicht weniger als 34 % vermindert: „Depuis qu'on a autorisé ces employés de prendre dans les buffets, c'est-à-dire toutes les deux heures au moins, une tasse de bouillon qui leur permet de mieux réagir contre le froid.“ Bei Grisolle 156. Einen so ungünstigen Einfluss der habituelle Missbrauch geistiger Getränke hat, einen so günstigen scheint er während der Einwirkung der Kälte selbst zu äussern. Von diesem Gesichtspunkte ist vielleicht die geringere Pneumoniefrequenz der Matrosen, der Soldaten im Felde zu beurtheilen, deren Verpflegung eine viel bessere ist als etwa die in der Garnison, die eines Maurers, und bekannt ist die Thatsache, dass man zu Nordpolfahrten bei der Auswahl der Matrosen vor allem auf eine ungeschwächte Verdauung sieht. Wir sehen also, dass die Disposition zur Pneumonie durch eine Reihe von Einflüssen hervorgerufen, dass diese ungünstigen Einflüsse aber durch andere günstigerer Art wieder compensirt werden können. Die Statistik gibt zwar Anhaltspunkte, in welchen Einflüssen wir die Pathogenese zu suchen haben, aber vollständige Klarheit gibt nur die vollständige Analyse des einzelnen Falles.

Ich möchte indessen keineswegs meine Ansicht in dem Satze von Hildenbrandt und Marcus gipfeln: „*frigus unica pneumoniæ causa est,*" denn es bleiben auch mir eine Anzahl Fälle, in denen keine Einwirkungen von der Haut aus nachgewiesen werden können; allein gerade diese betreffen meistentheils asthenische Individuen, Greise, heruntergekommene, schwächliche Individuen, und bei ihnen ist der Verlauf der Krankheit ein asthenischer, es fehlt häufig der initiale Schüttelfrost, der typische Verlauf, etc. Um dem Leser zu zeigen, wo noch andere Ursachen der Asthenie des Herzens zu suchen sind, werde ich später eine Krankengeschichte mittheilen.

Die Jahrescurve der Pneumonie im Hauner'schen Kinderspital in München hat einen andern Verlauf, als die im allgemeinen Krankenhause, mit anderen Worten die *Jahrescurve der Kinderpneumonie ist eine andere, wie die der Erwachsenen.* Ich habe leider kein Beiblatt mehr zur Verfügung und habe versäumt, die Jahrescurven des Münchener Kinderspitals in Beiblatt 11 einzutragen. Ich gebe desshalb dem Leser die Zahlen zum Eintragen. Von je 300 Erkrankungen treffen im Kinderspital:

Auf die Monate	I	II	III	IV	V	VI	VII	VIII	IX	X	XI	XII
an Bronchitis:	21	32	30	34	33	28	28	22	20	18	16	18
an Pneumonie:	14	42	31	37	31	29	28	16	19	20	19	14

Wenn auch einige kleine Abweichungen bemerkbar sind, so geht doch aus diesen Zahlen hervor, dass die Jahrescurve der Kinderpneumonie sehr ähnlich, fast identisch ist mit der Kinderbronchitis und ganz verschieden von der Pneumoniecurve der Erwachsenen in Beiblatt 11.

Bis jetzt ist diese merkwürdige und wichtige Differenz noch nicht ins Auge gefasst worden. Die Erklärung ist sehr einfach — die Kinderpneumonie ist vorzugsweise die catarrhalische, während in demselben Maasse bei den Erwachsenen die croupöse Form überwiegt. Bronchitis und Catarrhpneumonie scheinen also, was den Einfluss der Jahreszeit anlangt, identische Processe zu sein, wie auch die Altersdispositionscurve zu beiden Krankheiten (pag. 15 und Tab. II) identisch sind, während die Altersdisposition zu catarrhalischer und croupöser Pneumonie nicht identisch ist.

Ziemssen[1] hat auf die interessanten und wichtigen Differenzen des insularen und continentalen Klimas aufmerksam gemacht, und in der That verläuft die Jahrescurve von London, Edinburg, Dublin ganz anders wie die von München, Wien, in Beiblatt 10 und 11, sowie andere Curven die Ziemssen gibt. Allein Ziemssen hat nur die englische Mortalitätsstatistik benützt, denn „leider werden aus den englischen Hospitälern keine Angaben mitgetheilt.“ Ibid., pag. 398. In der englischen Mortalitätsstatistik ist aber die catarrh. und croupöse Pneumonie vereinigt, und es überwiegen numerisch die Sterbefälle an Pneumonie im Kindes- und Greisenalter um mehr als das Doppelte, wobei ich auf die noch mitzutheilende Tabelle pag. 223, Columne Pneumonie, verweise. Es ist mir wahrscheinlich, dass dies Eine der Ursachen des Abweichens ist, und Sydenham hat vielleicht doch recht, dass die Pneumonie in London ihr Maximum im Spätfrühling erleide, d. i. die Pneumonie der Erwachsenen.

Der Leser erhält damit den Schlüssel, warum die Pneumoniecurve in Berlin, Beiblatt 9, etwas anders verläuft, wie die in Wien und München. Beiblatt 10 und 11. Die Berliner Curve ist eine Mortalitätscurve der Kinder und Erwachsenen, die Wiener und Münchener sind Morbiditätscurven lediglich der Erwachsenen. Die vielen Sterbefälle an catarrh. Pneumonie in Berlin machen die Jahrescurve der Pneumonie der der Bronchitis ähnlicher, während die Münchener und Wiener Curve so verschieden von ihr sind.

Ich hoffe, dass auch andere Statistiken von diesem Gesichtspunkte aus geprüft werden, und ich glaube, dass damit viele auffallenden Wiedersprüche sich lösen werden, welche die Statistik der Pneumonie ergibt.

Es müssen indessen noch andere Ursachen des auffallenden Abweichens der Dubliner etc. etc. Curven vorhanden sein, denn sie

[1] Archiv. für physiol. Heilkunde, 1857, pag. 397.

schiebt sich nach Ziemssen nicht so in die kältere Jahreszeit hinein, wie die Berliner Curve. Auffallend ist das frühzeitige Erscheinen der Curven der Respirationskrankheiten in den Seeklimas. Wegen Mangel an Unterlagen bin ich vorläufig nicht in der Lage, näher darauf einzugehen. In der hiesigen Bibliothek fehlen die englischen statistischen Werke.

In Bezug auf Lokalisation zeigen die einzelnen Processe grosse Differenzen. Die *catarrhalische* und *croupöse Bronchitis* liebt die *unteren Parthien der Lunge*, wie auch die *catarrhalische Pneumonie*.

Also sämmtliche Processe, bei denen die Oberfläche der Bronchien oder Alveolen in erster Linie erkrankt, befallen mit Vorliebe die unteren Lungenlappen. Ich erkläre mir dies mit dem *grösseren Luftwechsel*, der in den Bronchien der Unterlappen statt hat, welche sich beim Athmen in der Ruhe, dem Zwerchfells- oder Bauchathmen stärker ausdehnen als die oberen Lappen. Die Lungenspitze ist der respiratorisch am wenigsten beschäftigte (schwächste) Theil der Lunge[1].

Etwaige physikalische Schädlichkeiten der Athemluft müssen sich also in den *unteren Lungenlappen stärker* geltend machen als in den oberen. Da nun auch die croupöse Pneumonie die unteren Lappen mit Vorliebe befällt, und wir hier gleichfalls das Exsudat nicht im Parenchym, sondern in den Alveolen und feineren Bronchien finden, so weist dies Verhalten vielleicht doch auf einen ätiologischen Zusammenhang mit der Athemluft hin.

Nur die Catarrhe, welche eine Erkrankung des Parenchyms nach sich ziehen und unter den mannigfachsten Formen zur Phthisis führen, lieben die oberen Lappen der Lungen. Sie haben die Eigenthümlichkeit, dass sie von Anfang an von sehr geringer Intensität sein können; es kann schon hochgradiges Fieber und Infiltration vorhanden sein, fast ohne Auswurf. Die Erkrankung der Oberfläche tritt zurück gegen die Veränderungen in der Tiefe.

Die mechanische Theorie[2] erklärt dies damit, dass hier die Circulation eine *weniger lebhafte* und bei oberflächlichem Athmen Anlass zu

[1] P. Niemeyer, medizinische Abhandlungen, I, pag. 16.
[2] P. Niemeyer, physik. Diagnostik, pag. 199, 238.

Blutüberfüllung gegeben wird. Sie erklärt auf diese Weise die Häufigkeit der Phthisis bei allen Berufsklassen, welche ihre Lungen wenig in Anspruch nehmen, Schneider, Näherinnen, etc. Ferner möchte ich hierher Tischler, Schlosser, Schmelzarbeiter, Bergleute und Steinhauer rechnen, da ich nicht glaube, dass die Inhalation von Staub *einzig und allein* von pathogenetischer Bedeutung sei. Bei allen diesen Beschäftigungen sind die Lungenspitzen an der Respiration während der Arbeit gehindert. Der obere Theil des Brustkorbs wird fixirt, und es athmen vorzugsweise und verhältnissmässig rasch und oberflächlich die unteren Parthieen der Lunge. — Ueber die anderen Erklärungsweisen, die mangelhafte Ventilation, Anhäufung von Staub und infectiösen Substanzen, etc., muss ich auf Niemeyer verweisen.

Wir könnten uns damit auch die Bevorzugung der einen oder anderen Seite erklären, welche die phthisischen Processe, nicht allein bei diesen Gewerben, sondern überhaupt zeigen; denn dieselben Folgen auf den Lungenkreislauf müssen in stärkerem Grade eintreten, wenn der Eine Arm vorzugsweise arbeitet. Meine Beobachtungen sind noch nicht zahlreich genug; bis jetzt sprechen sie nicht gegen diese Ansicht.

Ich stimme P. Niemeyer vollständig bei, wenn er sagt dass die mechanische Theorie die einzige wahrscheinliche sei zur Erklärung der Localisation der Phthisis in den Lungenspitzen, und so glaube ich, dass die mechanische Theorie diejenige ist, welche zunächst eingehender in's Auge gefasst werden soll zur Erklärung anderweitiger Localisationen.

Während die Bronchitis in der Regel, wie alle catarrhalischen Processe, in symmetrischer Weise auf beide Seiten sich in gleicher Weise vertheilt und die Bevorzugung der einen Seite entweder nur eine geringe oder nur bei anderweitigen lokalen Störungen vorkömmt, — bei pleuritischen Verwachsungen, etc., befällt die croupöse Pneumonie nur in den wenigsten Fällen beide Seiten [1]. Doppelseitig sind die Pneumonieen nur in 10—18 % sämmtlicher Lungenentzündungen, in 82—90 % sind die Pneumonieen einseitig. Einige Hypothesen existiren zur Erklärung, dass die rechtsseitige Pneumonie häufiger ist als die linksseitige. Ich verweise auf die Zusammenstellung derselben

[1] Das sämmtl. Statist. Material bei Jürgensen. Ziemssen, V, II, pag. 50.

bei Grisolle, p. 40-47. Mir scheint die Billard'sche Hypothese diejenige zu sein, welche für *einen Theil der Pneumonieen* die grösste Wahrscheinlichkeit für sich hat, dass die Localisation mit der gewohnten Lage zusammenhängt, oder auch mit der Beschäftigung. Für die hypostatischen Pneumonieen ist die erstere Erklärungsweise allgemein angenommen und bewiesen.

Wie ich einen Theil der Pathogenese der Pneumonie auf präexistirende Stauungen von Seite des linken Ventrikels beziehe, so erkläre ich mir die Bevorzugung der rechten Seite damit, dass faktisch viele Menschen nur, wenn sie auf einer bestimmten Seite liegen, zu schlafen vermögen. Die Gewohnheit, welche sich schon in den ersten Kindesjahren entwickelt, ist nicht selten so mächtig, dass die Betreffenden nur in einer bestimmten Lage schlafen können, die Einen auf dem Rücken, einige auf der rechten, andere auf der linken Seite. Die meisten Menschen allerdings können in jeder Lage schlafen. Liegen wir auf der einen Seite, so ist der betreffende Lungenflügel im Nachtheil gegenüber dem der freien Seite, er ist an der Respiration gehindert, wie die Lungenspitze von Schlossern und Steinhauern während der Arbeit; ferner hat der Blutstrom in den Venen der Seite auf welcher wir liegen, grössern Widerstand zu überwinden. Und wie eine Lungenhypostase sich in kurzer Zeit zu entwickeln vermag bei verminderter Triebkraft des Herzens und längere Zeit hindurch constanter Lage des Körpers, und die Lungenhypostase wieder die Gelegenheit zu entzündlichen Processen gibt, so mag die Disposition zur Pneumonie sich ebenso bei verminderter Triebkraft des Herzens während der anscheinend gesunden Tage entwickeln, und die Lokalisation auf der einen oder andern Seite bestimmen. Man muss sich eben immer erinnern, dass nur 18 % der Pneumoniker vorher ganz Gesunde waren (Dietl.)

Die Bemerkungen über die Lage gelten jedoch nur für Erwachsene. Kinder bis zu etwa 1 Jahr nehmen nicht willkürlich eine Lage ein, sondern sie werden gelegt, wie es gerade passt, bald auf den Rücken, bald nach rechts, bald nach links. Während bei Erwachsenen nun das Verhältniss der linksseitigen Pneumonieen zu den rechtsseitigen im Mittel der grossen Statistiken von Wien, Grisolle und Huss wie 3 : 5, ist bei den Kindern nach den Angaben von Ziemssen kaum eine Differenz der Häufigkeit wahrnehmbar. 88 Mal links, 91 Mal rechts hatten sich die Pneumonieen lokalisirt. In Widerspruch damit scheinen die Angaben von Valleix und Vernois (bei Grisolle 42) zu stehen, so dass ich keine naheliegenden Schlüsse daraus ziehen möchte.

Um einen hierher gehörigen Fall zu erwähnen, und um noch andere Quellen der Herzschwäche zu zeigen, diene der nachfolgende Fall.

Einer meiner Knaben litt vom dritten Monat an Eczema faciei, was seine Esslust und Verdauung so wenig beeinträchtigte, dass er wohlgenährt und anscheinend kräftig war. Bei diesem Eczeme waren stets Fieberbewegungen vorhanden, er athmete rascher wie normal, die Pulsfrequenz war eine grössere und ich maass häufig 38,0, ja, wenn das Eczem sehr heftig war, 38,5 bis zu 39° C.

Ich bin wohl berechtigt anzunehmen, dass wie bei anhaltendem schweren Fieber in acuter Weise die Triebkraft des Herzens geschwächt wird, so auch bei weniger intensivem Fieber, wenn es nur recht lange währt. Und das war bei meinem Kinde der Fall, es litt an dem mit Fieber verbundenen Eczem vom Februar 1875 an fortwährend. Damit kann ich mir auch erklären, dass das Kind in auffallender Weise an kalten Füssen litt.

Ende Februar 1876, zur Zeit, als wir mit der Feuerung nachliessen, und ohne dass das Kind „erkältet" ward, erkrankte es an einem absteigenden Catarrh der Luftwege, der indessen von sehr geringer Intensität war, was ich mir damit erkläre, dass ich keine überheizten Zimmer dulde. Es fiel mir jedoch auf, dass dieser Bronchialcatarrh unter sehr geringen Lokalerscheinungen in den Bronchien, dafür aber mit hoher Respirationsfrequenz 40—50 Resp. und ziemlich hohem Fieber 38,5—39,0 verlief.

Ich verweise dabei auf Tab. XXXI, in welche ich Temperatur und Verdunstungscurven aufgetragen habe. Wie Z. mit der Feuerung nachliess, so war dies auch in meinen Wohnräumen der Fall, und pag. 261 werde ich jene Tabelle erklären.

Anfangs April erkrankte das Kind von Neuem und zwar zunächst an einer hochgradigen Steigerung des Eczema faciei, mit vermehrtem Fieber und schneller Respiration. Dabei lief das Kind noch umher, hatte ziemlich guten Appetit. Trotzdem es nun noch sorgfältiger vor Einwirkung der Kälte geschützt wurde, fand ich an einigen Abenden die unteren Extremitäten kalt und es bedurfte langer Zeit, bis das Kind selbst im Bette warm wurde. Am 11. April steigerte sich plötzlich das Fieber auf 40,5, das Eczem verblasste, und eine schwere Pneumonie der beiden rechten obern Lappen entwickelte sich, welche es jedoch überstand. Die Lokalisation erkläre ich mir dadurch, dass das Kind Monate vorher nur auf der rechten Seite zu schlafen vermochte, und sich in die Kissen derart einwühlte, dass das Gewicht des Oberkörpers auf der rechten Schulter ruhte.

Leider kann ich nun diese Beobachtung nur durch wenige andere unterstützen, da ich zu spät mein Augenmerk auf diesen Punkt richtete.

Doch ich möchte mich nicht in Vermuthungen verlieren, sondern nur auf alle diese Dinge hinweisen, weil die mechanische Theorie meines Erachtens der Ausbildung fähig, und der ætiologischen Forschung leicht zugänglich ist. Die Statistik in Verbindung mit einer eingehenden Anamnese des einzelnen Falles hat noch bei weitem nicht geleistet, was sie zu leisten im Stande ist. Und wenn wir auch nur ein negatives Resultat erhielten, so würden die übrigen Hypothesen, Einathmung von Staub, von infectiösen Substanzen, mangelhafte Ventilation der Lungenspitzen bei der Phthisis, — eines spec. Krankheitserregers bei der Pneumonie sehr an Wahrscheinlichkeit gewinnen.

Es würde mich zu weit führen, auf diese letzteren Hypothesen näher einzugehen, jede einzelne hat grosse Unwahrscheinlichkeiten gegen sich, oder sie erklärt, wie die Einathmung von Staub, nur die Minderzahl der Fälle.

Wahrscheinlich passt die Billard'sche Hypothese nicht für alle Fälle, sondern nur für die *Minderzahl derselben*, bei welchen eine ausgesprochene verminderte Triebkraft des Herzens vorhanden ist. Ich habe eine Statistik vorgenommen, wie sich die Gefangenen hiesiger Anstalt hinsichtlich der Lage verhalten. Zur Untersuchung waren die Verhältnisse sehr geeignet; jeder Mann hat sein Bett für sich; das Licht ist auf beide Seiten gleich vertheilt. Zwei Zählungen ergaben: es lagen rechts: 44 ; 46, auf dem Rücken: 45 ; 46, links: 60 ; 55. Dies Resultat war mir sehr überraschend; ich hatte ein anderes Verhältniss erwartet.

Trotzdem möchte ich diese Zahlen noch nicht als Gegenbeweis der Billard'schen Hypothese dienen lassen. Denn dieselben Folgen können auf den Lungenkreislauf eintreten, wenn der rechte Arm vorzugsweise arbeitet, z. B. wenn der Erdarbeiter schöpft, etc. etc.

Viele Beobachter nehmen endlich Fluxionen nach der Lunge als Ursache der Disposition zu Pneumonie an. Sie kann ebenso wie die Erkältung als Gelegenheitsursache wirken, oder in cumulirender Weise wie die Kälte auf die Haut. Sie tritt ein nach Ueberanstrengung der Muskulatur. Plethoriker, schwächliche und solche Individuen, deren Muskulatur nicht geübt ist, leiden nach dem früher Gesagten am meisten durch derartige Fluxionen nach der Lunge.

XXVII.

Erklärungsversuche.

Seitdem die Aerzte die Verschiedenheit der Altersdisposition zu Croup und Diphtheritis kennen, haben sie auch versucht, die Ursachen derselben zu erklären. Es ist ausserordentlich schwierig, eine Uebersicht der Erklärungsversuche zu geben, und muss ich in Betreff der älteren auf die Zusammenstellung von Sacchse, l. c., und in Betreff der neueren auf die betr. Handbücher verweisen.

Die grösste Schwierigkeit bereitete den Beobachtern die merkwürdige relative Immunität der ersten Lebensmonate, welche sich so einfach durch die Annahme erklärt, dass die Disposition der *primaere* und *wesentlichere Factor der Pathogenese, nicht angeboren, nicht das Resultat der normalen Entwicklung, sondern der Effect der fortwährenden, Einwirkung von kleinen Schädlichkeiten ist.* Nur auf diese Weise können wir uns auch das auffallende Verhalten erklären, dass die Disposition um so längere Zeit zu ihrem Hervortreten bedarf, je schwerer der Process an und für sich ist.

Sobald wir nun annehmen, dass ein Theil dieser Schädlichkeiten in den besprochenen Einflüssen des künstlichen Klimas zu suchen sei, wird sowohl das Hervortreten als das Verschwinden der Disposition zu den schweren Processen Catarrhalpneumonie, Croup und Diphtheritis klar.

In Tab. XXVI A habe ich die combinirte Curve der Mortalität an Bronchitis und Pneumonie bis zum 15. Lebensjahre nach der englischen Statistik aufgetragen, sowie die an Croup und Diphtheritis. Mit diesen Curven habe ich in Relation die mittlere Zeit gebracht, welche Kinder vom 1.—12. Lebensjahre *durchschnittlich* während des Winters unseres Klimas in den Schlaf- und Wohnräumen, in der Schule sowie im Freien verbringen. Die mittlere Zeit, welche ein Kind in den fraglichen Orten verweilt, lässt sich natürlich nur *schätzen*, denn es findet ein ausserordentlicher Wechsel in diesen Beziehungen je nach Sitten, Gewohnheit, Klima und Witterung statt; auch lässt es sich streiten, ob ich diese Periode für die kalte Jahreszeit unseres Klimas richtig geschätzt habe. Wenn dieselbe nur ungefähr richtig wiedergegeben ist, so geht doch aus diesem Schema ein gewisser Parallelismus hervor zwischen dem Abfall der Curven der Altersdisposition und der schädlichen Zeit: — in dem Maasse, als die schädlichen Einwirkungen nachlassen, schwindet die Disposition zu den schweren Processen, nur die Neigung zu den leichten Processen bleibt und schwindet nicht. Aus den früheren in dem Kapitel „Einwürfe“ mitgetheilten Daten geht hervor, dass die schädliche Zeit in Bezug auf die Athemluft im Winter vorzugsweise die in den *Wohnräumen verbrachte* ist, während Schlafräume, Schule und freie Atmosphäre, letztere mit Ausnahme der heissen Sommerzeit, als durchschnittlich günstigere zu betrachten sind.

Ja wir können vielleicht aus der Verschiedenheit der Lebensweise interessante statistische Verhältnisse erklären. So wird behauptet, dass in den Städten die Diphtheritis häufiger sei als auf dem Lande, und wir könnten dies damit erklären, dass die Kinder auf dem Lande viel mehr und länger an die frische Luft kommen wie in Städten. Doch fehlen vorläufig darüber noch genauere statistische Angaben.

Tab. XXVI A gilt indessen *nur für unser Klima*; sie sagt nur, warum im Winter unseres Klimas Catarrhe und Croup so häufig sind und warum dann vorzugsweise unter den Kindern.

In südlichen Klimaten, woselbst die von mir angenommenen

Schädlichkeiten des künstlichen Klimas nicht vorkommen, scheint nach den allerdings spärlichen Notizen, welche ich gesammelt habe, die Altersdisposition eine ähnliche zu sein wie im Norden. So sagt schon Aretæus über die syrischen oder egyptischen Geschwüre[1]: „*pueri ad pubertatem usque vitio hoc tentantur. Idem puellis etiam, donec per menstrua purgari incipiant.*“ Und Aehnliches berichtet Fuchs[2] über die grossen Seuchen von Angina maligna in Unteritalien und Spanien. Nur bei den heftigsten Epidemieen konnte ein Unterschied des Alters weniger constatirt werden. In Rom betrafen 1872 78,8 % von 571 Sterbfällen an Diphtherie und Croup Kinder bis zum 5. Lebensalter[3], und in Florenz kamen die meisten Todesfälle zwischen dem 2.—6. Jahre vor; ganz selten wurden Säuglinge befallen.

Dies weist mit Bestimmtheit darauf hin, dass entweder das kindliche Alter gegen die die Disposition erzeugenden Schädlichkeiten empfindlicher ist, oder dass in der Periode der Abnahme der Disposition Aenderungen des Organismus vor sich gehen, welche dieselbe bedingen.

Vielfach in Betracht gezogen wurde das engere Kaliber des kindlichen Kehlkopfes „Die im Kindesalter sehr enge Oeffnung der Stimmritze erweitert sich beim männlichen Geschlecht im Verhältniss wie 5: 10, beim weiblichen wie 5: 7.“ (Canstadt.) Was diese Erklärungsweise anlangt, so unterliegt es keinem Zweifel, dass die Gefährlichkeit aller acuten Processe, welche mit einer Verengerung des Lumens einhergehen, mit der Enge des Kanals wächst. (Oertel.) Eine andere Frage ist die, ob die Enge des Kehlkopfs disponirt? Hier müsste vor allen Dingen erörtert werden, ob auch der Kehlkopf im Verhältniss zum Athemquantum weiter wird, was vorerst noch nicht bewiesen ist. Erst dann könnte ich einen pathogenetischen Zusammenhang mit der Altersdisposition vermuthen.

Eine grössere Reizbarkeit der epithelialen Elemente des Kindes wird abgeleitet aus der anatomischen Thatsache, dass die Epithelzellen weit grösser, protoplasmareicher sind, als dies später der Fall ist[4], und ich habe keinen Anlass, der Annahme einer grösseren

[1] Dict. encyclopéd., Ang. diphth., pag. 18.

[2] Historische Untersuchungen über Angina maligna, 1828.

[3] Virchow's Jahresbericht, I. und II. Band, 1873.

[4] Rindfleisch, l. c., pag. 350.

Reizbarkeit entgegenzutreten, wenn ich sie auch nicht für die einzige Ursache der Altersdisposition halte.

Da in den ersten Lebensmonaten der Kehlkopf am engsten, und die „von der Entwicklung her anhaftende Reizbarkeit des Epithels" am grössten, und trotzdem Croup und Diphtheritis so selten, so müssen wir unbedingt cumulative Einwirkungen annehmen, welche die Disposition hervorrufen.

Einen physiologischen Grund der grössern Altersdisposition suchte man ferner in der reichlicheren Chylification, der grösseren Plasticität der lymphatischen Flüssigkeiten (Sacchse, Canstadt u. A.). In der That tritt die Function des Lymphapparates im Kindesalter auffallend hervor, die Menge der Lymphe ist vermehrt, die Lymphdrüsen zeigen ihre grösste Entwicklung [1]. Bis zu welchem Grade dieselbe physiologisch und in wiefern sie durch die Beschaffenheit der Nahrung oder zu geringe Muskelthätigkeit bedingt ist, bleibt dahingestellt.

Wenn die Entstehung der Diphtheritis des Pharynx in ætiologischen Zusammenhang mit Catarrhen des Nasenrachenraums gebracht wird, und die Secrete der letzteren den Pharynx kleiner Kinder stärker imbibiren als den Erwachsenen, welche weniger lange schlafen und häufiger auf der Seite liegen, so kann darin ebenfalls ein kleiner Einfluss auf die Altersdisposition gesucht werden; auch haben kleine Kinder nicht solche Uebung, diese Secrete durch Räuspern zu entfernen als Erwachsene.

Den *grössten* Einfluss auf das Hervortreten und Schwinden der Altersdisposition scheint mir aber die Muskelthätigkeit auszuüben. Bis zu der Periode, in welcher ein Kind gehen lernt, ist die Muskelthätigkeit verhältnissmässig sehr gering. Mit dem Eintritt dieser Periode beginnt sie in ausserordentlichem Grade zuzunehmen. Es ist nun bezeichnend, dass gerade kurz vor dieser Periode, dann während und noch einige Zeit nach derselben die Disposition zu den genannten Processen ihr Maximum erreicht.

Bei einem Kinde von $^1/_2$—1 Jahr, das zu üppig ernährt wird, treten dieselben Gefahren ein wie bei Plethora abdominalis ohne Muskelbewegung. Die Gefahren einer zu starken Muskelthätigkeit, der Ueberanstrengung habe ich schon geschildert. Im Allgemeinen werden

[1] Wagner, Allgem. Pathol. 1876, pag. 62.

wir den Einfluss der Muskelthätigkeit als günstig auffassen und erklären durch die stärkere Entwicklung der Muskulatur, welche grössere Mengen von Blut in sich aufnimmt, und die durch die grössere Muskelthätigkeit bedingte stärkere Entwässerung und Entwärmung des Körpers, wodurch wahrscheinlich die Reflexerregbarkeit abnimmt, und deren Effect wir dann gewöhnlich als Abhärtung und Gewöhnung an Muskelanstrengung bezeichnen.

Als Analogon dürfen wir die schon erwähnte statistische Thatsache auffassen, dass gediente Soldaten einen geringeren Procentsatz an entzündlichen Processen (Pneumonie, Ruhr) haben, als Recruten. Es ist schwer zu entscheiden, ob die Abnahme der Mortalität einzig mit der günstigen Wirkung der grösseren Muskelthätigkeit erklärt werden darf, oder auch damit dass ein Theil der Recruten eine so grosse Anstrengung der Muskeln nicht gewöhnt ist. Wahrscheinlich ist beides der Fall.

Wie also das Erwachen der Disposition der Ausdruck verschiedener Einflüsse sein kann, so vermag auch das stärkere Hervortreten des einen oder anderen günstigen Einflusses die Disposition zu mindern.

Ganz von selbst erklärt sich die Familiendisposition aus der Einwirkung gleicher Schädlichkeiten auf die Kinder Einer Familie.

Schwieriger sind die Fälle zu erklären, wenn ein Theil der Kinder Disposition zeigt, ein anderer Theil derselben keine. Dahin rechne ich auch das verschiedene Verhalten der Kinder von Foos. Als nämlich am 2. März 1859 das erste $2^5/_{12}$ Jahr alte Kind von Foos starb, war der Knabe Georg $13^1/_2$ Monate alt, er erkrankte nicht; als am 20. Dec. 1864 das $2^8/_{12}$ Jahr alte Kind Jakob starb, war Georg $6^1/_{12}$ Jahre, das Kind Magdalene $4^1/_{12}$ Jahre alt — keines von beiden erkrankte, ebensowenig der Knabe Johann 8 Monat alt; als im März 1865 der Knabe Johann nunmehr gerade 1 Jahr alt erlag, erkrankte weder Georg noch Magdalene, von denen ersterer schon vier Mal, letztere schon drei Mal verschont war — und wohlverstanden, die Kinder waren nicht etwa isolirt, nein sie befanden sich stets in ein und demselben Raume, und nach der Versicherung der Mutter schliefen die kranken Kinder mit den gesunden in Einem Zimmer theilweise in Einem Bette.

Es sind dies schwere Einwürfe gegen meine eigene Annahme, dass der spec. Krankheitserreger sich noch Jahre lang im Hause gehalten hat. — Erst Ende November 1866 begann die Magdalene den Reigen, ihr folgte ein kleineres Kind, dann erkrankte Georg; bei dem Letzteren war es auffallend, dass der Kehlkopf an der Erkrankung nicht participirte, während dies bei den anderen der Fall war.

Auch ich kann leider dieses frühere auffallende Verschontbleiben der Kinder von Foos nicht erklären, ich habe dafür lediglich Vermuthungen; ich legte mir diese Frage erst vor, als das Gedächtniss der Frau Foos nicht mehr ausreichte. Constatirt habe ich nur, dass Frau Foos in früheren Jahren zeitweise im Zimmer kochte, ferner dass Gelegenheitsursachen, Erkältung in Folge Durchnässung im November 1866 auf die beiden Kinder Magdalene und Georg eingewirkt hatten.

In anderen, aber nur in den selteneren Fällen, war ich glücklicher, die Ursachen zu finden, warum bei dem einen Kinde ein und derselben Familie die Disposition erwacht, bei einem andern nicht. Wie die Ernährung nicht bei allen Kindern eine gleichartige ist: das eine Kind erhält die Mutterbrust, das zweite die einer Amme und ein drittes und viertes wird auf die oder jene Weise künstlich ernährt, so auch die Beziehungen zum künstlichen Klima. Das eine Kind lernt früher laufen und kommt damit früher vom Arm oder Kinderstuhl auf den Boden: die günstigen Einflüsse der Muskelbewegung treten früher ein; die Stellung der Betten ist nicht immer dieselbe; die Kleidung ist nicht stets die gleiche, — häufig wird die Wohnung selbst gewechselt oder die Benutzung der Räume — wie tief schneiden Familienereignisse, wie Wochenbette, Erkrankungen, in die Erziehung der Kinder ein — kurz es finden sich so viele Differenzen der Beziehungen der einzelnen Kinder nicht allein zum künstlichen Klima, sondern auch zu anderen Schädlichkeiten, dass ich glaube, wir werden schliesslich auch noch die Schwankungen der individuellen Disposition innerhalb ein und derselben Familie erklären können, wenn diess auch nur in einem kleinen Theil meiner Fälle gelungen ist.

Die Ursachen der verschiedenen Disposition der Kinder Einer Familie sind so schwierig zu erforschen, dass ich hier noch eine Statistik erwähnen möchte, welche ich vorgenommen habe. Von der Annahme ausgehend, dass die angeborene Reizbarkeit des kindlichen Organismus um so grösser sei, je jünger das Kind ist, und dass die Sommermonate günstiger als die Wintermonate — eruirte ich von einem Theil der Kinder, welche ich an Diphtherie behandelte und bei welchen mir dies noch möglich war, den Monat der Geburt.

Die Zusammenstellung ergibt nun, dass sich die Geburten auf die Monate Januar bis December in folgender Weise vertheilen:

I.	II.	III.	IV.	V.	VI.	VII.	VIII.	IX.	X.	XI.	XII.
8.	9.	6.	3.	5.	1.	7.	8.	1.	7.	6.	8.

Die Kinder, welche während der wärmeren Jahreszeit geboren sind, scheinen demnach eine etwas geringere Disposition zu haben, als die während der kälteren Jahreszeit Geborenen.

Diese Statistik ist nun allerdings viel zu klein, und ich hätte gern, gleich Hirsch, eine Zusammenstellung aus der medic. Literatur vorgenommen. Allein die Ausbeute war zu gering; mit der runden Zahl 2 oder 2 $^1/_2$ Jahre, wie fast alle Angaben lauten, lässt sich Nichts machen, es sind dann in der Regel ein oder zwei Monate mehr oder weniger. Ich lege desshalb auf diese Statistik vorläufig keinen Werth. Künftige Statistiker, welche sich dafür interessiren, müssten dann die Zahl der Geburten in jedem Monat, sowie den Einfluss der Gesammtsterblichkeit in Betracht ziehen. Theoretisch ist ein derartiger Einfluss immerhin denkbar, denn je jünger das Kind, desto grösser ist dessen Reizbarkeit, und wenn schädliche Einflüsse im künstlichen Klima liegen, so wird ein im Mai oder Juni geborenes Kind einen kleinen Vorsprung gegenüber einem im November oder December geborenen haben.

XXVIII.

Der Einfluss des Geschlechts.

Die Statistiker haben sich viel mit der Frage beschäftigt, ob auch das Geschlecht von Einfluss auf die Entstehung der uns beschäftigenden drei Krankheiten sei. Von der grossen Mehrzahl derselben ist ein derartiger Einfluss behauptet, von einer Minderzahl bestritten worden.

In solchen Fragen können nur Statistiken einen Ausschlag geben, welche ein grosses, vor allem aber kein einseitiges Material umfassen. Gegen die Richtigkeit der Hospitalstatistiken schliesse ich mich den Bedenken von Jürgensen (bei Ziemssen, V, II, p. 20) an. Eine grosse einheitliche und für den vorliegenden Zweck geradezu unanfechtbare Statistik existirt schon lange. Es ist dies die englische Mortalitätsstatistik aus den Jahren 1858 und 1859. Die Schlüsse, welche man aus ihr gezogen hat, kann man nicht gerade unrichtig nennen. So sagt Oesterlen: Knaben sterben häufiger an Croup als Mädchen. Die weibliche Sterblichkeit an Diphtherie scheint constant grösser als die männliche zu sein, etc., und Jürgensen, l. c.: Frauen erkranken etwas weniger häufig als Männer an Pneumonie, etc.

Wenn diese Schlüsse auch richtig sind, so sind sie doch jedenfalls sehr unvollständig; die interessantesten und wichtigsten Verhältnisse sind übersehen worden und zwar aus zwei Gründen. Zunächst hat Oesterlen nicht das Verhältniss der männlichen und weiblichen Sterbfälle zu einander, sondern das Verhältniss zu einer dritten Grösse (der Gesammtzahl der Sterbfälle) berechnet. Damit ist aber keine Uebersichtlichkeit gegeben. Es ist geradezu unmöglich, sich in dem Chaos von Ziffern, die Oesterlen gibt, zurecht zu finden. Ich habe desshalb die Originalzahlen von Oesterlen auf dem gegenüberstehenden Blatte gegeben und die Procentsätze derart berechnet, dass wenn die männlichen Sterbfälle überwiegen, die weibliche als Einheit, — wenn die weibliche die Mehrzahl bilden, die männliche als Einheit (100) angenommen sind. Dadurch übersieht der Leser mit Einem Blicke die Verhältnisse. Diese Zahlenreihen können zu gleicher Zeit als Beleg für die Richtigkeit der Tab. I, II, III und Tab. XXI dienen, da sie jene Aufzeichnungen zur Unterlage haben.

Die zweite Ursache, warum der Einfluss des Geschlechtes so wenig studirt wurde, scheint darin zu beruhen, dass es noch Niemanden einfiel, die Procente graphisch aufzutragen, sowie die einzelnen Krankheiten zu vergleichen. Ohne zu zeichnen sieht man aber Nichts.

Nun kann ich freilich auch meine graphische Aufzeichnung Tab. XXVI B nicht als Muster empfehlen; wenn auch meine Methode der Darstellung eine übersichtliche, so fehlte es mir doch an Raum

Numerisches Verhältniss der Sterblichkeit b

M = Männ

Sämmtliche °/o Sätze sind so berechnet, dass wenn die Zahl der männlichen Ste weiblichen, so si

Lebens-jahre.	A.	B. °/o M.	B. °/o W.	C. °/o M.	C. °/o W.	Croup. Sterbfälle M.	Croup. Sterbfälle W.	Croup. °/o M.	Diphtheritis. Sterbfälle M.	Diphtheritis. Sterbfälle W.	Diphtheritis. °/o M.	Diphtheritis. °/o W.	Scharlac Sterbfälle M.	Scharlac Sterbfälle W.	M.
1	1000	105,2	—	105,0	—	822	620	133	727	511	142	—	1892	1449	13
2	851	101,9	—	—	—	1383	1264	109	864	763	113	—	3676	3411	10
3	794	101,6	—	—	—	1318	1249	106	760	791	—	104	3989	3812	10
4	764	101,7	—	—	—	1122	939	119	737	829	—	112	3677	3721	—
5	744	102,0	—	—	—	714	655	109	690	813	—	118	2905	3023	—
5-10	714	102,0	—	100,8	—	841	826	102	1801	2178	—	121	6485	6666	—
10-15	684	102,7	—	101,5	—	55	39		619	872	—	141	1377	1753	—
15-25	643	103,6	—	—	101,3 109,6	2	6	124	366	390	—	107	668	749	—
25-35	573	103,5	—	—	110,2	—	1		112	173	—	154	203	286	—
35-45	496	111,8	—	—	105,6	—	—	—	80	94	—	117	109	128	—
45-55	414	102,1	—	—	103,8	—	—	—	44	57	—	130	50	70	—
55-65	326	—	101,7	—	105,5	—	—	—	37	33		—	39	31	
65-75	205	—	112,7	—	113,5 120,4	—	—	—	30	27	114	—	19	21	11
75-85	80	—	118,7	—	136	—	—	—	10	8		—	7	6	
85-95	—	—	—	—	177	—	—	—	4	3		—	2	—	
						11,856			14,423				50,224		

Col. A. — Zahl der Ueberlebenden beider Geschlechter: von 100 Lebendgeborenen

Col. B. — Numerisches Verhältniss beider Geschlechter; Col. A u. B, nach der Que

Col. C. — Dieselbe Tabelle für England 1851, nach Wappæus.

Die letzten Colonnen A und B sind zu lesen: Es werden in Belgien geboren, 105 1000 W., etc.

Sämmtliches Material bei Oesterlen med. Statistik 1865.

hlechter in England, 1858 und 1859.

Weibliches Geschlecht.

iegt, die weiblichen als Einheit (100) angenommen werden; überwiegen die ichen die Einheit = 100.

Masern.			Bronchitis.				Pneumonie.				Lungenschwindst.				Keuchhusten.		
Sterbfälle	%		Sterbfälle		%		Sterbfälle		%		Sterbfälle		%		Sterbfälle		%
W.	M.	W.	M.	W.	M.	W.	M.	W.	M.	W.	M.	W.	M.	W.	M.	W.	W.
1333	129	—	6357	4823	132	—	10746	8145	132	—	—	—	—	—	3950	4444	108
3206	105	—	2522	2389	105	—	4955	4436	112	—	—	—	—	—	2707	3433	127
1911	100	100	967	987	—	102	1989	1957	102	—	—	—	—	—	1238	1719	139
1105	—	102	491	468	105	—	982	997	—	102	—	—	—	—	679	916	163
667	—	104	268	292	—	108	531	578	—	109	—	—	—	—	338	550	126
788	—	110	408	474	—	116	862	900	—	104	1040	1224	—	118	339	466	137
93	—	112	88	90	—	103	234	261	—	112	1341	2448	—	182	7	28	—
55	—	145	307	355	—	115	853	721	118	—	11052	14688	—	133	4	3	—
32			583	621	—	107	973	693	140	—	10865	13772	—	127	1	2	—
13	—	181	1205	1106	109	—	1242	735	169	—	8846	9796	—	111	—	—	—
3			2309	1989	116	—	1420	729	195	—	6199	5227	118	—	—	—	—
8			3888	3796	103	—	1396	904	154	—	3525	2533	139	—	—	—	—
—	—	—	4815	5389	—	112	1297	1057	123	—	1220	975	125	—	—	—	—
—	—	—	3060	3700	—	121	609	583	104	—	180	171	105	—	—	—	—
—	—	—	538	751	—	140	98	117	—	119	10	13	—	—	—	—	—
,819			55,098				50,990				100,999				20,624		

Beginn des zweiten Lebensjahres noch 851, zwischen dem 5.-10. Jahr, noch 714, etc.
ı Mortalitätstabelle für Belgien.

W. — Beim Beginn des zweiten Lebensjahres stellt sich das Verhältniss: 1019 M.,

Lebens-jahre.	Blattern.				Nierenkrkh.			Circulationsorg[e].			
	Sterbfälle		%		Sterbfälle		%	Sterbfälle		%	
	M.	W.	M.	W.	M.	W.	M.	M.	W.	M.	W.
1	1361	1154	118	—	—	—	—	—	—	—	—
2	610	588	104	—	—	--	—	—	—	—	—
3	463	446	104	—	—	—	—	—	—	—	—
4	353	346	102	—	—	—	—	—	—	—	—
5	243	268	—	110	—	—	—	—	—	—	—
5-10	857	735	117	—	68	41	166	314	320	—	102
10-15	201	216	--	107	37	36	103	364	426	—	117
15-25	651	466	140	—	153	102	150	995	1091	—	110
25-35	450	303	149	—	210	193	109	1241	1315	—	105
35-45	199	125	159	—	290	178	103	1931	2005	—	104
45-55	105	66	159	—	332	166	200	2545	2530	100	100
55-65	44	23	191	—	273	192	142	3569	3624	—	102
65-75	19	8	238	—	233	121	193	3707	3804	—	103
75-85	—	—	—	—	64	48	133	1533	1444	106	—
85-95	—	—	—	—	5	7	—	119	150	—	126

hiezu und ich hätte noch eine grössere Tabelle einschieben müssen. Ich kann desshalb dem Leser nur empfehlen, selbst die einfache Zeichnung auf einem quadrirten Bogen vorzunehmen und für die einzelnen Lebensalter den ihnen zukommenden Theil der Abscisse und für die Procentsätze die ganze Länge der Ordinaten zu nehmen. Erst dann treten die Verhältnisse klar und deutlich heraus.

Diese graphische Darstellung liest sich sehr leicht, sobald man festhält, dass die Curven, welche oberhalb der Mittellinie liegen, dem männlichen, diejenigen, welche unterhalb derselben dem weiblichen Geschlechte angehören. Für den oberen Theil der Tabelle ist die Zahl der weiblichen Sterbfälle = 100, für den unteren Theil die Zahl der männlichen die Einheit = 100. Es sterben also an Diphtheritis im 2. Jahr 113 M. auf 100 W.; im 5.—10. Jahr auf 100 M. 121 W.

Die roth schraffirte Linie gibt in derselben Weise das numerische Verhältniss der in jeder Altersklasse Lebenden an. Es werden also in England auf 100 Mädchen 105 Knaben geboren. Beim Beginn des zweiten Lebensjahres hat sich das Verhältniss in Folge der grösseren Sterblichkeit der Knaben wesentlich geändert, und auf 100 Mädchen kommen nur mehr 101,9 Knaben. Die Daten über das Verhältniss der Lebenden beider Geschlechter bis zum 5. Jahre beziehen sich auf die Quetelet'schen Mortalitätstafeln für Belgien. Ich habe diese benutzt, da die betreffenden Jahre in den englischen Angaben fehlen und die Differenzen mit England jedenfalls nur unbedeutend und hier gar nicht in Betracht kommen (Oesterlen, 117 u. 170). Leider ist in Tab. XXVI B diese rothschraffirte Linie vom 2.—5. Lebensjahr aus Versehen, statt über die Mittellinie, unter dieselbe gezeichnet worden, was ich zu corrigiren und zu entschuldigen bitte.

Vom 5.—10. Jahre folgen dann wieder die englischen Angaben nach Wappæus. Die Curve der Ueberlebenden ermöglicht das Urtheil über die Frage, bis zu welchem Grade die grössere Sterblichkeit des einen oder anderen Geschlechtes von der grösseren Zahl der Lebenden bedingt ist. Der Leser sieht sofort, dass kaum eine einzige Curve sich damit erklären lässt. Es bestehen so grosse Differenzen in den einzelnen Altersklassen, dass die grössere Zahl der Lebenden nur in wenigen Fällen zur Erklärung ausreicht.

Was das Material der englischen Statistik anlangt, so ist dasselbe so gross, dass sich die Zufälligkeiten grossentheils ausgleichen, wo es sich nicht um kleinere Zahlen, z. B. Croup im Alter von 10—35 Jahren handelt und wenn man nicht allzu viel verlangt. Aus 2 oder 3 Procenten kann man keine Schlüsse ziehen. Auch die diagnostischen Fehler kommen nicht in Betracht, denn man darf wohl annehmen, dass eben so viele auf die männliche, wie auf die weibliche Seite fallen.

Für die Güte des Materials spricht ferner der Umstand, dass die gegebenen Zahlen das numerische Verhältniss der Lebenden in jeder Altersklasse erklären, z. B. es starben in England im ersten Lebensjahr auf 127 Knaben nur 100 Mädchen. Bei allen Krankheiten der Respirationsorgane ausser Keuchhusten überwiegt aber die Sterblichkeit des männlichen Geschlechtes, auch bei den Erkrankungen der Digestionsorgane. Dadurch wird die Verhältnisszahl der lebenden Knaben nach dem ersten Lebensjahr auf 102 zu 100 Mädchen verringert. Entsprechend der grösseren weiblichen Sterblichkeit vom

4.—10. Lebensjahr sehen wir auch den Procentsatz der lebenden Mädchen vom 4. Jahr an wieder abnehmen.

Ferner spricht für die Güte des Materials die Uebereinstimmung der beiden Jahre 1858 und 1859. Wo es sich um grössere Zahlen handelt, stimmen in den beiden Jahren die Procentsätze in befriedigender Weise überein.

Ferner verweise ich auf das gleichmässige Aufsteigen der Pneumonie- und Phthisiscurven. Wo wir einen solchen Parallelismus, ein solch gleichmässiges Anschwellen und Abschwellen der Curven beobachten, ist sicherlich auch das Material gut.

Die Erklärung dieser Curven ist nicht leicht, und ich weiss nicht, ob es mir gelingt, mit wenigen Worten einige der *leitenden Gesichtspunkte* hervorzuheben und die *hauptsächlichsten* Ursachen der so auffallenden Differenzen der männlichen und weiblichen Sterblichkeit zu schildern.

Zunächst sehe ich vollständig von dem Einfluss des Geschlechtes als solchem ab. Ich verweise hierüber auf das Lehrbuch von Uhle und Wagner, pag. 66. So sehr viel werden wir uns mit dem Geschlecht bei den in Rede stehenden Krankheiten nicht erklären können, denn es ist gar nicht abzusehen, warum das weibliche Geschlecht vom 10.—15. Lebensjahr auf die Entwicklung von Pneumonie und Phthisis einen ungünstigen Einfluss ausüben soll, und im 45.—55. resp. 65. Lebensjahr einen günstigen? oder dass der Einfluss des männlichen Geschlechtes im ersten Lebensjahr auf die Sterblichkeit an Diphtheritis ein ungünstiger sein soll, und vom 5.—15. ein so günstiger?

Sehen wir vorläufig von den beiden ersten Lebensjahren, sowie vom Croup und Keuchhusten ab, so stellt sich die Sache ganz anders, sobald man die durch das *Geschlecht bedingten Unterschiede in der Lebensweise* ins Auge fasst. Schon vom 3. und 4. Jahre an wird der Knabe zum künftigen Mann, das Mädchen zur künftigen Frau erzogen. Ohne Frage wird die verschiedene Art und Weise der Erziehung durch die Naturanlage der Knaben und Mädchen unterstützt.

Ich bitte den Leser noch einmal Tab. XXVI A ins Auge zu fassen. Wie ich das Schwinden der Altersdisposition durch die günstigere Einwirkung der frischen Luft, grössere Muskelbewegung erklärt habe, so erkläre ich mir die grössere Sterblichkeit des weiblichen Geschlechts vom 3. und 4. Lebensjahre an dadurch, dass die Mädchen an all den günstigen Einflüssen *weniger Theil* nehmen als die Knaben.

Wie häufig bleibt das Mädchen zu Haus, lernt stricken, während der Knabe sich draussen herumtummelt, Schlitten fährt, Schneeballen wirft, etc., ein Zeitvertreib, der nur für Knaben schicklich ist. Der Totaleffect dieser Einflüsse ist ein so günstiger, dass sich vom 6. Jahre an wieder das numerische Verhältniss der Knaben zu den Mädchen ungünstiger für letztere gestaltet — ein Beweis, wie richtig die Verhältnisszahlen sind.

Aber offenbar handelt es sich um cumulirende Einflüsse. Am deutlichsten ist dies bei der Phthisis zu sehen, welche wir ja von jeher als Cumulationskrankheit auffassen. Vom 6.—10. Jahre sterben zwar schon 118 %, vom 11.—15 aber 182 % Mädchen. Die Sterbfälle in diesen Lebensjahren an Schwindsucht sind noch nicht zahlreich, aber sie kommen doch schon vor. Diese grossen Differenzen sagen uns ferner, dass der Einfluss der Vererbung unmöglich ein so grosser sein kann, als er für gewöhnlich angenommen wird. Denn warum soll sich die Anlage zu Phthisis fast doppelt so stark bei den Mädchen äussern?

Zu demselben Resultate führt der Verlauf der Scharlach-, der Diphtheritis-, der Bronchitis-Pneumonie- und Maserncurve. Ich wüsste nicht, wie man das consequente Abfallen dieser Curven auf den Krankheitserreger beziehen könnte. Die Disposition zu allen diesen Processen wird durch die genannten ungünstigen Einflüsse eine intensivere, und desshalb sterben mehr Mädchen als Knaben. Ich muss vorläufig darauf verzichten, zu erklären, dass die nicht eingezeichnete Blatterncurve, pag. 224, anders verläuft, möchte indessen darauf hinweisen.

Die grössere Mortalität der Mädchen kann nun bedingt sein durch eine grössere *Morbidität* oder durch eine grössere *Intensität* der Erkrankung. Im ersteren Falle wäre die grössere Empfänglichkeit, im letztern Falle die grössere Intensität der Disposition zu erklären.

Dass die Disposition in erster Linie maassgebend ist, geht insbesondere aus der Maserncurve hervor. Die Disposition zu Masern ist eine allgemeine; sie währt, nach Panum, wenn sie nicht ausgelöst wird, bis zum Greisenalter. Mädchen werden nicht häufiger befallen als Knaben. Warum sterben aber vom 4. Lebensjahr in steigender Proportion mehr Mädchen als Knaben? Sollte der spec. Krankheitserreger derselben so ungalant und gegen das weibliche Geschlecht bösartiger sein und zu gleicher Zeit so inconsequent gegen sein früheres Verhalten im 1. und 2. Lebensjahr, woselbst er viel bösartiger gegen die Knaben ist? Ich für meinen Theil sehe nur eine Bestätigung dessen, was ich Eingangs erwähnt, dass *die Intensität des Processes nicht von dem Krankheitserreger, sondern von der Disposition abhängt.* Was ich dort für die Diphtherie gesagt, gilt auch für die Masern. Die Disposition wird vom 4. Jahre an bei den Mädchen eine intensivere, und lediglich desshalb sterben mehr Mädchen als Knaben.

Vom 15. Lebensjahre an beginnen nun die Einflüsse der verschiedenen Berufsarten. Der Knabe wird Lehrling, Geselle, Fabrikarbeiter, Landmann — das Mädchen Näherin, etc., oder es beschäftigt sich vorzugsweise mit Hausarbeiten. Offenbar handelt es sich um die Schädlichkeiten des Berufs, wenn die Pneumoniecurve vom 15. Jahre an von Jahrzehnt zu Jahrzehnt auf der männlichen Seite aufsteigt. Der Lehrling, der Ackerknecht, der Taglöhner, etc., exponirt sich den atmosphärischen Schädlichkeiten in viel intensiverer Weise als das Nähmädchen, die Dienstmagd, etc., wobei ich jedoch nicht geneigt bin, die grössere Häufigkeit des Alcoholismus beim männlichen Geschlechte gering anzuschlagen.

Aber auch hier stossen wir wieder auf cumulirende Einflüsse, denn die Schädlichkeiten wirken bei dem Manne im 45.—55. Jahre nicht intensiver ein als im 25.—35. Jahre, oder, besser ausgedrückt, die Differenz in der Beschäftigung zwischen Mann und Weib ist im 45.—55. Jahre nicht grösser als im 25. und 35. Jahre. Ein grosser Theil der Pneumoniker unterliegt nicht der ersten, sondern oft erst wiederholten Attaquen. Bei dem Weibe überwiegen die Beschäftigungen, welche zur Phthisis führen, und desshalb sehen wir bis zum 45. Jahre die überwiegende Zahl von Phthisis auf Seite des weiblichen Geschlechts. Erst von da ab überwiegen die Männer; nachdem die Nähmädchen, Fabrikarbeiterinnen, etc., zum grossen Theil weggerafft sind.

Die Vertheilung der Sterbfälle an Nierenkrankheiten (pag. 224, die Curve ist nicht eingezeichnet) ist vom 25.—65. Jahre an eine ähnliche, wie die an Pneumonie. Dies weist uns auf gemeinsame Factoren der Pathogenese hin. Es sind dies die längstbekannten Einflüsse der Schädlichkeiten der Witterung, denen sich der Mann mehr aussetzt, sowie der oben erwähnte häufigere Alcoolismus, welcher in der Regel mit einer abnorm grossen Zufuhr von Wasser verbunden ist[1].

Einen Theil der Wirkungen der allzu grossen Zufuhr geistiger Getränke habe ich in meiner ersten Abhandlung (Separatabdruck, pag. 24) auf den grösseren Druck im Gefässsystem, auf die stärkere Durchfeuchtung des Parenchyms bezogen, wie auch die Entstehung der Atheromatose durch den grösseren Druck und die grössere Reibungswärme an den Umbeugungsstellen der Gefässe erklärt.

Ich glaubte sicher, dass auch die Sterbfälle an Erkrankungen des Herzens bei Männern aus den erwähnten Ursachen häufiger seien. Indessen ist dies nicht der Fall, sie sind bei Frauen (pag. 224) häufiger. Indessen muss hier das, was ich in pag. 132 über die allgemeine Disposition gesagt habe, in Betracht gezogen werden. Da die Muskelthätigkeit ein Stimulus der Herzthätigkeit ist und die Innervation des Herzens von der äusseren Haut beeinflusst ist, so könnten wir darin vielleicht die Ursache der selteneren männlichen Sterblichkeit an Herzkrankheiten finden. Die Zahl meiner Beobachtungen ist noch zu klein, um mit Bestimmtheit aussprechen zu können, dass in diesen Einflüssen Componenten der Disposition zu Herzkrankheiten zu suchen sind.

Wir pflegen nach ihrem Auftreten die Krankheiten in sthenische und asthenische zu theilen und rechnen, wenn wir auch asthenische Formen der Pneumonie unterscheiden, und floride Formen der Phthisis kennen, die Pneumonie zu den sthenischen, die Phthisis zu den asthenischen Krankheiten. Es würde mich zu weit führen,

1 Den Krankengeschichten 18 und 19 von Bartels (bei Ziemssen IX 374), nach welchen der Nierenschrumpfung lange Jahre hindurch der Genuss abnorm grosser Mengen von Bier und Thee vorausgegangen war, könnte ich zwei weitere hinzufügen, wonach diese Krankheit nach langjähriger Zufuhr von enormen Quantitäten Wasser auftrat. Bartels (301 und 374) bemerkt, dass der Missbrauch geistiger Getränke nicht als Ursache der betr. Nierenkrankheiten angeklagt werden könnte; notorische Säufer erliegen denselben nicht. Damit stimmen auch meine allerdings geringen Erfahrungen: Branntweintrinker erkranken weniger häufig, als z. B. Leute, die grosse Quantitäten Bier trinken. Es scheint mir also von dem Wassergehalt der Getränke abzuhängen, ob ein krankmachender Reiz auf die Nieren zu Stande kommt.

auseinander zu setzen, in Folge welcher Beobachtungen ich mich berechtigt glaube, vorläufig den Satz aufzustellen, dass die Acuität dieser Krankheiten von der Dauer und Intensität der die Disposition hervorrufenden Einwirkungen abhängt.

Zwischen Pneumonie und Phthisis steht die Bronchitis, deren Verlauf ein ebenso mannigfaltiger ist, wie ihre Gefährlichkeit eine verschiedene. Für sie gilt das eben Gesagte. Die sthenische croupöse Pneumonie ist ein acuter schwerer Process, entsprechend den acuteren und intensiveren Einwirkungen, wie ich sie z. B. bei den Holzhauern des Birkeler Waldes fand — der Spitzencatarrh ist ein schleichend verlaufender Process — seine Ursachen datiren von langer Hand her.

Die sthenischen Formen bevorzugen die Jugend, die asthenischen lieben das Alter. Dies hängt theilweise davon ab, dass das Alter sich weniger intensiven Einwirkungen exponirt, und dass der Cumulationseffect kleiner Schädlichkeiten erst spät sich geltend macht. Das relative Maximum der männlichen Sterblichkeit an Phthisis tritt ein volles Jahrzehnt später ein als das an Pneumonie Tab. XXVI, B.

Und wenn die sthenischen Formen kräftige Individuen befallen, asthenische schwächliche, so sagt dies in manchen Fällen, dass ein Theil der Ursachen der letzeren Krankheiten schon lange eingewirkt und Adynamie des Körpers hervorgerufen hat.

Zu den sthenischen Krankheiten rechnen wir auch den Croup, zu den asthenischen die Diphtheritis. Und ich habe schon erwähnt, dass die grössere Mehrzahl der Beobachter die Vorliebe des Croup für kräftige, vollsaftige Kinder, die der Diphtheritis für asthenische, scrophulöse, lymphatische oder fette Kinder bezeichnet. Wie sich der Mann den atmosphärischen Schädlichkeiten mehr aussetzt, als die Frau, so wird auch der Knabe vom 3. Lebensjahr denselben mehr ausgesetzt.

Ich glaube, dass es damit zusammenhängt, dass mehr Knaben vom 3. Jahr an der sthenischen Form, dem Croup, sterben und mehr Mädchen an der asthenischen Form, der Diphtheritis; vom identistischen Standpunkte: durch die verschiedene Art der Einwirkungen wird bei dem Knaben die Disposition zu den sthenischen, bei dem Mädchen die zu den asthenischen Formen gelegt.

Noch ist zu erwähnen der fast identische Verlauf der Scharlach- und Diphtheritiscurve, welcher für die ätiologische Verwandtschaft dieser beiden Krankheiten spricht, zu gleicher Zeit aber auch als ein Beweis für die Güte des statistischen Materials dient.

Am meisten Schwierigkeiten bereitet die Thatsache, dass im ersten Lebensjahre, mit Ausnahme des Keuchhustens, die Knaben so viel häufiger an allen Krankheiten sterben wie die Mädchen. Es kann sich nicht um eine Täuschung handeln, denn es sterben in England (Oesterlen, p. 171) auf 100 Mädchen im ersten Jahr 127 Knaben.

Zur Erklärung berufe ich mich auf Geigel, der die verhältnissmässig grössere Sterblichkeit der *ehelichen* Kinder an Krankheiten der Respirationsorgane im Verhältniss zu der der *unehelichen* (wie 53: 36) damit erklärt, dass das Kind der Reicheren viel ängstlicher vor jedem Luftzug behütet wird als das Kind des Armen, resp. das uneheliche Kind. Es ist viel Wahres an Geigels Erklärung, wenn auch das, was ich pag. 133 bemerkte, in Betracht gezogen werden muss. Ich adoptire dieselbe, um die grössere Sterblichkeit der Knaben zu erklären.

Der Knabe steht in nicht seltenen Fällen in einem ähnlichen Verhältniss zum Mädchen wie das eheliche Kind zum unehelichen. Wie freuen sich die Eltern über die Ankunft eines Stammhalters, wie enttäuscht sind sie, wenn auf das erste Mädchen ein zweites folgt! Das überträgt sich unwillkürlich auf das Kind, man ist ängstlicher mit dem Knaben, er wird wärmer gekleidet, er wird überfüttert, da man ein rechtes Prachtexemplar erziehen will. Und übertriebene Sorgfalt kann in ähnlicher Weise schaden wie die Nachlässigkeit der Mutter, in Folge deren das Sterblichkeitsverhältniss der illegitimen Kinder an Krankheiten der Digestionsorgane zu den legitimen wie 158: 92 ist (Geigel), und die spätere *Abhärtungssucht*, in Folge deren, sobald die Erkältungsfurcht etwas geschwunden ist, der Knabe vielmehr den atmosphärischen Schädlichkeiten exponirt wird wie das Mädchen.

Ob diese Erklärung allein genügt, die in allen Ländern um circa 20% grössere Sterblichkeit der Knaben zu erklären, ist mir selbst zweifelhaft. Vielleicht kann auch hier die Statistik entscheiden. In Sardinien ist das Verhältniss der lebendgeborenen Knaben und Mädchen dasselbe wie in England, Belgien, Preussen, etc. Es sterben aber in Sardinien nur 117, in England 127, in Preussen 124, in Belgien 125 etc. Knaben auf 100 Mädchen. Also ein bedeutender Unterschied. Sollte er nicht in der grösseren Aengstlichkeit liegen, mit der wir im Norden unsere Kinder schützen müssen, und welche sich in höherem Grade auf die Knaben überträgt? Oesterlen gibt keine weiteren Notizen über südliche Länder und ich bin augenblicklich nicht in der Lage, dies statistisch weiter zu verfolgen.

Für den so ganz anderen Verlauf der Curve des Keuchhustens habe ich, offen gestanden, keine Erklärung, wenn man nicht gelten lassen will, dass bei Knaben häufiger der Arzt gerufen wird, der eine hinzugetretene Pneumonie, Bronchitis, Croup oder Diphtheritis diagnosticirt, und dass dann die Todesursache als Pneumonie etc. eingetragen wird. Druckfehler können es auch nicht sein, denn drei Tabellen, die Oesterlen gibt, zeigen übereinstimmende Procentsätze. Zu der ebengenannten Erklärung werde ich durch die Erwägung geführt, dass im ersten Lebensjahr 127 Knaben auf 100 Mädchen sterben. Die männliche Sterblichkeit ist aber bei Croup 133, Diphtheritis 142, Bronchitis 132, Pneumonie 132.

Die Literatur über den Einfluss des Geschlechts ist eine äusserst umfangreiche und von den grösseren Arbeiten möchte ich nur die von Küttner[1] in Dresden erwähnen, der ein Material von 10,000 Kinder-Erkrankungen verarbeitete. Küttner kommt zu denselben nur nicht so detaillirten Resultaten, wie ich sie aus der englischen Statistik gezogen habe. „Die Ziffer der Erkrankungen der Respirationsorgane erhebt sich vom 5. Jahre an so auffallend auf Seiten der Mädchen, dass sie das Verhältniss von 5 : 3 sogar noch überschreitet.“ Küttner erklärt dies mit dem physischen Gegensatz der Geschlechter, welche sich schon vor der Entwicklung der Geschlechtsreife geltend machen soll (? !)

Brünniche in Kopenhagen (ibid., 1859) kommt zu demselben Resultat „dass das weibliche Geschlecht nach dem 5. Jahre viel mehr zu acuten und chronischen Brustleiden disponire.“ Küttner findet in den ersten 5 Jahren so viel Krankheiten der Respirationsorgane bei den Knaben als bei den Mädchen. Brünniche findet mehr Knaben. Dagegen leiden nach Küttner auf 5 Mädchen im 1. Lebensjahr 6 Knaben an Krankheiten der Verdauungsorgane, vom 2. Jahr beginnt sich

[1] Journ. für Kinderkrankheiten, 1859.

das Verhältniss umzukehren. Küttner meint, dass Knaben in den frühesten Lebensaltern die Unbilden einer mangelhaften oder unpassenden Ernährung weniger leicht ertragen, als Mädchen. Warum denn? Ich für meinen Theil nehme an, dass die Knaben häufiger überfüttert werden.

Morbiditätsstatistiken über den Einfluss des Geschlechts auf Diphtherie existiren eine Menge. Der weitaus grössere Theil kommt darin überein, dass in den ersten Jahren mehr Knaben, später mehr Mädchen erkranken (Ballard, Daviot, etc.). Die auffallendste Statistik gibt Guillemaut, der in Louhans eine grosse Epidemie beobachtete und den grössten Procentsatz der Erkrankungen von Erwachsenen und Frauen angibt, welche ich in der Literatur traf. Von 2500 an Diphtherie Erkrankten starben 397 und zwar von 1198 Kindern 366 (1/4), von 814 Frauen starben 44, von 488 Männern 21. Also mehr Erwachsene als Kinder, fast doppelt so viel Frauen als Männer! Aetiologisch lässt sich aus der Dissertation[1] Nichts entnehmen, als dass es sich um eine sumpfige Gegend und eine *ärmliche* Landbevölkerung handelt.

Ich habe diese These bei Gelegenheit der Altersdisposition, p. 23, erwähnt, ohne sie zu besprechen. G. gibt das auffallendste Verhältniss aller Statistiken. Es waren angeblich mehr Erwachsene als Kinder erkrankt. Nun möchte ich noch hervorheben, dass bei einer armen Bevölkerung die Häufigkeit, mit der die ärztliche Hülfe in Anspruch genommen wird, sich nach dem Werth richtet, der dem Patienten beigelegt wird und nach der Aengstlichkeit derselben. Welch gute Clienten die Juden und die Frauen sind, weiss jeder Arzt; sie sind eben ängstlicher, und je jünger die Kinder, desto seltener wird der Arzt gerufen. Der Bauer scheut die ärztlichen Kosten mehr wie der Arbeiter, der auf die Erhaltung seiner Gesundheit sieht, oder auf dem Standpunkte der Nichtsolvenz steht, während das ganze Dichten und Trachten des Landmanns auf Erübrigung eines Termins zum Erwerb eines Ackers hinausgeht. Ehe der Bauer den Arzt holt, wird häufig zuerst der Rath der Aeltesten im Dorfe eingeholt, und diese haben bald los, dass wie die Masern etc., so auch die leichteren Fälle von Diphtheritis ohne ärztliche Hülfe verlaufen. — Dies mag vielleicht zur Erklärung des so auffallenden, mit den anderen Statistiken in Widerspruch stehenden Missverhältnisses dienen.

[1] Guillemaut, Considérations sur l'angine diphth., 1866.

XXIX.

Erklärungsversuche II.

Die gefundenen Differenzen bei Foos und Betz können auch, wenigstens theilweise, auf den Krankheitserreger bezogen werden. Die interessanten Versuche von Smith haben bewiesen, dass der Wasserdampf der Luft, indem er sich condensirt, gewisse Beimengungen derselben mit sich nimmt, und somit im Stande ist[1], wahrscheinlich auch infectiöse Substanzen aus derselben gleichsam herauszuwaschen. Man könnte also annehmen, dass der grössere Gehalt an Wasserdampf in den Betz'schen Wohnräumen die Contagien ferngehalten hat, und dass ich, indem ich die Disposition suchte, nur die Ursache gefunden habe, warum sich das diphtheritische Gift in den Wohnräumen von Foos gehalten hat.

Ich kann gar Nichts dagegen einwenden, wenn dies Jemand annimmt, obwohl die absolute Menge von Wasserdampf bei Foos im Winter nicht viel geringer war als bei Betz. Ich muss mir dann freilich immer wieder die Frage vorlegen, warum der Krankheitserreger jedesmal ein oder ein paar Jahre wartete, bis er wieder Infectionen verursachte? Ausserdem wird ja durch den Krankheitserreger so ausserordentlich wenig erklärt, weder die Altersdisposition noch die individuelle, etc. etc.

Im Zusammenhang damit steht die Frage, ob sich nicht etwa in den Wohnräumen von Foos grössere Mengen von infectiösen Substanzen angehäuft hätten, und ob also die Infectionswahrscheinlichkeit in denselben nicht eine grössere war? Kohlensäurebestimmungen hätten sicherlich einigen Aufschluss über diese Frage geben können. Ich habe solche nicht vorgenommen und zwar, wie erwähnt, weil es mir an Zeit zu solchen fehlte.

Ausserdem ist zu erwägen, dass die freiwillige Ventilation in geheizten Räumen c. p. um so stärker, je trockener und je wärmer letztere sind; demgemäss war sie auch in den stärker geheizten und trockeneren Räumen von Foos besser als bei Betz,

[1] Smith, Air and Rain, Vierteljahrsch. für öffentl. Gesundh., VI, pag. 299.

da die Wohnräume gleich gross waren und die natürlichen Ventilationsbedingungen gleich. Soweit mir mein Geruchsorgan Aufschluss gab, war die Luft bei Foos durchschnittlich *weniger verunreinigt*, als bei Betz, entsprechend der grösseren Zahl von athmenden Lungen bei Letzterem. Und wenn auch die Minimaltemperaturen bei Foos im Winter geringer sind, als bei Betz, Frau Foos lüftete trotzdem häufiger als letztere, nur äusserst vorsichtig. Wie Frau Foos sehr empfindlich gegen Kälte war, so war sie auch gegen allzugrosse Wärme empfindlich, wie aus den Sommerminimaltemperaturen hervorgeht, und gegen üble Gerüche. Auf Befragen gab sie mir an, dass sie desshalb nicht in ihren Wohnräumen koche, weil sie empfindlich gegen den Kochdunst sei. Und gerade so empfindlich war sie gegen Unreinlichkeit. Ich fand bei Foos stets eine mehr als gewöhnliche Reinlichkeit, insbesondere waren die Kinder sehr sauber gehalten. Auch bei Frau Betz konnte man dies nur loben, sie that was in ihren Kräften stand, aber oft war es wegen der vielen kleinen Kinder geradezu unmöglich.

Hirsch hat als Ergebniss seiner Untersuchungen gefunden, dass Feuchtigkeit des Bodens, Schmutz, mangelhafte Lüftung, Ueberfüllung von Räumlichkeiten und andere ähnliche Momente, welche eine Anhäufung fauligter Effluvien bedingen, für die Genese von Diphtherie ebenso bedeutungsvoll seien, wie für die aller übrigen zymotischen Krankheiten — im Gegensatz hiezu seien diese Verhältnisse für das Vorkommen von Croup ohne Belang.

Ich möchte nach meinen Beobachtungen dieser These, insofern sie die Diphtherie betrifft, ganz entschieden entgegentreten, denn nicht allein bei Foos und Betz trifft dies nicht zu, sondern auch bei anderen Erkrankungen, welche ich beobachtete. Keine Rede, ich sah Diphtherie auch im stärksten Schmutz und Verkommenheit, aber bei der grossen Mehrheit der Fälle kann ich nicht sagen, dass die betreffenden Familien unreinlicher waren, weniger lüfteten, als die nicht befallenen Familien, und bei einer gar nicht geringen Zahl von Familien waren in dieser Richtung *gar keine* Schädlichkeiten wahrnehmbar. Hirsch gibt, l. c., pag. 148, eine Zusammenstellung der diese Ansicht begründenden Thatsachen und zu gleicher Zeit eine solche der Aerzte, welche diese Auffassung bestreiten. Die letztere Liste ist fast so gross wie die erstere, und ich könnte dieselbe noch durch eine Reihe von

Citaten in seitdem erschienenen Arbeiten ergänzen. Dies würde indessen nur zu weit führen und ich nenne nur die Namen Luzsinsky, Simple, Fuller, Becker, v. Sande, Gaupp, Binder, welche theils beobachteten, dass geradezu die bessern, wohlhabenden, unter den besten hygienischen Bedingungen wohnenden Familien oder Ortschaften am meisten litten, und dass das Proletariat, Familien und Dörfer, welche in den ungünstigsten Bedingungen lebten, in auffälliger Weise verschont blieben. Wie Abelin in Schweden einen grösseren Procentsatz an Croup den besseren und vornehmeren Ständen nach den Ermittlungen der erfahrensten Aerzte vindicirt, so zeigt eine Statistik von Ballard, dass die Diphtherie in den wohlhabenderen Theilen der Bevölkerung im Verhältniss ein Drittel mehr Sterbefälle verursacht. Es mag das nicht überall so sein; aber im Zusammenhang mit den anderen Beobachtungen beweisen diese Statistiken doch, wie vorsichtig man den sogenannten Einfluss der schlechten Ernährung, schlechten Kleidung, Unreinlichkeit, schlechten Luft, etc., beurtheilen muss, welchen der eine oder andere Beobachter findet — denn ohne Zweifel sind die wohlhabenderen Klassen besser genährt, besser gekleidet; sie wohnen besser und sind auch durchschnittlich reinlicher.

Charakteristisch dafür ist die Mittheilung von Rilliez und Barthez (Traité d. malad. d. enf., pag. 302):

«Guersant a mis au nombre des causes du croup (hier offenbar Diphtherie) la viciation de l'air produite par l'entassement d'un grand nombre d'enfants dans un espace resserré, et il a trouvé dans la diminution du nombre des cas de croup à l'hôpital des Enfants, depuis l'assainissement de la maison, une preuve en faveur de son opinion; cependant les épidémies qui ont régné en 1846, 47, 48, viennent contredire cette assertion.»

In Tab. XIII, Beiblatt 6, habe ich leider vergessen, eine Statistik der Sterblichkeit an Respirationskrankheiten von Geigel, Vierteljahresschrift f. ö. G., III, pag. 524, einzuzeichnen, wie ich es ursprünglich beabsichtigt hatte.

Ich gebe dem Leser diese Zahlen zur eigenen Verarbeitung. In Würzburg treffen von je 100 an Respirationskrankheiten gestorbenen Kindern auf die

Monate:	I	II	III	IV	V	VI	VII	VIII	IX	X	XI	XII
Eheliche:	10,7	8,3	16,8	11,5	14,0	10,4	3:6	4,3	4,7	3,9	5,4	6,4
Uneheliche:	13,2	14,8	14,0	17,4	10,0	5,8	5,0	4,1	1,6	2,5	5,8	5,8

Geigel verfügt nicht über ein so grosses Material wie ich, desshalb verlaufen seine Curven nicht so abgerundet wie die meinen, aber sie geben ein dem meinen analoges und für das, was ich beweisen wollte, noch charakteristischeres Bild. Geigel hat diese Curven in ähnlicher Weise wie ich mit dem Einfluss des künstlichen Klimas erklärt — „die Kinder athmen während des Winters eine durch und durch verdorbene, mit suspendirten und gasförmigen, schädlichen Bestandtheilen überfüllte Luft in ihre Lungen ein. Dennoch wirkt diese Schädlichkeit nur langsam und allmälig, denn diese kleinen Menschen äussern eine bewundernswerthe Widerstandskraft und Accommodationsfähigkeit. Erst gegen das Ende des Winters, im März und April, ja noch im Mai und Juni, treten die traurigen Folgen zu Tage."

Insofern Geigel einen cumulirenden Einfluss von gasförmigen oder suspendirten *Krankheitserregern* annimmt, so muss ich dem entschieden widersprechen. Keine analoge pathogenetische Thatsache spricht für eine derartige Annahme. Ein Wärter, dem wir Blatternkranke zur Pflege übergeben, kann ein ganzes Jahr solche Kranke verpflegen, ohne eine Infection zu erleiden, wenn er nicht in den ersten Stunden inficirt wird. Er kann sich mitten in dem Blatterncontagium sehr wohl befinden, wie der Anatom und pathologische Anatom in der durch und durch verdorbenen Luft der Anatomie, und steinalt werden, ohne je eine Infection zu erleiden.

Nicht anders dürfen wir uns die Einwirkung der gasförmigen oder organisirten Bestandtheile der Luft (der Krankheitserreger) vorstellen. Dass dieselben die Widerstandskraft durch cumulirende Einflüsse vermindern, ist durch Nichts erwiesen.

Ich möchte dabei in keiner Weise bestreiten, dass die Summe der genannten eventuell schädlichen Bestandtheile der Luft während des Winters sich vermehren kann, in ähnlicher Weise wie sich die Fliegen im Sommer vermehren, und dass damit die *Infectionswahrscheinlichkeit zunimmt*; aber die Zahlen von Geigel können auf diese Art nicht gedeutet werden: der Juni hat noch eine grössere Sterblichkeit an Respirationskrankheiten als der Dezember. Im Mai und Juni sind aber die Kinder doch den grösseren Theil des Tages im Freien, und vom April ab sind stets kürzere oder längere Witterungsperioden, welche ein gründliches längeres Lüften der

Wohnräume ermöglichen. Und in solchen Perioden lüftet Jedermann, selbst der Nachlässigste, denn Jeder ist den Winter müde.

XXX.

Erklärungsversuche III.

Das Absteigen der entzündlichen Affectionen auf der Schleimhaut der Athmungsorgane war bis jetzt nicht in seiner ganzen Vollständigkeit bekannt, und so können demnach auch keine Erklärungsversuche existiren. Nur beim Croup hat man die typische Regelmässigkeit, mit welcher die Membranen nach Ort und Zeit von der Glottis aus nach den Alveolen sich fortpflanzen, zu erklären versucht, und dieselbe auf den Krankheitserreger bezogen.

Trendelenburg, l. c., beobachtete bei seinen Impfversuchen eine concentrische Ausbreitung der diphtheritischen Membranen von dem Punkte der ersten Infection aus, wie dies schon Bretonneau beschrieben. Diese Versuche wurden später von Oertel u. A. bestätigt. Man stellt sich gewöhnlich den Vorgang derart vor, dass der specifische Krankheitserreger (die Pilze) durch die Athemluft zunächst an den peripheren Theilen (Nase , Rachen, Kehlkopf) sich ablagert und von da nach allen Richtungen fortwuchert[1], oder dass beim secundären Croup vom Rachen aus eine Selbstinfection der Luftwege durch die Inspirationsluft stattfindet. (Falger.)

Allein eine wichtige pathologisch-anatomische Thatsache bleibt bei diesen Annahmen unerklärt. Rindfleisch beschreibt nämlich die Ausbreitung des croupösen Processes: „Ueberhaupt scheint es mir in ätiologischer Beziehung von grosser Wichtigkeit, dass man die Vorliebe

[1] Da Letzerich (die Diphtherie, 1872, 19) in den Croupmembranen der Trachea keine Pilze fand, so glaubt derselbe, dass der Croup durch den fortgeleiteten entzündlichen Reiz entstehe, und eine selbstständige neben der Diphtherie einhergehende Krankheit darstelle.

des Processes für die am *meisten hervorragenden Theile* ausdrücklich betone; die *Recessus* der Schleimhaut bleibt meist *intact*. Es ist, wie wenn man mit einem Aetzmittel über den Schlund leicht hingefahren wäre, oder wie wenn ein reizendes Gas sich kurze Zeit in den ersten Wegen aufgehalten hätte." Was hält in aller Welt die Pilze ab, in die Ausbuchtungen der Schleimhaut einzuwuchern? Man sollte meinen, sie müssten sich da recht heimisch fühlen. Der Weg ist ja auch nicht so weit, denn die Pilze wuchern ja sehr weit fort. Mit der Annahme, dass irgend welche Schädlichkeiten der Respirationsluft die Gewebe vorher zu dem Krankheitsprocesse präparirt hat, erklärt sich die Vorliebe des croupösen Processes für die hervorragenden Theile auf die einfachste Weise, denn diese Theile sind der Einwirkung der Respirationsluft in erster Linie ausgesetzt.

Ebenso auffallend ist die von Senator, bei Volkmann, No. 78, pag. 617, hervorgehobene Thatsache, dass die Erkrankung des Pharynx fast niemals auf den Oesophagus fortschreitet; wo wir sie beobachten, haben wohl locale Schädlichkeiten (heisse Getränke?) eingewirkt, oder es besteht hochgradige allgemeine Disposition.

Ferner muss man fragen, warum bei Scharlach der Process so selten in die Luftwege sich fortsetzt, während bei Diphtheritis dies so häufig ist, warum bei Erwachsenen so selten Croup der Luftwege die Diphtheritis complicirt, während bei Kindern dies fast die Regel?

Alles dies wird auf keine Weise durch den spec. Krankheitserreger erklärt. Nur durch die Annahme einer scharfbegrenzten localen Disposition werden uns diese Thatsachen verständlich.

Die Intensität des Processes, das Fortschreiten nach Tiefe oder Fläche erklärt sich auf die einfachste Weise dadurch, dass wir locale Disposition, vorhergehende Reizung der Gewebe je nach der Art des Processes annehmen. Ausserdem kann die Disposition in ihren verschiedenen *Entwicklungsphasen ausgelöst* werden. Tritt der Krankheitserreger zur Disposition, so lange sie noch schwach entwickelt, so entsteht eine leichte Erkrankung; ist sie stark entwickelt, so wird eine schwerere Erkrankung dadurch bedingt.

Was meine Erklärung des Absteigens der Krankheiten der Respirationsorgane anlangt, so möchte ich noch einmal hervorheben, dass ich die physikalischen Einwirkungen der Athemluft nicht für die einzige Ursache dieser auffallenden Erscheinung halte. Dass die Innervation irgend etwas mit dem Absteigen zu thun habe, bleibt unwahrscheinlich, so lange wir keine pathogenetischen lokalen Beziehungen mit den Luftwegen kennen, welche durch die Nervenbahnen vermittelt werden.

Es müssen desshalb in der Circulation die anderen pathogenetischen Einflüsse gesucht werden, und meines Erachtens werden bis jetzt die Differenzen, welche in unserer Circulation während der besseren und kälteren Jahreszeit bestehen — in ihrer cumulativen Einwirkung unterschätzt.

XXXI.

Die Einflüsse des Klimas.

Wie die Jahreszeiten und die Witterung einen unverkennbaren Einfluss auf die Häufigkeit der in Frage stehenden Krankheitsprocesse ausüben, so auch das Klima. Ich habe den in dem Lehrbuche von Hirsch zusammengestellten Thatsachen nur wenig beizufügen und beziehe mich in Folgendem auf die betr. Kapitel daselbst.

Wenn ich trotzdem den Einfluss des Klimas hier kurz berühre, so geschieht es nur, weil die bekannten pathogenetischen Thatsachen in einem anderen Lichte sich präsentiren, sobald wir das künstliche Klima in Betracht ziehen, als wenn wir nur einseitig die atmosphärischen Einflüsse ins Auge fassen. Genauer auf diese Verhältnisse einzugehen, dazu fehlen mir noch zu viele Unterlagen; ich begnüge mich desshalb mit einigen Andeutungen.

Die Catarrhe der Respirationsschleimhaut kommen in allen Klimaten vor, überwiegend jedoch in nördlichen Klimaten. In den südlichen Klimaten werden wir die Ursachen der lokalen Disposition zu den Catarrhen eher in den Sommermonaten suchen, und in der That weist uns eine Tabelle, welche Hirsch über die Influenza-Epidemieen in Europa seit 1800 zusammengestellt hat, darauf hin. Darnach nahmen ihren Ausbruch im

	In Nord-,	in Mittel-,	in Süd-Europa.
Dec.-Febr.	9	13	3
März-Mai	9	11	2
Juni-Aug.	1	2	2
Sept.-Nov.	4	3	2

Wir sehen den mächtigen Einfluss der kalten Jahreszeit in Nord- und Mittel-Europa — in Süd-Europa ist derselbe schon verwischt.

Die geographische Verbreitung von Croup ist in noch höherem Grade von klimatischen Verhältnissen abhängig, als die von Catarrh: in südlichen Klimaten ist der genuine Croup sehr selten, während der diphtheritische Croup häufiger zu sein scheint. Es ist ferner zu bemerken, dass Croup und Diphtheritis in den wärmeren Klimaten von der Jahreszeit, ähnlich wie die Influenza, weniger stark beeinflusst zu werden scheint.

Von dem mir zu Gebote stehenden Materiale habe ich in der Tab. XXVII die Croup- und Diphtheritis-Jahrescurve mit der mittleren Temperatur von Bordeaux aufgetragen. Die Croupcurve steigt langsam vom Juni bis zum März; ein stärkeres Hervortreten ist allerdings in den Wintermonaten ersichtlich, aber bei Weitem nicht so wie im Norden. Wie man sich in Bordeaux gegen die Winterkälte (das Januarmittel beträgt + 6° C.) schützt, weiss ich nicht genau, indessen ist es möglich, dass ein Einfluss des künstlichen Klimas doch existirt. Nach mündlichen Mittheilungen sollen ärmere Leute in den Wohnräumen kochen, die reicheren Classen haben Kaminfeuerung.

Weniger kalt ist der Winter von Lissabon, und das Maximum der Sterbfälle an Croup fällt in der Epidemie von 1857—59 in die heissen Monate (Tab. XXIX). Wir werden die Ursachen des Croup also in den Einflüssen der Wärme suchen. Die Croupcurve verlauft umgekehrt wie in den kalten Klimaten. Schwieriger ist mir die Diphtheritiscurve zu erklären, nur die zeitliche Aufeinanderfolge von Diphtherie des Rachenrings und Croup im Frühjahr und Sommer fällt auf, und bestätigt das Absteigen in der Jahreszeit.

In Tab. XXVIII habe ich eine von Roger und Peter gegebene Statistik von Paris aufgezeichnet[1]. Auf die zeitliche Aufeinanderfolge von Diphtheritis des Rachenrings und Croup des Larynx habe ich schon aufmerksam gemacht. In dem Klima von Paris verlaufen die Croup- und Diphtheritiscurven, ähnlich wie in Strassburg und Basel, nur sind die Differenzen zwischen kalter und warmer Jahreszeit nicht so gross.

Vergleichen wir die Curven von Lissabon und Paris, so sehen wir, dass die Sterbfälle an Rachendiphtheritis, im Verhältniss zu denen an Croup, viel häufiger in dem wärmeren Klima von Lissabon sind, als die in dem kälteren Paris. Es macht die Beschreibung der Angina maligna, des Garotillo, der syrischen und egyptischen Geschwüre, wie sie Fuchs und Hirsch zusammengestellt haben, den Eindruck, als ob in den südlichen Ländern die Diphtherie vom identistischen Standpunkt aus *nicht so häufig* von Croup der Luftwege gefolgt sei, als in nördlichen Ländern.

Dies ist das einzige Material, welches mir vorläufig zu Gebote steht. Es ist zu spärlich, als dass ich noch andere Schlüsse aus demselben ziehen möchte. Auch hier müssen der Zukunft nähere Aufschlüsse über die Häufigkeit von Croup und Diphtheritis, über deren Jahrescurven, etc., insbesondere aber über die Formen der Diphtherie vorbehalten bleiben.

Ueber die Grösse der Verdunstung von einer freien Wasserfläche nach der geographischen Breite besitzen wir, wie es scheint, nur die Zusammenstellung von Schübler[2], wonach im Schatten bei einer mittleren Jahreswärme von 21° R. in der heissen Zone während des ganzen Jahres 118, in Tübingen bei 6,6° R. 24,5 Zolle Wasser verdunsten. Die übrigen Angaben sind kaum zu vergleichen; sie sind so verschieden, dass sich die Differenz nur mit der verschiedenen Art der Aufstellung erklären lässt. Die Werthe müssen natürlich ausserordentlich differiren, je nachdem die Gefässe dem Sonnenlicht und dem Winde frei ausgesetzt sind oder nicht.

Ich hatte nun diesen Winter Gelegenheit, in Trinidad unter dem 10. Grad südlicher Breite, Verdunstungsbestimmungen von einem Be-

[1] Den Curven von Paris und Lissabon habe ich die mittlere Temperatur dieser Städte beigefügt; es fehlten mir für Lissabon die Werthe von 1857—1859.

[2] Lorenz und Rothe, Lehrb. der Klimatologie, 1874, p. 105, und Schübler, l. c., p. 76.

kannten ausführen zu lassen, der schon einige Jahre daselbst wohnte, zu Besuch hier in Strassburg war und vor Neujahr 1876 zurückkehrte. Ich gab ihm zwei meiner einfachen Gefässe, und er theilte mir die Resultate seiner Beobachtungen mit, welche ich in Tab. XXIV B graphisch aufgezeichnet habe. Die mittlere Temperatur gab er 20—22° R. an (wahrscheinlich bei Tag bestimmt). Das Verdunstungsgefäss war im Freien gegen Sonnenschein und Regen geschützt, unter dem Dache eines unbenutzten Vogelhauses, den Luftströmungen ausgesetzt. Die grösste Verdunstung fällt, nach seiner Mittheilung, in eine Periode heftiger Bewegung der Luft. Im Wohnraum stand das Atmometer auf einem Schranke.

Ich habe die Werthe graphisch derart aufgezeichnet, dass ein Vergleich mit den Werthen von Morlot und Foos möglich ist; 1 MM. entspricht bei der Trinidader Wochencurve =2 Grm., bei den Monatscurven von Morlot und Foos =8 Grm., und nur den Monaten April, Juli, October und December sind fünf, allen übrigen sind vier Wochen zugerechnet.

Der Vergleich ergibt nun, dass die Verdunstung in den Wohnräumen von Foos und Betz während des Winters viel grösser ist, als in dem Seeklima von Trinidad nahe am Aequator im Freien, und dass die Verdunstung in den Wohnräumen geringer ist, wie bei uns im Sommer und Winter.

Es scheint, als ob ein zweiter Brief verloren gegangen sei, in welchem die Daten von Februar bis 1. April enthalten waren. Während ich an der Correctur dieser Arbeit sitze, erhalte ich Mittheilung von weiteren Verdunstungsbestimmungen. Darnach betrug dieselbe in Grammen:

		April			Mai					1876
		1-10	11-24	25-30	30-6	6-13	13-21	21-29	29 Mai-25 Juni	25/6 2/7
Trinidad.	Wohnraum	52	78	35	40	25	28	30	102	22
	im Freien	140	177	84	173	70	99	92	?	52
Strassburg.	Wohnräume	160		46	38	46	68	52	168	53
	im Freien A	471		121	105	117	220	194	590	150 ½
	im Freien B	316		85 ½	81	90	146	124	353	97 ½

Ich habe den Verdunstungswerthen in Trinidad solche von Strassburg gegenübergestellt. Die dritte Columne enthält das Mittel der Verdunstung dreier Wohnräume [1]; das Atmometer ist bei A ganz frei im Garten aufgestellt, und nur vor directem Sonnenlicht geschützt; bei B steht das Atmometer in einer Ecke des Gartens. Die Differenzen je nach der verschiedenen Aufstellung sind sehr bedeutend.

Es fällt mir natürlich nicht ein, aus diesen wenigen Angaben weitgehende Schlüsse zu ziehen, allein diese Beobachtung ergibt doch, wie gering die Verdunstung selbst in tropischen Klimaten sein kann, und dass der etwaige Einwurf, in tropischen Climaten sei die wasserentziehende Wirkung der Luft grösser und Croup doch selten, nicht gerechtfertigt ist. Ich habe sie auch erwähnt, um zu zeigen, wie leicht es wäre, die Lücken unseres Wissens auszufüllen.

Catarrhe der Nase sind in dem feucht-warmen Klima von Trinidad sehr häufig; über alles Andere konnte ich nichts Näheres erfahren.

XXXII.

Die Zunahme von Croup und Diphtherie.

Wenn wir sehen, dass Croup am häufigsten in den nördlichen Klimaten, dass er seltener in Italien und Südfrankreich und in den feuchtwarmen Tropenländern kaum mehr vorkommt, dass in den nördlichen Klimaten die kältere Jahreszeit die Häufigkeit desselben so hochgradig beeinflusst, während dies in den südlichen nicht der Fall ist, — so werden wir darauf hingewiesen, pathogenetische Beziehungen mit der *Beheizung* zu suchen. Und die Annahme meiner Aufstellungen wirft nun ein weiteres Licht auf eine Thatsache, welche ätiologisch ebenso begründet ist, wie die ebengenannten. Es ist dies die Zunahme des Croup und der Diphtherie im Norden von Europa. Schon Gölis constatirte diese Zunahme für Wien nach eigenen Beobachtungen. Von 1794 bis 1819 nahm der Croup enorm an Häufigkeit zu. Ich entnehme die nachfolgende Zusammenstellung Fuchs, l. c., pag. 145.

[1] Davon zwei nach Norden gelegene Wohnräume; Zimmer, die nach Süden liegen, haben eine grössere Verdunstung.

Gœlis zählt unter seinen Kranken in den Jahren :

1794-96	keinen Croup.		1806-08	91 Croup.
1797-99	32	»	1809-11	199 »
1800-02	73	»	1812-14	360 »
1803-05	61	»	1815-17	412 »

Allerdings hatte in der Periode von 1794-1817 auch die Zahl der Erkrankungen um das 3 ½ fache zugenommen, aber die Zunahme des Croup ist eine so enorme und stetige, dass dies nur wenig in Betracht kommt.

Ueber die Zunahme von Croup berichtet Schmidtmann für Osnabrück, 1795-1821, Franque für Nassau, 1821-62, Bohn für Königsberg, Zielke für Greifswalde. Canstadt bestätigt die früheren Beobachtungen und Friedreich fasst die Zunahme mit den Worten zusammen: „In früherer Zeit gehörte Croup zu den seltenen Krankheiten, nimmt dagegen in neuerer Zeit fast jährlich in progressiver Steigerung an Häufigkeit zu, ein Factum, welches auch von noch lebenden älteren Aerzten in ziemlich übereinstimmender Weise bestätigt wird."

Für die neuere Zeit liegt eine grosse Menge von Berichten vor, dass Croup gleichzeitig mit Diphtherie in den nördlichen Ländern in sehr starker Proportion zugenommen hat, so für Nordamerika vom Jahre 1802 an (Hirsch), für England (Radcliffe), für Frankreich (Roger, Trousseau), für Dänemark (Cold und Ditzel), für Holland (La Chapelle), Bartels für Holstein, Schleswig und Jütland, Albu für Berlin, Wagner für Leipzig, Seitz und Ranke für München, Varrentrap für Frankfurt, Binder für Siebenbürgen, Felix für Moldau, Walachei, etc. Ob es sich nur um eine einfache Zunahme, oder um das Auftreten einer *neuen* Krankheit (der Diphtherie) in allen diesen Orten handelt, ist schwer zu entscheiden. Gegen letztere Annahme muss ich mich den allgemeinen Bemerkungen von Hirsch, l. c., II. pag. 115, anschliessen.

Zu gleicher Zeit bemerken viele Beobachter, dass der Charakter des Croup ein anderer geworden, dass die genuine Form seltener werde (Roger und Trousseau für Paris, Hiller für London, Wagner für Leipzig und Dresden, Luzsinsky für Wien, Albu für Berlin) und dafür Rachendiphtheritis und diphtheritischer Croup vorherrsche.

Ferner ist es eine Thatsache, dass die Influenzaepidemieen häufiger geworden sind, und gleichzeitig mit der Zunahme der Diphtheritis sind auch die Scharlachepidemieen nach vielen Berichten häufiger geworden.

Was ist an dieser Zunahme schuld? Wir müssen uns nach Factoren umsehen, die sich *geändert* haben. Wesentliche Unterschiede in den atmosphärischen und klimatischen Verhältnissen existiren nicht, und früher waren dieselben Gelegenheitsursachen gegeben, wie heutzutage. Auch der spec. Krankheitserreger der Diphtherie war ja nachweisbar schon überall in diesen Ländern, wie viele sporadische Fälle und vereinzelte, wenn auch nicht so grosse und ausgedehnte Epidemieen beweisen, welche Fuchs und Hirsch aufzählen. Warum sind diese Epidemieen erloschen, warum hat sich im vorigen Jahrhundert die Diphtherie nicht einheimisch gemacht, wie dies heutzutage überall in den grossen Städten der Fall ist? Warum ist der Character der Diphtherie ein anderer geworden?

Die Factoren der Pathogenese, welche sich geändert und zwar wesentlich geändert haben, sind die *Beheizung* und *Bekleidung*. Die Steinkohlen haben das Holz als Brennmaterial in den Hintergrund gedrängt. Oefen, die einen raschen und grossen Heizeffect geben, ersetzen die Kamine und die alten, dickwandigen, langsam und nur schwach wärmenden Kachel- und Kanonenöfen. Die Construction der Schornsteine ist eine zu Zwecken der Heizung günstigere geworden.

Wir haben offenbar heutzutage viel intensivere Mittel, während der kalten Jahreszeit unsere Wohnräume zu heizen, als unsere Eltern und Grosseltern, und das bezieht sich nicht allein auf die gut situirten Klassen, sondern auch auf die ärmsten Schichten des Volks.

Ich glaube, dass es sich sehr lohnen würde, die Häufigkeit und Coincidenz der Zunahme des Croup und der Diphtherie mit der Art und den Abänderungen der Beheizung zu prüfen: mir ist dies nur unvollkommen möglich. Einige Angaben mögen indessen das Gesagte illustriren.

Im Winter 1874/75 herrschte eine Diphtherieepidemie in St. Ingbert; zu gleicher Zeit eine solche hier in Strassburg. Nach den Aufzeichnungen von Hrn. Dr. Erhardt starben aber in St. Ingbert mindestens fünfmal so viel Kinder als hier in Strassburg — ein ähnliches Verhältniss ergaben meine Berechnungen, die sich auf frühere Jahre bezogen. Hier in Strassburg ist aber das Brennmaterial mindestens doppelt so theuer als in St. Ingbert, dort wird fast lediglich mit

Steinkohlen und mit eisernen Oefen geheizt, hier viel mehr mit Holz und mit Porcellanöfen.

Soweit meine allerdings nicht allzu grosse Erfahrung über die lokale Verbreitung sich erstreckt, ist überall im Saarkohlenrevier Croup und Diphtherie ausserordentlich häufig. Die Abnahme der Häufigkeit von den Gruben aus habe ich wenigstens für die Hochebene, die sich nach Lothringen (Bitsch und Saargemünd) hin erstreckt, constatirt. Nach einer mündlichen Mittheilung von Hrn. Dr. Willigens in Bitsch, der schon 30 Jahre dort practicirt, gehört Croup dort und in der Umgebung zu den selteneren Krankheiten; ja er theilte mir vor einiger Zeit mit, er habe noch keinen Fall von schwerer Rachendiphtheritis zu beobachten Gelegenheit gehabt und sei eigens nach Saargemünd gereist, woselbst gerade Diphtherie herrschte, um durch Augenschein diese Krankheit kennen zu lernen, von der er schon so viel gehört und gelesen.

In Bitsch und Umgebung wird aber noch lediglich Holz zum Feuern benützt, und die alten sogen. Commodeöfen dienen zum Kochen und Heizen gleichzeitig. Erst in neuester Zeit soll in Bitsch die Benutzung der Steinkohlen beginnen, während dies in Saargemünd schon einige Zeit der Fall ist. Das mag wohl die auffallenden localen Unterschiede erklären, — klimatische Differenzen können das wohl schwerlich, auch wüsste ich sonst keine Unterschiede. Jedenfalls nähren sich die Bewohner von St. Ingbert, Bergleute wie Bauern besser, wie die Bitscher arme Bevölkerung; die Wohnungen sind in St. Ingbert besser, und reinlicher hält sich der Lothringer Bauer auch nicht, ganz abgesehen, dass ich einen derartigen Einfluss nicht constatiren konnte.

Für die Gegend am Donnersberg (Rheinbayern) endlich glaube ich gefunden zu haben, dass das häufigere Auftreten von Croup und Diphtherie Anfangs der 60er Jahre mit der Umänderung der Beheizung zusammenfällt. Das Holz wurde theurer und theurer, die Steinkohlen waren durch die Bahn näher gerückt und billiger, und gerade die mittleren und besseren Klassen vertauschten die Holzöfen mit Steinkohlenöfen — die Armen zogen vor, wie auch früher, das Holz direct aus dem Walde nach Haus zu tragen. Meine Croupfälle aus jener Zeit betreffen dafür auch lediglich die besser situirten Klassen.

Gleichzeitig mit der Beheizung hat sich ein zweiter Component der Disposition geändert — die Bekleidung, und zwar ist die Bekleidung im Norden durchschnittlich eine wärmere geworden — im Süden eine kühlere. Um wieviel besser die Kleidung der ärmeren Klassen bei uns wurde, lehrt ein Blick und der Vergleich mit früher, auch wenn man noch nicht auf viele Jahrzehnte herabschaut. Der grössere Wohlstand, die Schnelligkeit der Fabrikation, die grössere Billigkeit der Gewebe erklärt diese Aenderung; — dass die Kleidung selbst bei den niederen Klassen häufig eine allzu warme, zeigt die tägliche Beobachtung.

Von Italien, von Aegypten entnehme ich Reisebeschreibungen, dass die billigen baumwollenen Fabrikate schon seit vielen Jahrzehnten die alten, dicken, wollenen Kleidungsstücke verdrängt haben, und die Künstler klagen, dass das malerische, selbstgewobene Gewand, das sich von Generation auf Generation vererbte, nur noch in den uncivilisirtesten Gegenden von Italien, etwa tief in den Abruzzen zu finden sei, und die Staffage der Landschaft durch die modernen baumwollenen Kleider tief beeinträchtigt sei.

Die ersten Beschreibungen von Croup stammen aus Norden, im Norden hat diese Krankheit stetig zugenommen; in früheren Jahrhunderten herrschten grosse Epidemieen von Diphtherie in den südlichen Ländern mit einer Intensität, wie wir sie heutzutage nicht mehr kennen. Der Norden war nicht gerade verschont, aber auch sicherlich nicht stark an denselben betheiligt. Nimmt man nun das chronologische Verzeichniss der Epidemieen an Diphtherie von Hirsch II, 126, zur Hand, so ergibt sich, dass Spanien und Italien seit 1800 durch grössere Epidemieen gar nicht mehr vertreten sind, — dafür hat sich die Diphtherie zuerst in Frankreich, dann in England und im übrigen Norden und endlich in Deutschland heimisch gemacht. Der Croup ist uns geblieben, vom Süden haben wir auch noch die Diphtherie dazu bekommen, und heutzutage sterben verhältnissmässig so viele Kinder in Berlin an Diphtherie, wie in Neapel[1].

Warum hat der Diphtheriepilz auf einmal eine solche Liebhaberei für den Norden bekommen, warum ist es ihm so behaglich bei uns? Sind wir unreinlicher geworden? oder die Wohnungen schlechter? oder lüften wir weniger?

Ich glaube nicht, dass wir diese Aenderungen mit dem Krankheitserreger der Diphtherie erklären können. Wir sind wieder auf die

[1] Nach dem Bulletin hebdom. de Statistique méd. von Janssens, Brüssel 1875-76.

Disposition hingewiesen, und es lohnt sich sicherlich nach dieser Richtung zu suchen.

Wie die Sprache, wie Sitten und Gewohnheiten im Laufe der Jahrzehnte sich ändern, wie sich die wichtigen Beziehungen zu Beheizung und Kleidung geändert haben, so haben sich sicherlich auch die Menschen geändert und ihre Disposition zu Krankheiten.

Wie ich die Frage über den Einfluss der Nahrung als eine offene betrachte, so ziehe ich auch die Aenderung der Nahrung nicht in Betracht.

XXXIII.

Erklärungsversuche IV.

In den vorhergehenden Kapiteln bin ich von der Voraussetzung ausgegangen, dass die Ursachen der grösseren Häufigkeit der Krankheiten der Respirationsorgane während der kälteren Jahreszeit in der durchschnittlich grösseren Disposition der Menschen zu suchen sind.

Um die Verschiedenheit der Einwirkungen in der kalten und warmen Jahreszeit *unseres* Klimas noch einmal kurz zusammenzufassen:

1) Die wasserentziehende Wirkung der Athemluft in den Wohnräumen ist durchschnittlich eine grössere im Winter als im Sommer, der Aufenthalt in den Wohnräumen ist ein längerer. Nur während kurzer Perioden des Sommers ist die wasserentziehende Wirkung der Athemluft im Freien eine grössere, wie im Winter in den Wohnräumen.

2) Die Vertheilung der Wärme ist im Freien eine gleichmässigere und bei Insolation die umgekehrte wie im künstlichen Klima. Die kalten Füsse, der aufsteigende kalte Luftstrom, während die Inspirationsluft warm und trocken ist, fallen im Sommer weg.

3) Wir machen uns in der besseren Jahreszeit mehr Bewegung als im Winter.

Aus allem diesem resultirt in der kälteren Jahreszeit eine andere mittlere Innervation der Haut, eine andere Vertheilung des Blutes durch geringere Füllung des peripheren Kreislaufs und der Muskulatur, eine geringere mittlere Verdunstung von Seiten unserer Haut, eine etwas niedrigere Körperwärme[1] und in Folge dessen möglicherweise ein geringerer Blutdruck, als dies in der wärmeren Jahreszeit der Fall ist.

Durch die Cumulirung all' dieser kleinen Differenzen der Einwirkungen ändern wir uns allmälig vom Winter zum Sommer. Ueberschreiten nun diese Einwirkungen eine gewisse physiologische Breite, so üben dieselben nach meiner Annahme einen die Disposition erzeugenden Reiz aus, und zwar zu den Krankheiten der Athmungsorgane, wie ich dies freilich nur anzudeuten vermochte.

Sehen wir von der Erkältung als Krankheitserreger ab, so ist in keiner Weise bewiesen, dass irgend ein anderer muthmasslicher Krankheitserreger günstigere Bedinguugen seiner Existenz in der kälteren Jahreszeit findet, als in der warmen Jahreszeit. Wir dürfen also die Ursache der bestconstatirten Thatsache der Pathogenese, dass die Erkrankungen der Respirationsorgane häufiger im Winter sind, in der Disposition suchen, welche nicht als eine *zeitlich constante Grösse* aufgefasst werden darf.

Es ist nur eine weitere Consequenz, wenn ich die Bedingungen, unter welchen die genannten Krankheiten der Respirationsorgane sporadisch bleiben, unter welchen sie häufiger werden, oder unter welchen endlich ihr epidemischer Charakter erlöscht — in erster Linie in der Disposition suche. Denn die Disposition ist der primäre, der maassgebende Factor, und ein solcher, der offenbar grossen Schwankungen unterworfen ist. Wie die einzelnen Sommer und Winter unter sich verschieden sind, so kann der oder jener Sommer mehr oder weniger günstig, der Winter mehr oder weniger ungünstig einwirken, und in demselben Maasse müssen dann die Erkrankungen häufiger oder weniger häufig werden.

Um mir jedoch keine Einseitigkeit zu Schulden kommen zu lassen,

[1] Es ist bekannt, dass im Sommer die mittlere Temperatur unseres Körpers um einige Zehntelgrade höher ist als im Winter. Ich hatte erwartet, durch sorgfältige Messungen eine Differenz der Mastdarmtemperatur zwischen den Kindern von Foos und Betz zu finden, und maass dieselbe zeitweise in den Morgenstunden von 9—11 Uhr. Indessen scheiterte die Fortsetzung dieser Messungen an dem Widerstande der Frau Foos. Die Resultate von 18 Messungen ergaben eine um 0,13° C. höhere mittlere Temperatur der Kinder von Betz. Ich hatte das umgekehrte Resultat erwartet. Indessen sind diese Messungen nicht zahlreich genug, die Eigenwärme eine Function von so vielen Variabeln, dass ich auf das Resultat keinen grossen Werth legen möchte.

— ich generalisire nicht: es muss jedesmal das Verhältniss der Disposition zum Krankheitserreger geprüft, und es muss untersucht werden, ob der Krankheitserreger durch irgendwelche atmosphärische oder anderweitige Bedingungen beeinflusst wird. Ich erinnere, dass ich jede entzündliche Affection als das Product zweier Factoren ansehe: der Disposition und des Krankheitserregers. Und ich habe nicht vergessen, dass das Verhältniss dieser beiden Factoren zu einander so wenig ein constantes ist, als das der allgemeinen zur localen Disposition, u. s. w. Die Aetiologie lässt sich so wenig in ein Schema zwingen als die Pathologie.

In keiner Weise möchte ich demnach behaupten, dass bei allen Krankheiten die Disposition der zeitlich maassgebende Faktor der Pathogenese sei, noch möchte ich sagen, dass die Erreger von anderen Krankheiten unabhängig von Jahreszeiten, Witterung und anderweitigen Einflüssen seien.

Und um nun gleich einige hierher gehörige Ausnahmen zu erwähnen, der Keuchhusten scheint eine Ausnahme zu machen, ebenso Typhus und Cholera. Unbestreitbar spielt bei diesen Krankheiten auch die Disposition eine grosse Rolle, aber einen wahrscheinlich noch grösseren Einfluss hat der Krankheitserreger. Ich möchte mich auch in keiner Weise in Widerspruch mit wohlconstatirten Thatsachen der Pathogenese stellen, wozu ich die Grundwassertheorie rechne, und von dessen Einfluss auf die Typhus- und Cholerafrequenz ich recht wohl überzeugt bin.

Aber es kann möglicherweise auch die durchschnittliche Disposition einer Bevölkerung zu Typhus und Cholera Schwankungen unterworfen sein, und zu den zeitlichen Schwankungen *beitragen*. Es kann endlich die Disposition Einfluss auf die Intensität des Processes und die Localisation desselben ausüben. Das Gesagte gilt auch für die Ruhr.

Dass der specifische Krankheitserreger der acuten Exantheme eine eminente Rolle spielt, wäre Wahnsinn zu bezweifeln, und doch muss ich die Ursache der zeitlichen Schwankungen ihrer Krankheitsfrequenz in Schwankungen der Disposition suchen, gestützt auf Beobachtungen, deren Mittheilung mich zu weit führen würde.

Wenn von einer epidemisch auftretenden Diphtherie die Rede ist, so kann nicht an eine Krankheit gedacht werden, die einen bestimmten Zeitabschnitt hindurch andauert und verschwindet, wie etwa die

Cholera, sondern an eine Krankheit, die lange Zeit in einer Stadt oder Gegend, wo sie einmal ausgebrochen ist, oder sich eingenistet hat, sich hinschleppt, dann und wann sich mässigt, aber auch wieder von Zeit zu Zeit auflodert und grössere Proportionen annimmt, ohne vollständig zu erlöschen. Auf diese Art verläuft die Diphtherie seitdem man sie kennen gelernt hat, überall, besonders in unsern grössern Städten, wie die Aufzeichnung der Mortalitätscurven von Wien, Berlin, München, u. s. w. ergibt.

Wenn sich nun die Diphtherie nach den so ziemlich übereinstimmenden Ansichten spontan[1] zu entwickeln vermag, und die prädisponirten Organismen in guten und schlechten Wohnräumen sich aussucht, und gegen die Möglichkeit der Ansteckung die grosse Mehrzahl der übrigen Bewohner verschont, wenn ferner in keiner Weise nachzuweisen ist, dass der Krankheitserreger der Diphtherie durch irgend welche atmosphärische oder anderweitige Bedingungen beeinflusst wird, so *müssen* wir die Ursachen des epidemischen Hervortretens in Schwankungen der Disposition suchen.

Vielleicht ergibt einigen Aufschluss über diese Fragen das ebenso auffallende als räthselhafte Verhalten der Diphtherie in Hospitälern, auf welches bis jetzt meines Wissens noch nicht genügend aufmerksam gemacht wurde. Wie in pag. 27 erwähnt, beobachteten Demme, Bricheteau und Eberth die Weiterverbreitung dieser Krankheit in ihren Hospitälern. Aehnliches haben Boudet[2] und Bequerel[3] von Paris berichtet, wonach 1840 von 25 Fällen 14 und 1841 von 57 Fällen 24 innerhalb des Hospitals entstanden. Ganz anders verhielt sich die Diphtherie nach den Mittheilungen von Trendelenburg in Berlin, woselbst in einer Reihe von Jahren nur 1 Fall von vermuthlicher Ansteckung beobachtet wurde. Dasselbe berichtet Monti[4] nach siebenjähriger Erfahrung über Lar. crouposa aus Wien, und Bouchut aus Paris. Bartels berichtet aus Kiel: „Seit 1862—1867 sind

[1] Nach den Versuchen von Eberth (Centralblatt f. d. med. Wissensch. 1873, pag. 291) verursachen durch die Cornea gezogene reine Fäden bei Kaninchen oft sehr ausgebreitete diphth. Prozesse. In der Laboratoriumsluft sind also genügende Mengen von Diphtheriekeimen. Es hängt ferner nur von der physikalischen Beschaffenheit der Wunde ab, ob D. entsteht, denn reine Nadeln bringen keine D. hervor.

[2] Archives générales, Febr. 1842.

[3] Bequerel, Gaz. méd. de Paris, 1843, pag. 687.

[4] L. c., pag. 25.

sehr viele Fälle von Diphtheritis im Krankenhause vorgekommen und sehr viele Kranken in demselben Zimmer mit 2—8 anderen Kranken untergebracht worden. Bisher ist aber kein Fall von Ansteckung eines Bett- oder Zimmernachbarn beobachtet worden." Henoch berichtet wieder aus der Charité von zahlreichen Spitalinfectionen.

Also in einigen Spitälern beobachtet man Infectionen, in anderen keine. Ich weiss nicht, ob die Erklärung genügt, dass nur die Laryngitis crouposa nicht ansteckend sein soll, während der diphtheritische Brei einer Austrocknung und Verflüchtigung eher zugänglich ist, da es sehr unwahrscheinlich, dass in dem einen Theil von Spitälern nur croupkranke Kinder verpflegt werden. In der Regel ist ja Larynxcroup mit Rachendiphtheritis verbunden. Auch kann ich mir nicht denken, dass mit diesem verschiedenen Verhalten die Unterlassung von Lüftungs- und Desinfectionsmassregeln irgend etwas zu thun haben sollen, denn nach Versicherung von Demme und Henoch hat es daran nicht gefehlt. Es wäre somit, nach den von mir angegebenen Methoden, zu untersuchen, ob nicht auf die Disposition der Kranken irgend etwas eingewirkt hat, zumal nach mehreren Beobachtern vorzugsweise Kranke *nach längerem Spitalaufenthalt* befallen werden, wie denn Fröbelius, l. c., im Petersburger Findelhause D. nach länger dauernden Krankheiten, vor allem nach schweren Pneumonieen auftreten sah. Da die Beheizung, Ernährung u. s. w., nicht in allen Spitälern die gleiche ist, so könnte vielleicht hierin die Ursache dieser Differenzen gefunden werden.

XXXIV.

Ueber Krankheitserreger.

Schon Eingangs habe ich erwähnt, dass sich meine Untersuchungen nur wenig mit dem Krankheitserreger befassen. Aber nicht desshalb, weil ich von vornherein an meine Untersuchungen und Beobachtungen etwa mit der Absicht gegangen wäre, ein Buch über die Disposition zu schreiben, sondern weil meine Untersuchungen mich geradezu zwangen, meine Beobachtungen auf die Disposition zu beziehen. Mit der Disposition kann ich mir sehr vieles erklären, was mir mit dem Krankheitserreger nicht möglich ist.

Und um mich mit dem Krankheitserreger noch vollständiger auseinander zu setzen; ich habe den Ausdruck: „derselbe löst eine Disposition aus“ gebraucht, nicht um die Art und Weise der Wirkung desselben zu präjudiciren, sondern nur der Kürze halber. Ich weiss, dass dieser Ausdruck zu der Vorstellung, welche wir über die Art und Weise der Wirkung haben, theilweise passt, theilweise nicht passt. Auch bin ich kein Gegner der Pilztheorie, ja ich möchte hier geradezu hervorheben, dass ich dieselbe für eine Anzahl von Infections-Krankheiten für wahrscheinlich, wenn nicht für bewiesen erachte.

Heutzutage ist der Kampf zwischen den Anhängern und Gegnern dieser Theorie heftig entbrannt, — ich möchte mich nicht in denselben mischen. Es stünde mir auch übel an, da mir eigene Untersuchungen gänzlich fehlen. Ich habe nur das Recht in Anspruch genommen, nach dem primären Factor der Pathogenese zu suchen, — wie Andere nach dem Krankheitserreger suchen, ohne sich um die Disposition zu kümmern. Ob ich mir dabei Uebergriffe in das Gebiet des Erregers habe zu Schulden kommen lassen, wird die Zukunft lehren. Es wäre dies leicht möglich, denn es liegt in der menschlichen Natur, die Wichtigkeit dessen, mit dem man sich vorzugsweise und mit Vorliebe beschäftigt, zu übertreiben.

Selbst Anhänger der Pilztheorie geben zu, dass dieselbe vielfach übertrieben worden sei. Ich für meinen Theil möchte dies lediglich von der Infectionstheorie behaupten. Man ist heutzutage, sobald man eine fieberhafte Krankheit beobachtet, deren Ursachen man nicht kennt, und das sind so ziemlich alle — sofort geneigt zu sagen, sie sei eine Infectionskrankheit.

Um eine solche nach meiner Ansicht Pseudoinfectionskrankheit zu nennen, es ist die croupöse Pneumonie. Nimmt man an, dass sich der inficirende Stoff im Körper des Pneumonikers aus irgend welchen Ursachen gebildet habe — ich möchte etwaigen triftigen Gründen nicht entgegentreten.

Aber dass von Aussen ein inficirender Stoff diese Krankheit erzeuge, dafür spricht doch gar Nichts. Noch Niemand hat einen

Infectionsheerd, Niemand einen Infectionsstoff, noch Niemand eine Uebertragung der Krankheit von Pneumonikern oder deren nächster Umgebung weder beobachtet noch behauptet. Auch keine anderen pathogenetischen Thatsachen, wie bei Diphtherie, Typhus und Cholera sprechen für einen von aussen kommenden infectiösen Erreger.

Aus einem negativen und einem positiven Grunde rechnet man die croupöse Pneumonie zu den Infectionskrankheiten. Letzterer ist der, dass ihr Verlauf Aehnlichkeit mit dem der acuten Infectionskrankheiten hat. Das ist richtig, aber hängt denn der sogenannte typische Verlauf der acuten Infectionskrankheiten einzig und allein von dem Erreger ab? Ich muss dies ganz entschieden bestreiten.

Als Beleg hiefür nehme ich die Kuhpocken und die bekannten Erscheinungen, die bei der Impfung auftreten. Schon bei der ersten Impfung sehen wir, wie auch bei der croupösen Pneumonie eine grosse Mannigfaltigkeit des Bildes, welche wir weder durch die Menge, noch die Virulenz der angewandten Vaccine erklären können. Ich will hier jedoch nicht behaupten, dass die Menge des Giftes ohne jeglichen Einfluss sei. Immerhin ist der Verlauf ebenso gut ein typischer zu nennen, wie der der croupösen Pneumonie, der Blattern, des Scharlach.

Weit grösser sind nun aber die Differenzen bei der Revaccination. Impfen wir etwa ein Dutzend Kinder, die in gleichem Alter stehen (von 12 Jahren), mit gut conservirter, nicht zu sehr verdünnter Glycerinlymphe. Geben wir uns Mühe, gleich grosse Schnitte oder Stiche zu machen, und sie wohl mit Lymphe zu tränken. Wie mannigfaltig ist das Bild! bei dem einen Kinde gar keine Reaction, bei dem zweiten einfache Röthung, bei dem dritten verkümmerte Pusteln ohne Eiterbildung, bei dem vierten und fünften Pusteln mit und ohne Röthung der Peripherie, beim sechsten und siebenten starke Entwicklung der Impfstiche, die bei dem Einen rasch heilen, während bei dem Andern die Heilung erst eintritt, nachdem die Pusteln geschwürig geworden. Bei den einen Formen ist Fieber, bei den anderen keines vorhanden. Der ganze Process verläuft bei dem Einen in drei Tagen, bei einem Andern dauert es fünf bis sechs Wochen. Kurz, der typische Character ist bei der Revaccination verschwunden.

Man sieht, der Krankheitserreger der Vaccine vermag sich nur soweit die Disposition vorhanden ist, zu entwickeln, und wenn wir einen typischen Verlauf bei der ersten Impfung bemerken, so hängt derselbe in erster Linie von der Gleichmässigkeit der Disposition ab und erst in zweiter von dem Krankheitserreger.

Ferner beobachten wir bei gleichwerthigen mechanischen und physikalischen Reizen (Fremdkörpern, Fracturen, Verbrennungen) Vorgänge, welche man mit demselben Recht wie den Verlauf der Pneumonie typisch nennen kann.

Wenn nun irgend eine andere Krankheit *in der Regel* einen *typischen* Verlauf hat, so darf man nicht auf einen infectiösen Erreger schliessen, da dieser typische Verlauf zunächst von der Gleichmässigkeit der Disposition abhängt.

Noch weniger stichhaltig ist der zweite Grund, dass wir ohne die Annahme einer Infection nicht Alles erklären können, und dass wir einen anderweitigen Krankheitserreger, z. B. Erkältung nicht constant finden. Dies beweist nur, dass die croupöse Pneumonie durch mannigfaltige Erreger ausgelöst zu werden vermag, wie auch eine Bronchitis durch Erkältung, durch das Maserngift etc. etc., hervorgerufen werden kann.

Wenn wir nun andere Krankheitserreger auch noch nicht kennen, so haben wir doch noch lange nicht die Berechtigung zu sagen, hier handelt es sich um eine Infectionskrankheit.

An und für sich wäre dies nun auch wieder gleichgültig, allein in gar zu vielen Fällen befriedigt man sich mit dem geheimnissvollen Zauber der Infection, und der wesentlichere Factor der Pathogenese wird vernachlässigt. Die Disposition ist aber der Forschung viel zugänglicher als der Krankheitserreger, und ich glaube, wenn wir die Bedingungen erst einmal recht genau kennen, unter denen Krankheitserreger wirken, dass wir damit auch wesentliche Schlüsse auf die Natur derselben zu ziehen vermögen.

Wenn ich mich somit aus practischen Gründen gegen die voreilige Annahme einer Infection auflehne, so möchte ich doch in keiner Weise für die Annahme eintreten, dass wir in der Pathogenese ohne Krankheitserreger auskommen. Ja ich möchte ausdrücklich hervorheben, dass ich mich auf Grund meiner Untersuchungen nicht für berechtigt halte, anzunehmen, dass selbst eine der uns beschäftigenden nicht infectiösen Krankheiten als *Cumulirungseffect einer hochgradig gespannten Disposition* anzusehen sei, und zwar zunächst, weil ich mir dann die verschiedene Intensität des Processes nicht erklären kann.

Ferner wissen wir, dass alle die die Disposition hervorrufenden Einwirkungen von Seiten der Ernährung, der Circulation, der Innervation u. s. w., für sich allein noch nicht im Stande sind, auch nur einen einfachen Catarrh hervorzurufen.

Eine andere Frage ist die, ob dies nicht die *Wechselwirkung dieser Einflüsse* vermag, und dies muss nach dem Stande unseres ätiologischen Wissens entschieden bejaht werden. Als eine solche Wechselwirkung ist die Erkältung aufzufassen. Wenn wir auch über die näheren Vorgänge, sowie über die Bedingungen, unter denen eine Erkältung zu Stande kommt, noch wenig wissen, so ist sie eben doch eine *ätiologische Thatsache.* Allein wir finden die Erkältung nicht als constanten Erreger auch solcher Krankheiten, welche wir mit Recht als nicht infectiös betrachten dürfen.

Wenn ich vorausgehende kalte Füsse, u. s. w., ausschliesse, so ergibt meine Anamnese auch bei einfachen Schnupfen Anginen Bronchitiden eine vorausgehende „Erkältung" nicht viel häufiger als bei Pneumonieen (bei etwa 35%)[1]. Die anderen Erkrankungen nun einfach als infectiös zu bezeichnen, oder die Erkältung ganz als Erreger zu verwerfen und als Gelegenheitsursache zu bezeichnen, ist so lange ungerechtfertigt, als man keine bessern Gründe für einen von aussen kommenden Infectionsstoff als die bisjetzigen beibringen kann.

Auch ich kann leider keine grossen Beiträge zur Lösung dieser Frage geben, indessen mögen vielleicht doch die nachfolgenden Aphorismen Anhaltspunkte geben, nach welcher Richtung wir künftighin auch noch andere Krankheitserreger zu suchen haben, die weder parasitärer, noch chemischer Art sind.

Die Chirurgen haben häufig Gelegenheit, die Erfahrung zu machen, dass ein Trauma irgend welcher Art eine Erkrankung nach sich zieht, die mit der Verletzung in gar keinem Zusammenhange steht. Hierher gehören schon die Fälle, bei denen latente Syphilis

[1] Der Vollständigkeit halber führe ich an, dass nicht selten dem Ausbruch der Diphtherie «Erkältungen» vorausgehen, welche ich indessen nach der Natur dieser Krankheit nur als eine Gelegenheitsursache auffassen möchte, welche in acuter Weise eine vorhandene Disposition zu steigern im Stande ist.

recidivirt, oder chronische Stadien der Tuberculose in acute übergehen. Ferner bricht bei Potatoren, wenn sie sich z. B. eine Fractur zuziehen, ziemlich regelmässig Delirium tremens aus. Aber auch vorher anscheinend ganz gesunde Individuen erkranken an solchen Complicationen; so sind Magencatarrhe, Diarrhöen häufige Begleiter von Traumen bei Leuten, die sehr disponirt zu solchen sind — bei Schlemmern, bei Arbeitern an Hochöfen.

Wir erklären diese secundären Erkrankungen bekanntlich damit, dass die Krankheit in latenter Weise (Syphilis, Alcoolismus) vorhanden oder dass die Disposition zu den letztgenannten Krankheiten bestand. Die Verletzung selbst spielt die Rolle des Krankheitserregers, gleichviel, welchen näheren Vorgang wir annehmen wollen, ob das Wundfieber oder die Reizung der Nerven die Erregung vermittelt.

In ähnlicher Weise dürfen wir wahrscheinlich die grossen Differenzen erklären, welche der Sectionsbefund bei Verbrennungen ergibt. Die in der Periode der Reaction auftretenden Entzündungen der inneren Organe sind keineswegs constant. Am häufigsten sind, nach den Angaben der Literatur [1], entzündliche Processe der Darmschleimhaut und der Respirationsorgane, insbesondere der Lungen, und man hat, da sich beim Erfrierungstode ebenfalls Congestionirung der Lungen findet, auf pathogenetische Beziehungen zwischen Haut und Lunge geschlossen. Indessen sind diese Entzündungen der Lungen in qualitativer Beziehung und Localisation wieder sehr verschieden, was wir sicherlich nicht einzig und allein durch die Dauer und Intensität der Verbrennung erklären können.

So ist auch als sehr seltener, wenn nicht als einzig dastehender Befund, 36 Stunden nach einer Verbrennung der äussern Haut bei einem 21jährigen Mädchen *Croup* des Kehlkopfs, der Luftröhre und der Bronchien von Bartels beobachtet worden [2]. Auch diesen Fall kann man sich wohl kaum anders als durch präexistirende allgemeine und locale Disposition erklären.

Auch in Bezug auf Diphtherie liegt eine merkwürdige Beobachtung von Demme vor [3], die ich von diesem Gesichtspunkte aus beurtheilen möchte. Ich kann mir nicht versagen, sie wörtlich anzuführen:

[1] Casper, Gerichtl. Medicin, 1871.

[2] Deutsch. Archiv f. kl. Medicin, 1867, pag. 382.

[3] Lehrb. für Kinder-Heilkunde, 1868, pag. 15.

Die Kranke, ein Mädchen von acht Jahren, war zu Anfang des Jahres 1866 wegen weitgehender kariöser Zerstörung des rechten Kniegelenkes amputirt worden; eine Reihe hartnäckig eiternder, auf circumscripte nekrotische Stellen des Knochens führender Fistelgänge waren zurückgeblieben. Eine ziemlich profuse Eiterung machte die successive Spaltung derselben nothwendig und zwar gerade zur Zeit des Bestehens der Diphtheritis in unserm Hospitale. So oft nun die betreffenden Incisionen zum Theil versuchsweise mit noch nicht gebrauchten Bistouris vorgenommen wurden, wobei der Vorsicht halber die Spaltwunde mit einer concentrirten Lösung von hypermangansaurem Kali ausgespritzt und nochmals mit Charpie bedeckt wurde, welche mit der gleichen Lösung getränkt war, traten bei der Kranken in der Regel 4—6 Stunden nach dem chirurgischen Eingriffe Frostschauer auf. Die Temperatur stieg von 37° C oder 37,50 C. auf 38° C., ja selbst auf 39,50 und 40° C. Zuweilen brach bei constant hoher Temperatur ein leichter Schweiss aus. Hatten diese febrilen Symptome 12 bis 24 Stunden ununterbrochen angehalten, war vollständiger Appetitverlust erfolgt; hatten sich heftige Kopfschmerzen, verbunden mit Brechneigung, eingestellt, dann traten auf den in der Zwischenzeit wiederholt beobachteten und so lange wohl etwas trocken, jedoch im Uebrigen normal aussehenden Wundflächen der Fistelkanäle diphtheritische Beschläge auf. Meist 36 bis 48 Stunden später zeigten sich regelmässig auch die Tonsillen, sowie auch der weisse Gaumen mit diphtheritischen Flatschen bedeckt. Im Verlaufe der freien und reichen Produktion der diphtheritischen Exsudatmassen sank die Temperatur allmälig wieder auf 38° C. und selbst auf 37,5° C. zurück. Hatte die Affektion 5 bis 8 Tage gedauert, so reinigten sich die Wundflächen, sowie die ergriffenen Schleimhautpartien von selbst, das Mädchen erholte sich und der betreffende Fistelgang heilte allmälig zu. Zu Anfang des Jahres 1867 unterlag jedoch die nämliche Kranke bei einem solchen Anlasse dem weit heftiger als die früheren Male auftretenden, eine sehr ausgebreitete Rachen- und Nasenhöhlen-Diphtheritis einleitenden Fiebersturme und starb unter den Erscheinungen eines plötzlichen Collapsus.

Demme, der entschiedener Infectionist ist, verwerthet diesen Fall für seine Annahme, dass die Blutvergiftung das primäre — die Localisation secundär sei. Man kann ihn indessen auch noch nach anderer Richtung verwerthen. In Demme's Hospital herrschte Diphtheritis epidemisch; „wiederholt konnte aber Demme constatiren, dass Kinder mit frischen Wundflächen, welche neben diphtheritisch erkrankten Patienten lagen, frei von Diphtheritis blieben, während andere kräftige Kinder ohne irgend welche Wundverhältnisse an Diphtheritis erkrankten.“ Jenes Mädchen muss also eine hochgradige locale Disposition gehabt haben. Aber ich gehe weiter, denn ich kann mir nicht denken, dass es sich hier lediglich um eine mechanische Vermittlung des diphtheritischen Giftes von der Wunde an den Ort der Erkrankung gehandelt hat. Zur direkten Infection des Rachenringes war ja reichliche Gelegenheit vorhanden; warum bedurfte es jedesmal des Traumas? Nach dem geschilderten Verlauf kann ich nur annehmen, dass das Wundfieber in acuter Weise eine vorhandene Disposition des Rachenrings steigerte, so dass es zur diphtheritischen Erkrankung kam.

Ob man von diesem Gesichtspunkte aus nicht auch die Disposition erklären darf, welche Pneumoniker, Typhöse, u. s. w. gegen Diphtherie zeigen, lasse ich dahin gestellt. Hierher wäre ferner zu rechnen die besondere Empfänglichkeit, welche Individuen mit offenen Wunden für das Scharlachcontagium[1] besitzen, sowie die bekannte Geneigtheit der Wöchnerinnen zu Variola und Scharlach. In allen diesen Fällen handelt es sich um eine acute Steigerung einer vorhandenen Disposition.

Wie nun aber ein Trauma bei einem Potator Delirium hervorzurufen im Stande ist, so vermag dies auch die einfache Entziehung des gewohnten krankmachenden Reizes. Ich weiss nicht, ob die Beobachtung schon anderweitig gemacht worden ist, aber alle Potatoren machen nach der Einlieferung in das Gefängniss ihr Delirium durch. In der Therapie weiss man, wie schädlich die Entziehung des krankmachenden Reizes bei Potatoren wirkt. Erkranken sie an Pneumonieen, so wirkt die Entziehung des Alcohols geradezu nachtheilig und es gilt als therapeutische Regel, in diesem Zustande den Alcohol nicht zu versagen.

In analoger Weise mag auch das Aufhören eines an und für sich schädlichen Reizes als Krankheitserreger wirken. Von diesem Gesichtspunkte aus könnte man die ungemeine Empfindlichkeit verweichlichter Menschen gegen thermische Reize auffassen. Das Ablegen einer Unterjacke genügt, eine Erkrankung bei solchen Individuen hervorzurufen, wobei ich die anderweitige Erklärung durch Erkältungsreiz nicht ausschliessen will.

Ich lasse es dahin gestellt, ob ich von diesem Standpunkte aus die nachfolgenden Beobachtungen wenigstens theilweise erklären darf:

Ich führte über die Erkrankungen in den Familien von Foos und Betz ein Tagebuch, in welchem ich notirte, dass vom 5.—11. Juni 1871

[1] Henoch, Charité-Annalen, 1875, pag. 599.

zuerst Frau Betz, dann die Kinder von Betz an Magendarmcatarrh erkrankten; vom 28. Juni bis 4. Juli die Kinder von Foos, am 12. Juli auch der Grossvater Foos. — Betz, Foos sowie Frau Foos blieben verschont. Eine Ursache war nicht nachweisbar, die Fälle waren sämmtlich leicht und gingen nach wenigen Tagen vorüber. Nimmt man nun die grosse Tabelle zur Hand, so fallen die Erkrankungen der Familie Betz in eine Periode, bei welcher die Verdunstung im Freien wie in den Wohnräumen ausserordentlich gering war. Frau Foos heizte noch in den Morgenstunden jener ersten Periode, und das Verdunstungsminimum bei Foos fällt genau mit der Zeit zusammen, in der die Foos'schen Kinder erkranken[1].

Ob wir weitere Relationen mit der Verdunstung finden, und welches der nähere Vorgang — bleibt der Zukunft vorbehalten; bei unserer Armuth an pathogenetischen Anhaltspunkten glaubte ich diese paar Beobachtungen mittheilen zu dürfen. Das gesammte Material meiner Beobachtungen habe ich erst vom Sommer 1875 an verarbeitet und kam erst durch die graphische Aufzeichnung auf diese Coincidenz, welche ich desshalb nur durch die folgenden Beobachtungen zu unterstützen vermag. Dieselben sind in Tab. XXXI eingezeichnet.

Die Verdunstungsgrössen sind nach der angegebenen Methode in einem Bureau bei Z. und in einer Familie S. bestimmt. Nach dem langen und strengen Winter 1876 fällt die Verdunstungscurve vom 13. Februar an bis zum 11. März ab. Der zweite noch grössere Abfall beginnt am 26. März. So wie die mildere Witterung eintritt,

[1] Vom Juli 1871 wurden nun Diarrhöen immer häufiger bei der Bevölkerung von St. Ingbert, fast alle Kinder der genannten Häuserreihe erkrankten an Diarrhöe, ohne dass ich indessen so genaue Aufzeichnungen besitze. In einem der genannten Reihe entgegengesetzten Theile von St. Ingbert und zwar in dem niedrig gelegenen feuchten Theile entwickelte sich die Ruhr und steigerte sich zu einer Epidemie von mehreren 100 Erkrankungen. Von der genannten Häuserreihe erkrankten nun 1) ein dreijähriger Knabe von Eisenacher am 30. August leicht, 2) am 20. September Betz sehr schwer, 3) Frau Foos am 3. October sehr leicht an Ruhr. In den 3 Familien erkrankte sonst Niemand, und trotz der gemeinschaftlichen Aborte Niemand in der Häuserreihe.

In diesem Falle ist merkwürdig, dass gerade Betz und Frau Foos, welche beide an chronischem Magendarmcatarrh litten, anfänglich im Frühjahr von der Diarrhöe verschont waren und später an der Ruhr erkrankten; nur Foos, wie erwähnt ein sehr gesunder Mann, blieb von Allem befreit. Von der Familie Eisenacher besitze ich keine genauen Aufzeichnungen über die Diarrhöen; von Ruhr blieb die übrige Familie frei.

wird in den Wohnungen weniger eingeheizt, wir sind dann mit ein paar Graden Zimmerwärme weniger auch zufrieden, und die Verdunstung fällt auf die Hälfte, ja auf ein Drittel der Verdunstungsgrösse während des Winters. Am 3. März erkrankt nun Z. an intermittirender Neuralgie, woran er schon früher gelitten; am 3. April das Kind von S. an Darmgrippe. In die Periode vom Ende Februar an fallen aber ausserordentlich zahlreiche Erkrankungen in hiesiger Stadt — es war, „als ob eine Wolke von Bacterien sich über sie niedergesenkt hätte." Es müssen indessen Bacterien der mannigfachsten Art gewesen sein — Bronchitiden, Pneumonieen, Influenzen, sehr zahlreiche Magendarmcatarrhe, Rheumatismen, intermittirende Neuralgien, etc., etc. kamen zur Beobachtung. Nach meiner Auffassung wurde die Disposition eines jeden Einzelnen ausgelöst — wie sie sich eben im Laufe der Jahre in spec. während des Winters entwickelt hatte. Als Krankheitserreger mag die niedere Temperatur in den Wohnräumen, oder auch die geringere Verdunstungsmöglichkeit gewirkt haben, denn wie bei Z. und S. war es ohne Zweifel bei der überwiegend grösseren Zahl der Familien. Sobald es anfängt, wärmer zu werden, lässt man im Früjahr mit der Heizung nach, und gerade in dieser Periode treten dann diese grossen Sckwankungen in der wasserentziehenden Wirkung der Luft ein.

Aehnlich wie bei Z verhielt sich auch die Verdunstung in meinen Wohnräumen, deren Werthe ich nicht eingezeichnet habe. Ich habe schon erwähnt, dass in jene Periode die Erkrankung meines jüngsten Knaben an Pneumonie fällt. Ich lasse dahingestellt, welches der Zusammenhang mit derselben. Allein ich habe wenigstens einen Anhaltspunkt irgend etwas zu erklären, wenn ich einen solchen Zusammenhang annehme; für die Annahme einer Infection habe ich nicht den geringsten Anlass. Was soll den Knaben inficirt haben? Woher soll der Infectionsstoff gekommen sein? Warum erkrankte Niemand sonst im Hause an Pneumonie?

Bekanntlich fällt der Beginn vieler acuten Erkrankungen mit auffallender Vorliebe in die *Nachtzeit* oder in die *frühen Morgenstunden*. Dies ist z. B. bei einfachen Darmcatarrhen und auch bei der Cholera der Fall. Bei letzterer wird dies von manchen Beobachtern damit erklärt, dass die Resistenz des Körpers bei Nacht eine geringere sein soll. Hier interessirt, dass der Larynxcatarrh bei Kindern, der sogenannte Pseudocroup in der Regel Nachts beginnt. Auch bei Rachencroup ist der Krankheitsbeginn am häufigsten früh nach dem Erwachen (Wagner, bei Ziemssen, VII, 181).

Dieses Verfahren wäre wohl bei den Krankheiten, deren Erreger wir wahrscheinlich im Boden zu suchen haben (Cholera, Typhus, Intermittens), auf deren spec. Erreger zu beziehen: die Infectionswahrscheinlichkeit muss eine grössere bei Nacht als bei Tag sein. Bei den einfachen Luftwege- und Darmcatarrhen möchte ich wieder die geringe Verdunstungsmöglichkeit in den Schlafräumen in's Auge fassen.

Was mich vorzugsweise bestimmt, in diesen Einflüssen das krankmachende Agens zu suchen, ist die bekannte Erfahrungsthatsache, dass gerade Individuen, welche zu Schweiss geneigt sind, und die also grosse Mengen von Wasser und Wärme durch die Perspiration abgeben, die grösste Neigung zu den ebengenannten Krankheitsprocessen: zu Darm- und Luftwegecatarrhen besitzen. Ferner ist zur Nachtzeit und in den frühen Morgenstunden die Körpertemperatur am niedrigsten, und der Druck im Gefässsystem am geringsten.

Ich glaube, dass wir den Beginn der Krankheit, welche man so gern als *Zufälligkeit* ansieht, ätiologisch genau in's Auge fassen soll. Die Vorliebe der Nachtzeit für den Ausbruch jener Krankheiten muss ihre bestimmten Ursachen haben. Ich selbst habe zu spät meine Aufmerksamkeit darauf gewendet, und kann keine genaueren statistischen Daten geben.

Mit Recht wird die *Erkältung* nicht als *constante Grösse* aufgefasst. Auch kann die Art und Weise, wie die Kälte von der Haut aus wirkt, nicht stets als *eine* und *dieselbe* betrachtet werden.

Nur bei *intensiver* und *länger dauernder* Einwirkung der Kälte treten durch Contraction des peripheren Kreislaufs Aenderungen der Circulation ein: Fluxionen im übrigen grossen Kreislauf, Stauungen im kleinen Kreislauf nach meiner allerdings nicht bewiesenen Annahme, sobald der Ventrikel geschwächt ist. Zu den Fällen, welche ich auf diese Weise deuten möchte, kann ich den nachfolgenden kleinen Beitrag geben:

Zwei Gefangene, junge, vorher gesunde Männer, erkrankten fast gleichzeitig wenige Stunden nach ihrer Einlieferung, der eine an

Pneumonie, der andere zuerst an heftigem Schnupfen und absteigendem Catarrh. Beide hatten in der Nacht vorher einen Einbruch versucht, wurden entdeckt, flüchteten und liessen sich, um sich den Blicken der Verfolger zu entziehen, in das Wasser der Ill, welches damals nur 8° R. hatte, hinab. Nach einer Viertelstunde etwa entdeckt, wurden sie in ihren nassen Kleidern in das Gefängniss eingeliefert und erkrankten nun, der eine an Pneumonie, der andere an Bronchialcatarrh. Der weniger kräftige Pneumoniker theilte mir mir, dass er vorher schon etwas an Husten gelitten habe. Wer möchte wohl an der pathogenetischen Bedeutung dieser Gelegenheitsursache zweifeln? Zumal da die beiden Gefangenen stundenlang der Einwirkung der Kälte ausgesetzt waren, und vorher beim Einbruch und Flüchten eine intensive Muskelanstrengung (mit Blutüberfüllung der Lunge) vorausging.

Nur in den selteneren Fällen treffen wir solche intensive Einwirkungen, dass wir auf hochgradige Fluxionen oder Stauungen schliessen könnten. Wir werden also in der Mehrzahl der Fälle darauf hinweisen, dass die Einwirkung der Kälte auf unsere nervenreiche Haut durch Vermittlung der Centralorgane unseres Nervensystems krankhafte Veränderungen in unserem Körper hervorruft.

Welches der nähere Vorgang, bleibt dahingestellt. Ich möchte nur, wie schon pag. 142 erwähnt, wiederholen, dass die äussere Haut als wichtige Vermittlerin theils der Disposition zu entzündlichen Processen, theils als Krankheitserreger in's Auge gefasst werden muss, und dass die gesetzmässigen Beziehungen noch zu ergründen sind.

XXXV.

Schluss.

Der erste Theil dieser Arbeit war schon paginirt, als ich fand, dass mir noch das Beiblatt Nr. 24 übrig blieb. Ich hatte die Wahl unter einer Anzahl von graphischen Aufzeichnungen, und habe in Tab. XXXII die Curven der Wiener Statistik zur Ergänzung des in p. 105 Gesagten gegeben, ohne in p. 106 ausser dem Hinweis auf diese Tabelle einige ergänzende Bemerkungen beifügen zu können.

Die Jahrescurven der Blattern verlaufen in unserem Clima, wie es scheint, überall in ähnlicher Weise wie die Wiener Curve; in südlichen Climaten tritt der ungünstige Einfluss der kälteren Jahreszeit sogar noch stärker hervor. An der Wiener Maserncurve ist auszusetzen, dass sie nur Erwachsene betrifft; ich habe sie trotzdem benutzt, da sie ebenfalls mit den meisten bis jetzt publicirten Statistiken übereinstimmt. Freilich wird sich bei wenigen anderen Statistiken der Parallelismus zwischen der Masern und Pneumoniecurve so auffallend zeigen, wie hier. Wie sich die Masern später auf der Haut localisiren, erscheint auch das Maximum und Minimum der Curve später in der Jahreszeit.

Die Diphtheritis- und Croupcurve habe ich den Berichten des Wiener Stadtphysikates entlehnt, und es war desshalb nur consequent, dass ich auch dieselbe Statistik benutzte zur Aufzeichnung des zeitlichen Verlaufs des verwandten Processes — des Scharlach, zumal die von Haller gegebene Zahl (239) der Scharlachfälle unter den Erwachsenen für eine Jahrescurve nicht gross genug ist.

In Bezug auf Scharlach lässt die Uebereinstimmung der Statistiken sehr viel zu wünschen übrig. Sicher ist, dass derselbe viel weniger von der Jahreszeit beeinflusst wird, als Masern, Blattern, Catarrh, Pneumonie — und selbst noch weniger als die Diphtherie. Ja, manche Beobachter läugnen einen Einfluss der Jahreszeiten gänzlich, während allerdings nach der grossen englischen Statistik das Maximum des Scharlach in den October bis December fällt. Ueber alle diese Verhältnisse werden uns erst grosse und lange Zeiträume umfassende Statistiken Klarheit bringen.

So viel geht immerhin aus Tab. XXXII hervor, dass zeitliche Beziehungen zwischen Scharlach, Masern, Blattern einerseits, und Diphtherie[1], Bronchitis und Pneumonie anderseits existiren. Ich bin überzeugt, dass das eingehende Studium der Jahrescurven noch manches Streiflicht in das dunkle Gebiet der Aetiologie werfen wird.

[1] Zu den vielen Aehnlichkeiten und Beziehungen, welche Scharlach und Diphtherie unter sich haben, möchte ich noch eine Beobachtung von Zielke (Inauguraldiss. 1867) hervorheben, nach welcher drei Kinder, welche 1866 Scarlatina mit D. überstanden hatten, in demselben Verhältniss der Intensität, wie bei ihnen der Scharlach aufgetreten war, später an Diphtherie allein erkrankten.

Zum Schluss erlaube ich mir noch einige Bemerkungen, welche ich vielleicht passender in einer Vorrede zusammengefasst hätte.

Die Lücken unserer Literatur zwangen mich in einigen Capiteln, z. B. der Altersdisposition, compilatorisch zu verfahren. Wenn meine Arbeit als solche nicht vollständig ist, bitte ich dies damit zu entschuldigen, dass der Character derselben nicht ein compilatorischer ist. In ähnlicher Weise möchte ich meine Arbeit nicht vom Standpunkte des Physikers, des Chemikers, des Anatomen, des Physiologen, des Statistikers, des Klinikers oder gar des pathologischen Anatomen beurtheilt wissen. Niemand kennt die Schwächen dieser Arbeit nach allen diesen Richtungen hin besser, wie ich selbst. Als ich diese Arbeit begann, hatte ich die Wahl, nach einer bestimmten Richtung hin zu arbeiten, oder ein Gesammtbild in grossen Zügen zu entwerfen. — Eine den Specialisten befriedigende Detailarbeit wäre mir vielleicht möglich gewesen; eine so umfassende Arbeit wie die vorliegende, muss als Originalarbeit mangelhaft bleiben. Ich habe trotzdem die letztere Art der Darstellung gewählt, weil ich glaubte, damit der Sache zu dienen. Die Lücken unseres Wissens werden uns erst klar, wenn wir das Gesammtbild in's Auge fassen.

Ebensowenig fühle ich mich frei von dem Vorwurf, dass mein Material noch nicht geschlossen genug ist für die vielen Folgerungen, welche ich gezogen habe. Aber ich habe nicht mehr Material in der mir zugänglichen Literatur gefunden, und ich fühle mich desshalb berechtigt jene Folgerungen zu ziehen, so lange mir nicht gezeigt wird, was gegen dieselben spricht. Wo ich solches fand, habe ich es erwähnt und besprochen. Ich selbst wünsche, dass meine Untersuchungen geprüft werden, namentlich der statistische Theil derselben.

Ebenso verhält es sich mit den Folgerungen, die ich auf Beobachtungen gründete. Leider kann man letztere nicht willkürlich herbeiführen, wie der Chemiker seine Experimente, und ich habe viel Unreifes und Unvollständiges mitgetheilt, weil ich wahrscheinlich doch keine Gelegenheit habe, in Zukunft nach der einen oder anderen Richtung fortzuarbeiten, und ich meine Thätigkeit nicht mehr wie früher zersplittern möchte.

Gegen den etwaigen Vorwurf, dass ich die Dispositionslehre in allzu theoretisirender Weise ausgearbeitet habe, muss ich im Voraus protestiren, ja ich suche hierin einen ganz bestimmten Werth meiner

Arbeit. Hätte ich vorher, als ich zu beobachten begann, mein ganzes Thema theoretisch bearbeitet, ich hätte Vieles genauer und besser beobachtet, als es der Fall war. Und wenn manche meiner hypothetischen Aufstellungen sich als nicht stichhaltig erweisen sollten, so schadet das gar nichts. Wer nicht riskirt, sich einmal zu verirren, der findet auch nichts. Und heutzutage gibt es ja Männer der Wissenschaft in Menge, die es verstehen, ein verirrtes Gemüth in liebenswürdiger Weise wieder auf den richtigen Pfad zu leiten.

Und so bestimmt ich nun erwarte, dass einige meiner Ansichten zurückgewiesen, andere reformirt werden, — so sicher hoffe ich, den Anstoss zu neuen fruchtbringenden Arbeiten auf dem bis jetzt so dunkeln Gebiete der Aetiologie gegeben zu haben. Auch gebe ich mich der Hoffnung hin, dass die Methode meiner Untersuchungen, die Grundlinien der Ergebnisse derselben sich im grossen Ganzen als richtig erweisen werden.

Zu jenen hypothetischen Aufstellungen gehört in erster Linie meine Deutung der wasserentziehenden Wirkung der Athemluft. Die Gründe habe ich schon auseinandergesetzt, warum ich in ihr einen Theil der Oberflächendisposition gesucht habe. Studirt sind die Wirkungen auf die normale Respirationsschleimhaut noch nicht, und das letzte Wort wird das pathologische Experiment sprechen. Ich selbst habe nur schwache Versuche zur experimentellen Prüfung gemacht. Ich nahm bei Kaninchen die Tracheotomie vor, und liess durch die Canule künstlich erwärmte Luft einathmen. Meine Versuche waren nicht lang und anhaltend genug, um klare Resultate zu gewinnen.

Als ich durch meine thermometrische Messungen eine gewisse Constanz der Einwirkungen gefunden hatte, versuchte ich, ob es nicht möglich sei, bei Kaninchen durch warme Luft Croup hervorzurufen. 1868 construirte ich einen durch Gas heizbaren Käfig, bevölkerte ihn mit jungen Thieren, und suchte dieselben in einer mittleren Temperatur von 24—26° R. zu halten. Die Heizvorrichtungen dieses Käfigs waren jedoch so unvollkommen, dass ich die Wärme nicht gut zu reguliren vermochte, und die Thiere gingen mir durch allzugrosse Steigerung der Wärme in acuter Weise zu Grunde. Ich constatirte wie bei den Rosenthal'schen Versuchen, dass sie vorher bedeutend abmagerten, und kann dessen Beobachtungen noch beifügen, dass diese Thiere unter dem Einfluss der Wärme ihre Haare rasch verloren, wie ja auch bei den Thieren im Freien der Pelz während des Winters dichter, während des Sommers dünner wird. Diese Beobachtung möchte ich als einen Fingerzeig der Behandlung unseres Haupthaares verwerthen. In vielen Fällen ist die Kahlköpfigkeit das Product einer allzuwarmen Kopfbedeckung.

Trotz grosser Gasrechnungen vermochte ich nicht einmal einen einfachen Catarrh, geschweige denn Croup zu erzeugen. Ich gebe jedoch in keiner Weise zu, dass diese Versuche gegen meine Ausführungen gedeutet werden dürfen. Keines der Thiere hatte ich länger als drei Wochen unter der Einwirkung der Wärme, und sie gingen mir sämmtlich durch Hitzschlag zu Grunde. Bei einer so intensiven Wärme scheinen aber andere Störungen des Körpers in den Vordergrund zu treten. Es wäre auch möglich, dass die Respirationsorgane dieser Thiere gegen physikalische Einwirkungen besser geschützt sind, als die des Menschen.

Ich stand von weiteren Versuchen ab, weil ich ausserdem noch zu der Ueberzeugung gekommen war, dass die physikalischen Einwirkungen allein noch keinen Croup zu erzeugen vermögen, und dass die thermischen Einwirkungen nur Einen Componenten der Disposition, und zwar die locale Disposition, hervorzurufen vermögen. Zur vollen Disposition sind offenbar noch andere Einwirkungen nöthig, welche man zuerst studiren muss, ehe an die künstliche Erzeugung von Croup analog der gewöhnlich beobachteten Entstehungsweise gedacht werden kann[1].

So wenig Scheu ich gezeigt habe, theoretische Folgerungen zu ziehen, oder Hypothesen aufzustellen, so vorsichtig möchte ich meine Untersuchungen in Bezug auf **Hygienische Folgerungen** verwerthen. Selbst die unreifsten Hypothesen schaden nichts, so lange man sich bewusst ist, dass es sich um Hypothesen handelt, und in der Praxis die Consequenzen scheut. Ich möchte desshalb nur solche Folgerungen ziehen, mit denen, wie ich glaube, Jedermann einverstanden ist.

Zunächst möchte ich gegen den etwaigen Schluss protestiren, dass wir die Luft in unseren Wohnräumen künstlich befeuchten sollen. Ich

[1] In England kommen Verbrennung der Luftwege bei Kindern durch heisses Wasser von Theekesseln vor; unter 5 derartigen Fällen soll zweimal echter Croup beobachtet worden sein (Trendelenburg, l. c.).

glaube, dass dies unnöthig ist, wenn wir nicht *überheizen*. Die wasserentziehende Wirkung der Athemluft ist dann keine so grosse an den peripheren Theilen der Luftwege, und die Alveolen können wohl diese physiologische Leistung im normalen Zustande übernehmen. Auch müssen sich die Luftwege des Kindes allmählig an die wasserentziehende Wirkung der Athemluft im Freien gewöhnen.

Ausserdem fürchte ich, gestützt auf andere Beobachtungen, dass wir dann vielleicht zur Entstehung anderer Dispositionen (zur Phthisis) Anlass geben würden.

Am wichtigsten erscheint mir die ungleiche Vertheilung der Wärme in geheizten Räumen. Meidinger sagt darüber: „Wir sind durch kein Mittel im Stande, eine gleichmässige künstliche Durchwärmung der Stube zu bewirken. Daher rührt es denn so häufig, dass man an den Beinen friert, während der Oberkörper sich behaglich fühlt, ja während es für den Kopf schon zu heiss wird. Das umgekehrte Verhältniss wäre gerade das angemessenere; man kann eher am Oberkörper die Kälte ertragen, als an den durch ihre geringe Masse und Fettarmuth der Abkühlung viel schneller unterworfenen untern Extremitäten" (l. c., pag. 61).

Ich unterschreibe Wort für Wort; wäre es aber nicht möglich, doch eine die Hygiene befriedigende Lösung zu finden? Etwa dadurch, dass man wenigstens einen Theil der warmen Luft des Ofens in einen künstlichen Hohlraum zwischen Boden und Decke einströmen liesse?

Technisch müsste dies doch ausführbar sein, und jedenfalls wäre eine Ersparniss an Brennmaterial damit verbunden. Denn bei der gewöhnlichen Art der Heizung wird die Decke des Zimmers am stärksten geheizt, der Boden bleibt kalt.

Bei der Luft- und Heisswasserheizung lassen wir zwar die Wärme in der Nähe des Bodens ausströmen. Aber dies genügt nicht; die warme Luft strömt, wie dies Meidinger schematisch für den Ofen zeichnet, an die Decken. Bei der Luftheizung wäre es jedenfalls mit leichter Mühe zu bewerkstelligen, die warme Luft in einen Hohlraum zwischen Boden und Decke zu leiten. Ich glaube, dass mein Vorschlag Beachtung verdient, denn Niemand liebt kalte Füsse im Winter, und Niemand gibt gern mehr für die Heizung aus, als nothwendig ist, wenn vielleicht auch über die hygienische Tragweite einer solchen Aenderung die Ansichten sehr verschieden sein dürften. Jedenfalls würde der Anlass zur Ueberheizung in vielen Fällen wegfallen, denn wir heizen in der Regel so lange, bis auch die Füsse warm sind. Auch möchte ich bemerken, dass recht wohl eine Ventilation der Wohnräume mit diesen Vorrichtungen verbunden sein kann, und dass ich den Werth einer solchen in keiner Weise unterschätze.

In Bezug auf die Frage, wie warm man sich kleiden solle, stehen sich zwei Ansichten schroff gegenüber, als deren Vertreter man etwa Bock und Paul Niemeyer nennen kann. Letzterer vertritt das Princip der Abhärtung, Bock schwärmte für Unterjacken, warme Ueberzieher, u. s. w. Meine Ansicht, gestützt auf viele Beobachtungen, ist folgende: Wer sich warm kleidet, wärmer als nothwendig, setzt sich zwar momentan der Gefahr der Erkältung weniger aus, aber zu gleicher Zeit wird die Empfindlichkeit der Haut grösser, schliesslich nützt auch der Schutz der Unterjacken und Ueberzieher nichts mehr, und die Betreffenden sind übler daran wie vorher, und es ist wohl zu beachten, dass dann die Störungen intensiver werden. In dieser praktisch so wichtigen Frage muss ich mich der Auffassung P. Niemeyers anschliessen: im Allgemeinen wird zur Compensirung der Wärmeabgabe, besonders in den besseren Ständen, viel zu viel gethan.

Indessen, ich bin kein Abhärtungsfanatiker; man muss individualisiren und den gegebenen Verhältnissen Rechnung tragen. Wie es keine Kleidung gibt, die für Winter und Sommer sich gleichzeitig eignet, so auch nicht eine solche für alle Individuen und Berufsarten. Zwei Gesichtspunkte sind zu beachten: die Beschaffenheit der Haut selbst und die Grösse der Wärmeproduction. Ist die Haut verzärtelt, dann empfiehlt es sich, mit der Abhärtung sehr allmählig vorzugehen. Leute, die vermöge ihres Berufs (in Folge geringer Muskelanstrengung) oder in Folge eines schwachen Darmcanals eine geringe Wärmeproduction haben, bedürfen einer stärkeren Compensation der Wärmeabgabe, also auch einer wärmeren Kleidung.

Bei der practisch so wichtigen Frage, wie warm man sich in einem gegebenen Falle kleiden solle, ist meines Erachtens die Schweissabsonderung ein Fingerzeig, welche nur als Compensationsmittel der Wärmeabgabe dienen soll. Besonders bei Muskelanstrengung ist dies wichtig — man soll sich so kleiden, dass die Transpiration möglichst zurückgehalten wird. Kühle Haut schadet einem gesunden Menschen nicht, während ständiges Schwitzen gerade so Anlass zu krankhaften Störungen gibt, wie die anhaltende Einwirkung von Kälte auf unsere nervenreiche Haut. Am wichtigsten erscheint es mir, schon bei der Erziehung im frühesten Lebensalter derart vorzugehen, dass eine Verbrühung der Haut nicht stattfindet.

Dass im Allgemeinen nicht allein bei uns in Deutschland, sondern auch in Frankreich die Wärmecompensation während der kälteren Jahreszeit übertrieben wird, scheint mir aus der interessanten Notiz von Bertheraud (Virchow's Jahresbericht, 1873) hervorzugehen, dass während des letzten deutsch-französischen Krieges die eingeborenen afrikanischen Truppen, insbesondere die Tirailleurs und Spahis, dem rauhen Klima Deutschlands vortrefflich Widerstand geleistet haben, indem die Zahl der Kranken unter ihnen geringer war und die Verletzungen schneller heilten. Es ist dies eine analoge Beobachtung, wie sie beim Rückzug der grossen Armee aus Russland gemacht wurde. Spanier, Italiener, selbst Creolen litten gegen alles Erwarten durch die Kälte weniger, als Deutsche und Franzosen. Vielleicht, fügt Œsterlen (Hygiene, p. 216) bei, weil sie nicht an künstliche Heizung u. s. f. gewöhnt sind, und an zu warme Kleidung, darf ich beifügen.

In entgegengesetzter Weise ist es bekannt, dass die Nordländer die Schädlichkeiten warmer Climate schlechter ertragen als die Eingebornen. Ich erklärte dies pag. 148 damit, dass die Compensationsmittel von Verweichlichten gleich schlecht bei Wärme wie bei Kälte fungiren.

Genauere hygienische Regeln aufzustellen, ist nicht Gegenstand meiner Arbeit. Ich möchte nur noch einmal hervorheben, dass ich vor jeder Einseitigkeit, jedem Fanatismus wärne. Insbesondere darf man bei der Erziehung unserer Kinder nie vergessen, dass wie der Darmcanal derselben allmählig an schwere Nahrung gewöhnt werden muss, so auch die Gewöhnung an thermische Einwirkungen, an körperliche und geistige Thätigkeit eine allmählige sein muss. Jedes Uebermass nach irgend einer Richtung schadet.

Als Anhang wollte ich, wie pag. 51 erwähnt, eine Liste meiner Beobachtungen geben. Indessen mein Buch ist schon allzu dickleibig und ich kann dieselbe um so mehr weglassen, als ich ihre Resultate schon summarisch mitgetheilt habe.

Druckfehler.

Pag. 22, Zeile 7: statt die Mortalität, die Höhe der Mortalität.
Pag. 28, in Anm. 1 fehlt «1869.»
Pag. 79, in Anm. 1: statt Hirsch, Hirt.
Pag. 87, Zeile 13: statt grössten sind, grössten ist.
Pag. 90, Zeile 6 von unten: Nasencatarrh und Nasencroup.
Pag. 96, Zeile 2: statt gelangt, gelingt.
Pag. 113, Zeile 3: statt Werthe, Differenzen.
Pag. 206, Zeile 12: statt Lebensjahres, Dienstjahres.
Pag. 221, Zeile 5: statt Richtigkeit, Gültigkeit.

Beiblatt 1.

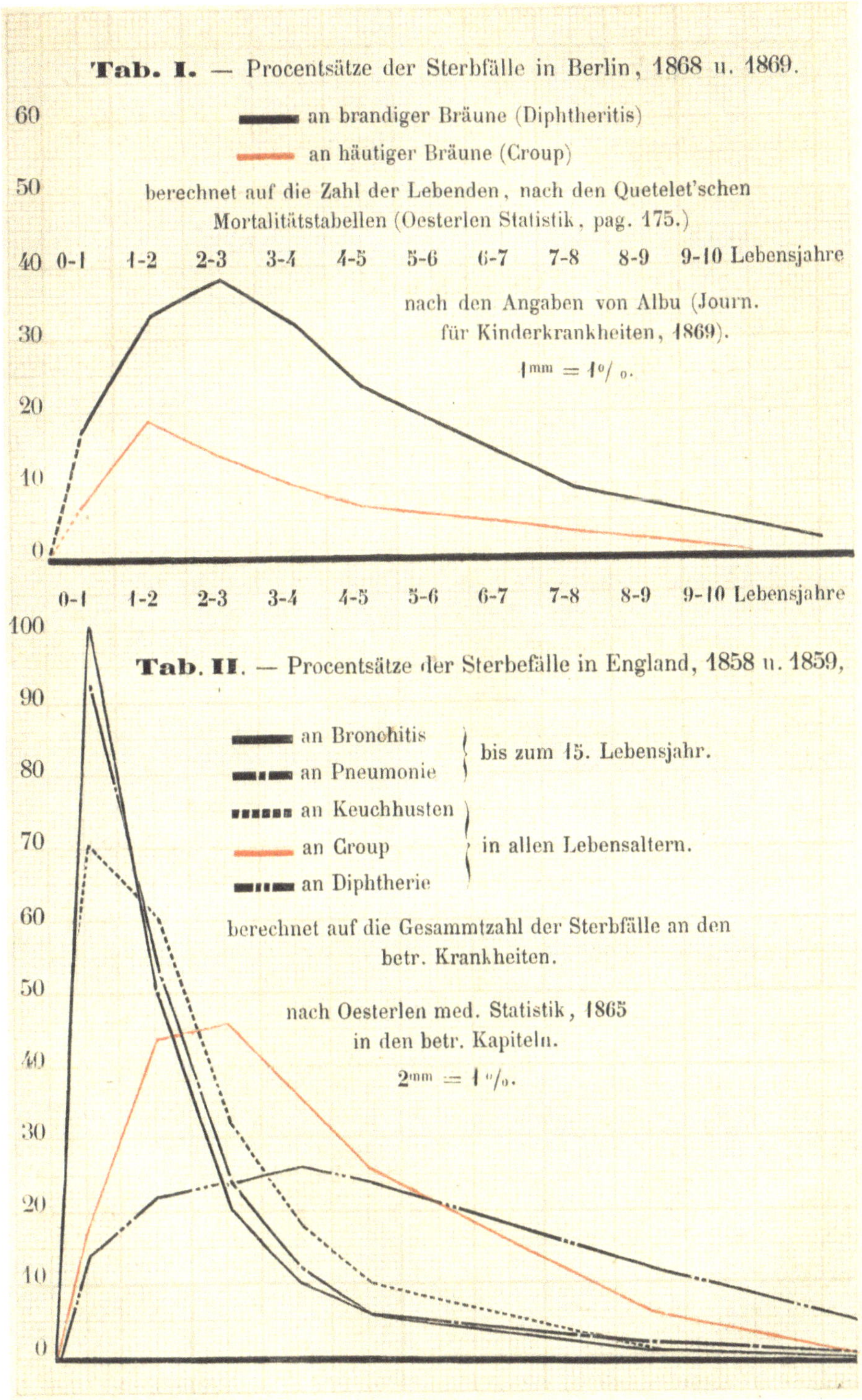
Tab. I. — Procentsätze der Sterbfälle in Berlin, 1868 u. 1869.
an brandiger Bräune (Diphtheritis)
an häutiger Bräune (Croup)
berechnet auf die Zahl der Lebenden, nach den Quetelet'schen Mortalitätstabellen (Oesterlen Statistik, pag. 175.)
0-1 1-2 2-3 3-4 4-5 5-6 6-7 7-8 8-9 9-10 Lebensjahre
nach den Angaben von Albu (Journ. für Kinderkrankheiten, 1869).
1mm = 1%.
60 50 40 30 20 10 0
0-1 1-2 2-3 3-4 4-5 5-6 6-7 7-8 8-9 9-10 Lebensjahre
Tab. II. — Procentsätze der Sterbefälle in England, 1858 u. 1859,
an Bronchitis
an Pneumonie
bis zum 15. Lebensjahr.
an Keuchhusten
an Croup
an Diphtherie
in allen Lebensaltern.
berechnet auf die Gesammtzahl der Sterbfälle an den betr. Krankheiten.
nach Oesterlen med. Statistik, 1865 in den betr. Kapiteln.
2mm = 1%.
100 90 80 70 60 50 40 30 20 10 0

Beiblatt 2.

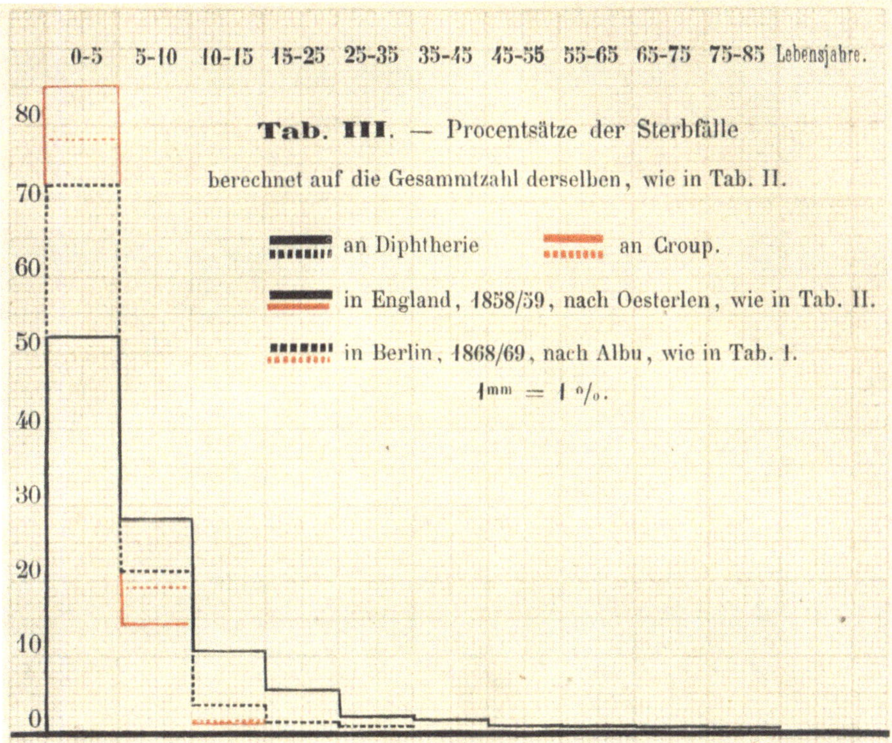
0-5 5-10 10-15 15-25 25-35 35-45 45-55 55-65 65-75 75-85 Lebensjahre.
80
70
60
50
40
30
20
10
0
Tab. III. — Procentsätze der Sterbfälle
berechnet auf die Gesammtzahl derselben, wie in Tab. II.
an Diphtherie
an Croup.
in England, 1858/59, nach Oesterlen, wie in Tab. II.
in Berlin, 1868/69, nach Albu, wie in Tab. I.
1mm = 1 %.

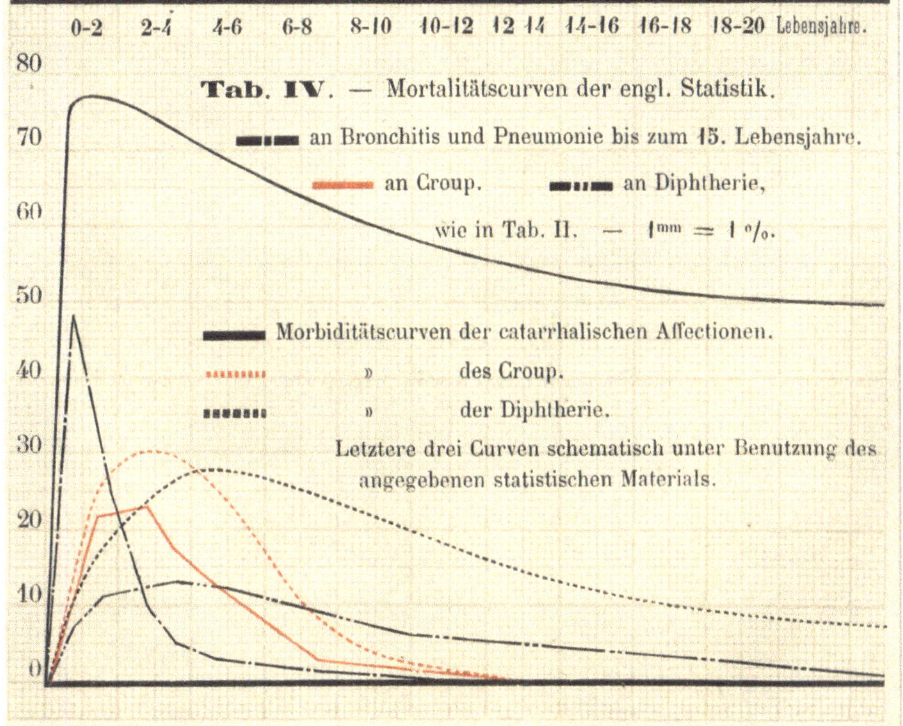
0-2 2-4 4-6 6-8 8-10 10-12 12-14 14-16 16-18 18-20 Lebensjahre.
80
70
60
50
40
30
20
10
0
Tab. IV. — Mortalitätscurven der engl. Statistik.
an Bronchitis und Pneumonie bis zum 15. Lebensjahre.
an Croup.
an Diphtherie,
wie in Tab. II. — 1mm = 1 %.
Morbiditätscurven der catarrhalischen Affectionen.
» des Croup.
» der Diphtherie.
Letztere drei Curven schematisch unter Benutzung des angegebenen statistischen Materials.

Beiblatt 3.

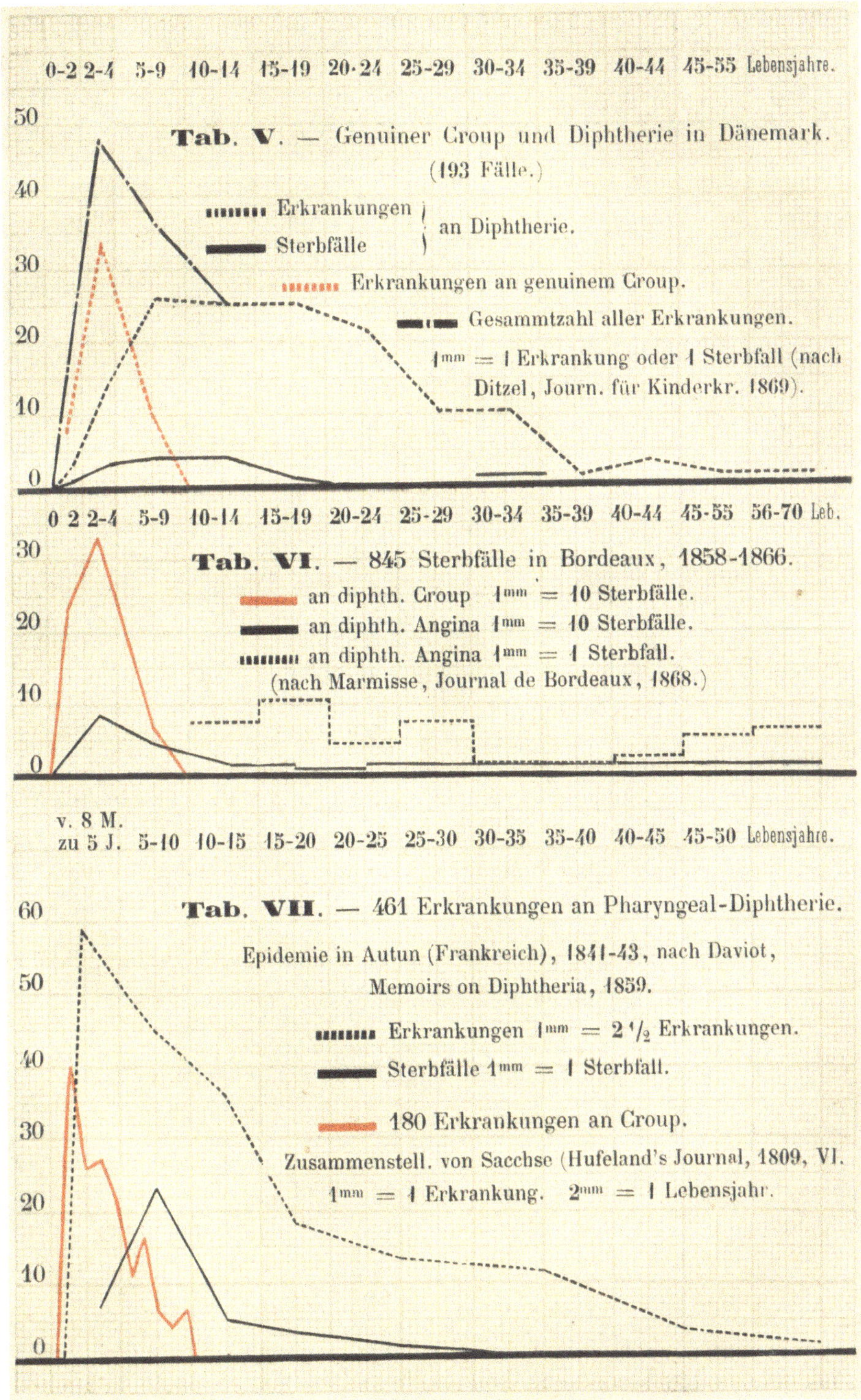

0-2 2-4 5-9 10-14 15-19 20-24 25-29 30-34 35-39 40-44 45-55 Lebensjahre.
50
40
30
20
10
0
Tab. V. — Genuiner Croup und Diphtherie in Dänemark.
(193 Fälle.)
Erkrankungen } an Diphtherie.
Sterbfälle }
Erkrankungen an genuinem Croup.
Gesammtzahl aller Erkrankungen.
1mm = 1 Erkrankung oder 1 Sterbfall (nach Ditzel, Journ. für Kinderkr. 1869).
0 2 2-4 5-9 10-14 15-19 20-24 25-29 30-34 35-39 40-44 45-55 56-70 Leb.
30
20
10
0
Tab. VI. — 845 Sterbfälle in Bordeaux, 1858-1866.
an diphth. Croup 1mm = 10 Sterbfälle.
an diphth. Angina 1mm = 10 Sterbfälle.
an diphth. Angina 1mm = 1 Sterbfall.
(nach Marmisse, Journal de Bordeaux, 1868.)
v. 8 M. zu 5 J. 5-10 10-15 15-20 20-25 25-30 30-35 35-40 40-45 45-50 Lebensjahre.
60
50
40
30
20
10
0
Tab. VII. — 461 Erkrankungen an Pharyngeal-Diphtherie.
Epidemie in Autun (Frankreich), 1841-43, nach Daviot, Memoirs on Diphtheria, 1859.
Erkrankungen 1mm = 2 1/2 Erkrankungen.
Sterbfälle 1mm = 1 Sterbfall.
180 Erkrankungen an Croup.
Zusammenstell. von Sacchse (Hufeland's Journal, 1809, VI.
1mm = 1 Erkrankung. 2mm = 1 Lebensjahr.

Beiblatt 4.

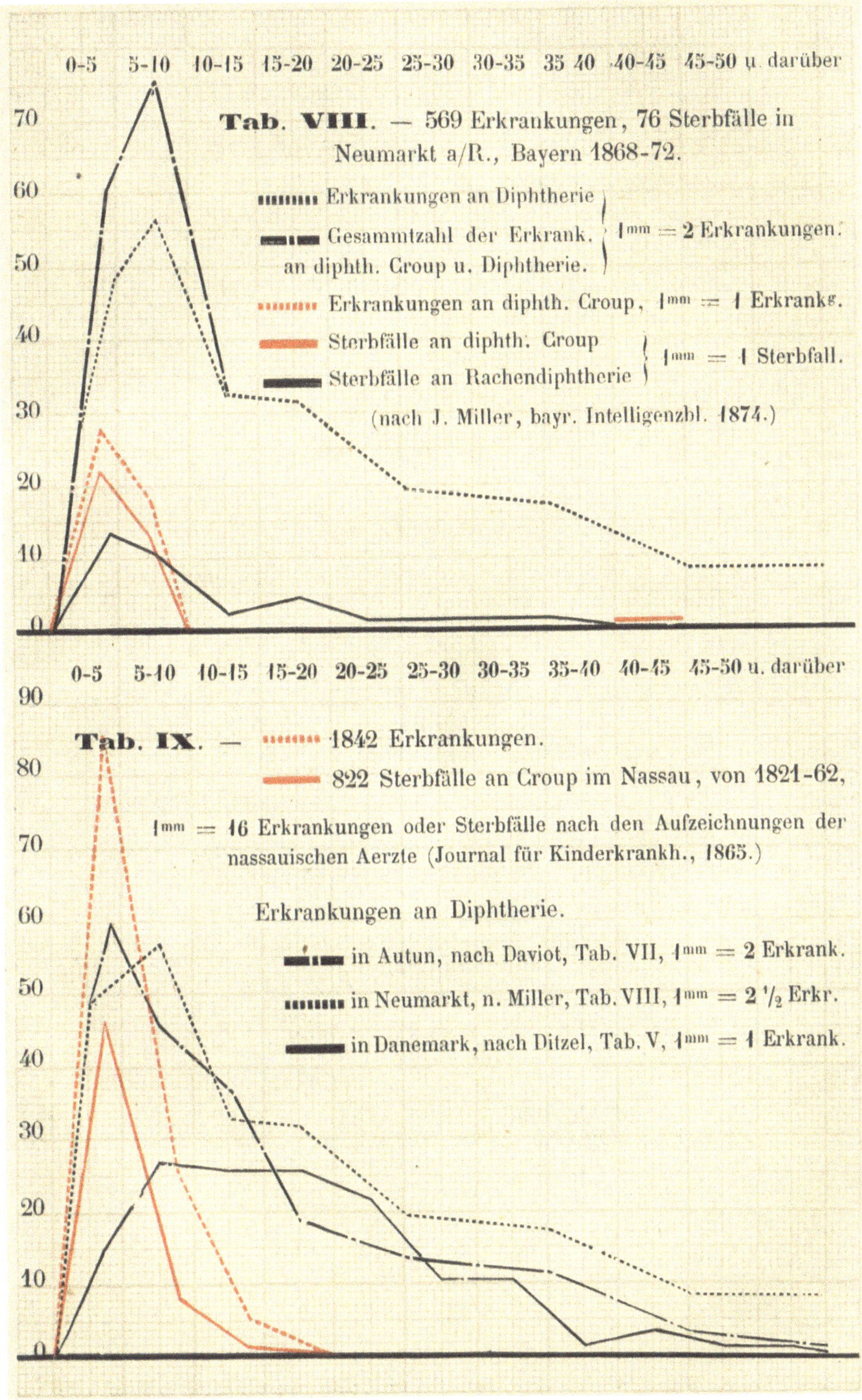

0-5 5-10 10-15 15-20 20-25 25-30 30-35 35 40 40-45 45-50 u. darüber
70
60
50
40
30
20
10
0
Tab. VIII. — 569 Erkrankungen, 76 Sterbfälle in Neumarkt a/R., Bayern 1868-72.
Erkrankungen an Diphtherie
Gesammtzahl der Erkrank. an diphth. Croup u. Diphtherie.
1mm = 2 Erkrankungen.
Erkrankungen an diphth. Croup, 1mm = 1 Erkrankg.
Sterbfälle an diphth. Croup
Sterbfälle an Rachendiphtherie
1mm = 1 Sterbfall.
(nach J. Miller, bayr. Intelligenzbl. 1874.)
0-5 5-10 10-15 15-20 20-25 25-30 30-35 35-40 40-45 45-50 u. darüber
90
80
70
60
50
40
30
20
10
0
Tab. IX. — 1842 Erkrankungen.
822 Sterbfälle an Croup im Nassau, von 1821-62,
1mm = 16 Erkrankungen oder Sterbfälle nach den Aufzeichnungen der nassauischen Aerzte (Journal für Kinderkrankh., 1865.)
Erkrankungen an Diphtherie.
in Autun, nach Daviot, Tab. VII, 1mm = 2 Erkrank.
in Neumarkt, n. Miller, Tab. VIII, 1mm = 2 ½ Erkr.
in Danemark, nach Ditzel, Tab. V, 1mm = 1 Erkrank.

Beiblatt 5.

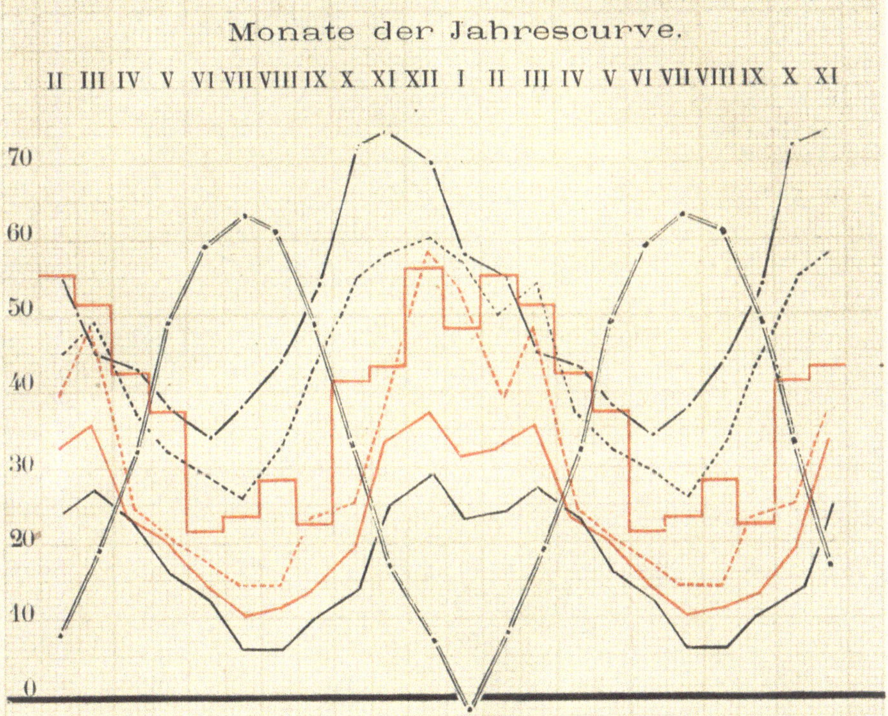

Tab. XI. — Jahrescurven von Croup und Diphtherie.

Mittlere Temperatur von Strassburg, 1mm = 0,3° C.

Sterbfälle an Croup und Diphtherie in Basel, 1mm = 2 Sterbfälle; nach Hagenbach, Jahrbuch für Kinderkrankheiten, 1875.

Sterbfälle an Croup und Diphtherie in Strassburg, 1mm = 5 Sterbfälle; die Baseler und Strassburger Curven von 1824-1873.

Sterbfälle an Croup in Nassau, 1821-1862, 1mm = 3 Sterbfälle; v. Franque, Journal für Kinderkrankheiten, 1865.

Sterbfälle an Croup und Diphtherie in München, 1863-1875; nach Frank, monatl. Berichte, bayr. ärztl. Intelligenzblatt, 1mm = 4 Sterbfälle.

Mortalitätscurve von Berlin (Croup u. Diphth.), 1868-1873, nach den Berichten in der deutschen Klinik, 1mm = 10 Sterbfälle.

Jahrescurve des Croup nach der Zusammenstellung von Hirsch, hist. geogr. Path., II, p. 122; 1mm = 1 Erkrankung.

Beiblatt 6.

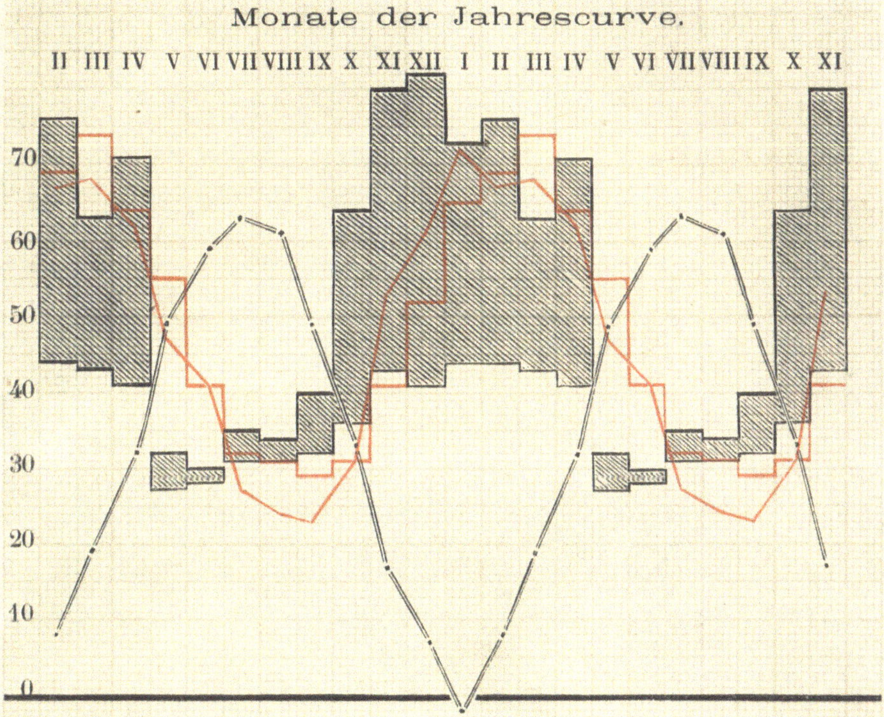

Tab. XIII. — Jahrescurve der Sterbfälle an Krankheiten der Respirationsorgane.

Mittlere Temperatur von Strassburg, 1mm = 0,3° C.

Monatsmittel der Wasserverdunstung bei Foos und Betz; 1mm = 2 gramm per Woche wie in der grossen Tabelle. Die obere Curve ist die von Foos, die untere die von Betz.

Sterbfälle an Erkrankungen der Athmungsorgane der Kinder von 0-5 Jahren in Strassburg, 1860-1875, 1mm = 5 Sterbfälle.

Dieselbe Curve der Erwachsenen über 5 Jahre, 1mm = 7 1/2 Sterbfälle. — Lungenphthisis nicht mitgerechnet.

Beiblatt 7.

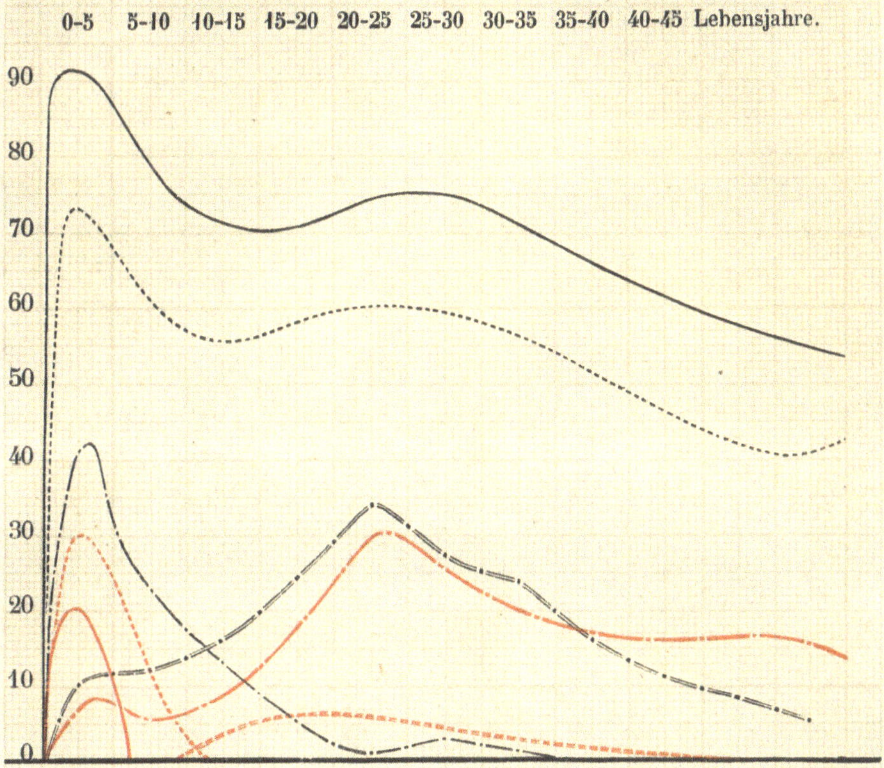

Tab. XIV. — Schematische Darstellung des Absteigens von Catarrh und Croup auf der Schleimhaut der Athmungsorgane nach Lebensaltern.

1. Catarrh der Nase.
2. Catarrh der Bronchien.
3. catarrh. Pneumonie.
4. chron. catarrh. Pneumonie (Phthisis).
5. Croup der Nase.
6. Croup des Larynx.
7. idiopath. fibrinöse Bronchitis.
8. croupöse Pneumonie.

2, 3, 4, 7 und 8 nach Lebert, 6 nach Andral.

Beiblatt 8.

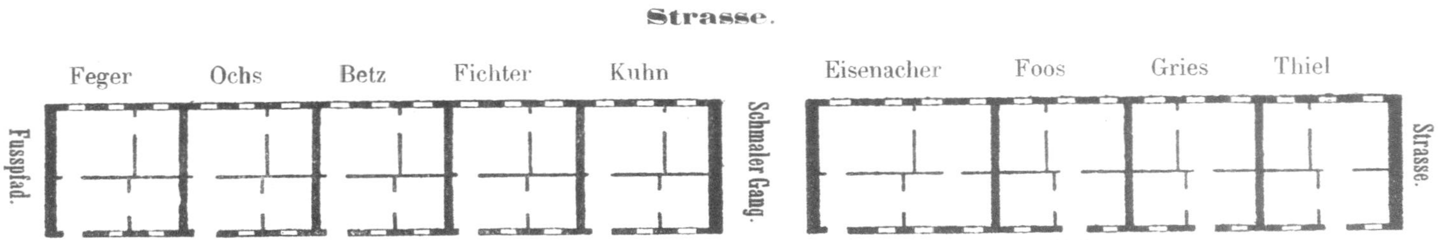

Tab. X. M. 1 = 400.

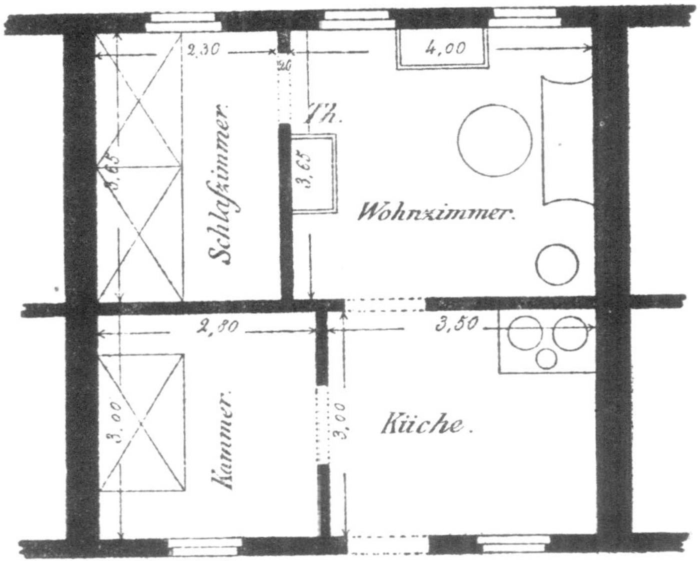

Tab. XII. M. 1 = 100.

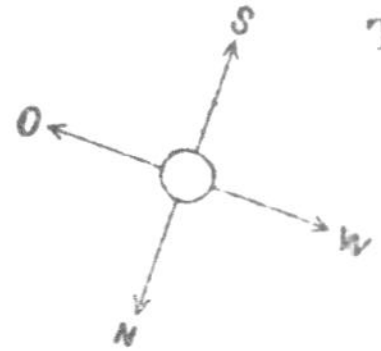

Tab. X. — Grundriss der Arbeiterwohnungen auf der neuen Schmelz. — St. Ingbert, Rheinbayern.

Tab. XII. — Grundriss der Wohnung von Foos.

Th. Stelle, woselbst die Thermometer- und Atmometerbeobachtungen vorgenommen wurden.

Beiblatt 9.

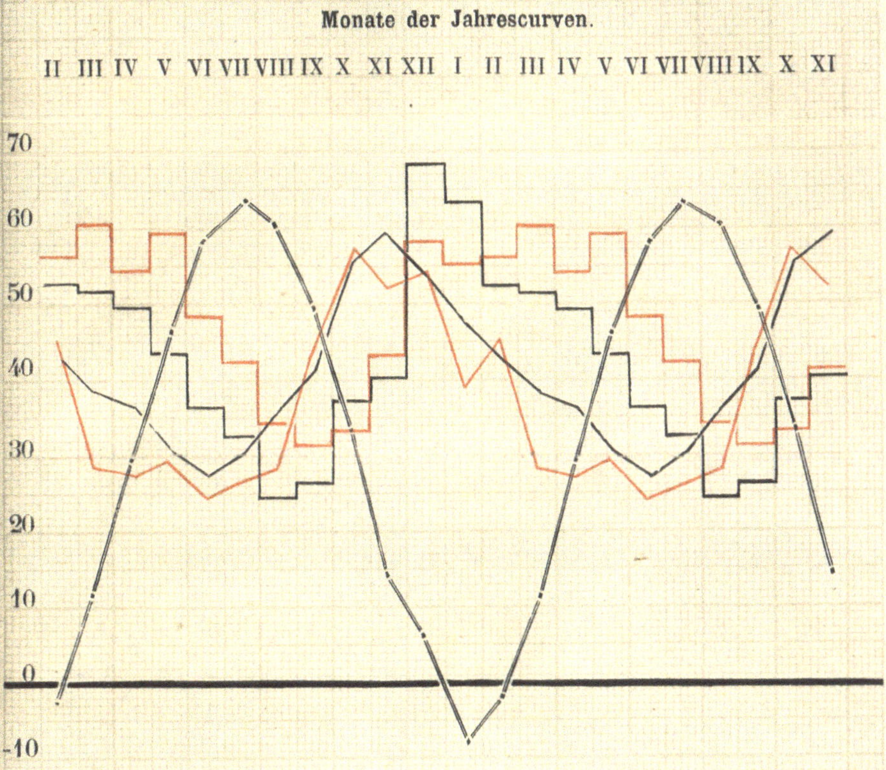

Tab. XV. — Das Absteigen der Krankheiten der Respirationsorgane nach der Mortalitäts-Statistik von Berlin, **1868-1873.**

Sterbfälle an diphth. Bräune, 1mm = 9 Sterbfälle.

» an Croup, 1mm = 4 Sterbfälle.

» an Entzündung der Luftröhre, 1mm = 6 Sterbfälle.

» an Entzündung der Lungen und des Brustfells, 1mm = 10 Sterbfälle.

Bei den 2 letzten Curven fehlt das Jahr 1869.

Nach den Berichten von Müller in der deutschen Klinik.

Mittlere Temperatur von Berlin, 1mm = 0,3° C.

Beiblatt 10.

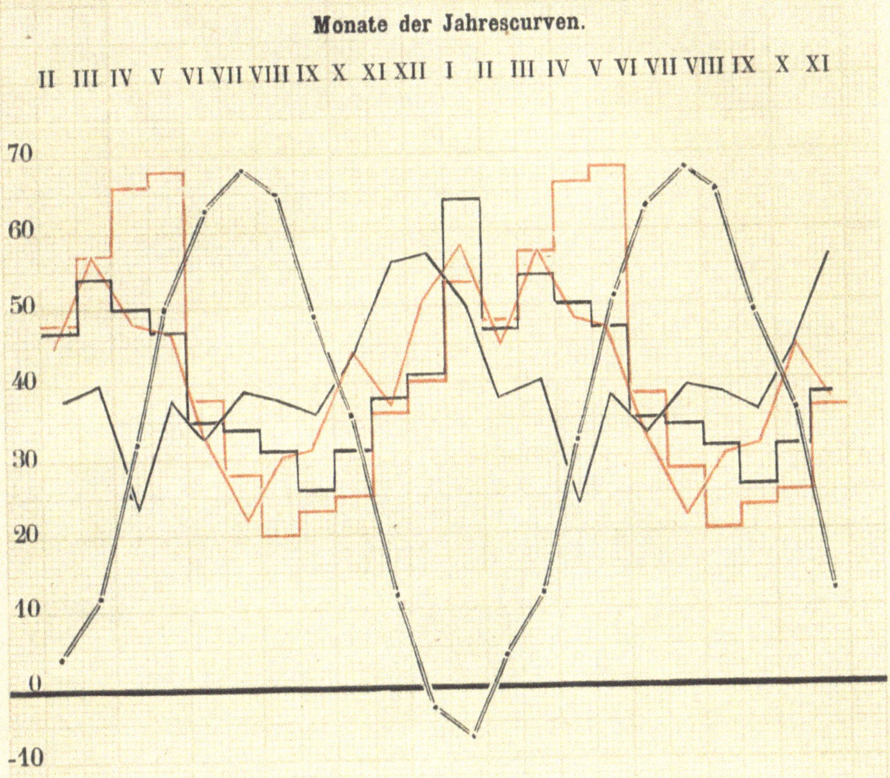

Tab. XVI. — Das Absteigen der Krankheiten der Athmungsorgane nach der Wiener Statistik.

Sterbfälle an Diphtherie } 1871-1874 incl.
» an Croup }

nach den Berichten des Wiener Stadtphysikates.

Mittlerer Gang des Lungencatarrhs, 14,985 Erkrankungen.
» der Lungenentzündung, 6127 Erkrankungen.

im allgemeinen Krankenhause zu Wien, von 1846-1855.

Nach Haller, die Volkskrankheiten, Wien 1860.
5mm = 1 % der Erkrankungen oder Sterbfälle.

=•= Mittlere Temperatur von Wien, 1846-1855; 1 mm = 0,3° C.

Beiblatt 11.

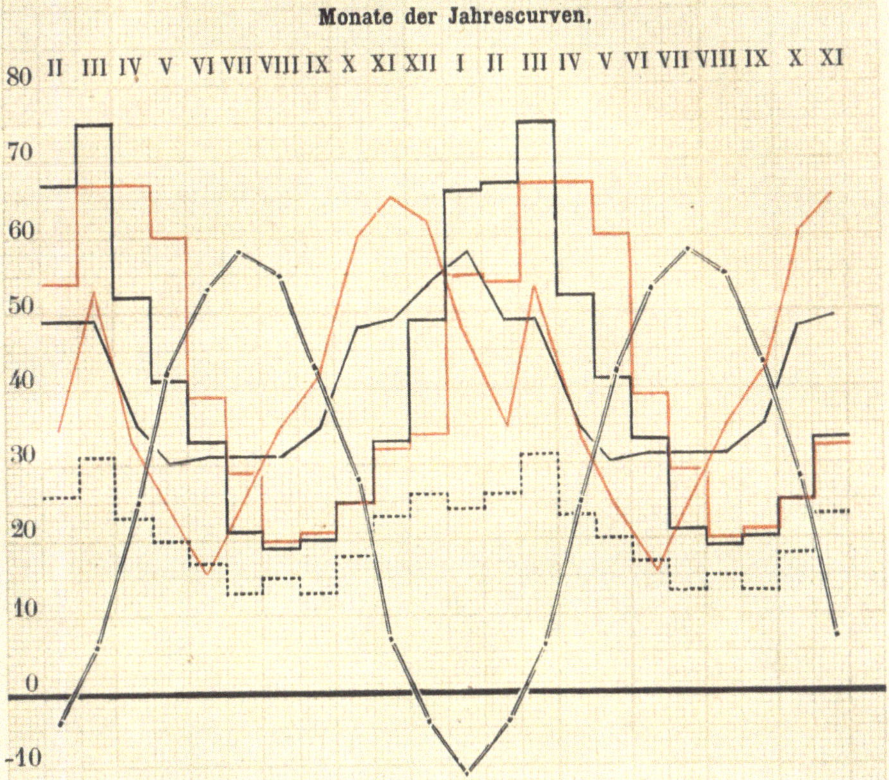

Tab. XVII. — Das Absteigen der Krankheiten der Athmungsorgane nach der Münchener Statistik.

Mittlerer Gang der Erkrankungen an Angina catarrhalis, Bronchitis und Pneumonie, im Krankenhause l. d. Isar in München, und der Sterbfälle an Croup und Diphtherie, nach den Berichten von Dr Frank.

Diphtheriecurve } 1865-1875.
Croupcurve

Curve der Bronchitis }
» Pneumonie } 1863-1875 incl., 1868 fehlt.
» Angina catarrhalis }

2 ½mm = 1% der Erkrankungen an Ang. cat. 5mm = 1% aller anderen Erkrankungen, resp. Sterbfälle.

Mittlere Temperatur von München, 1mm = 0,3° C.

Beiblatt 12.

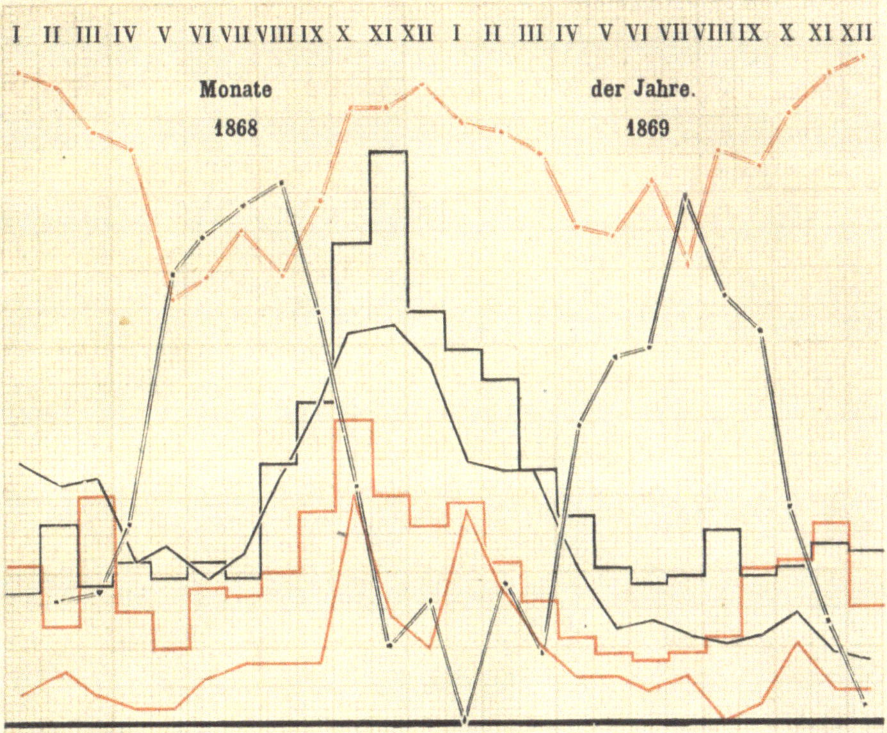

Tab. XVIII. — Die Diphtherie-Epidemieen des Jahres 1868. 1869.

Sterbfälle an Croup und Diphtheritis in Berlin, 1mm = 4 Sterbfälle.

» » in München, 1mm = 1 Sterbfall.

» » in Augsburg, 2mm = 1 Sterbfall.

Erkrankungen an Croup und Diphtheritis in Mittelfranken,
1mm = 10 Erkrankungen.

Die Berlinercurve nach Albu, Jahrb. für Kinderkrankh; die Münchener und Augsburger, nach den Berichten im bayr. ärztl. Intelligenzblatt; die mittelfränkische Curve, nach der Zusammenstellung von Mair, ebendaselbst.

Mittlere Temperatur, 1mm = 0,3 %.

Mittlerer Feuchtigkeitsgehalt der Luft, 1mm = 1 %.
Beide in den betr. Monaten zu Berlin, nach Dove.

Beiblatt 13.

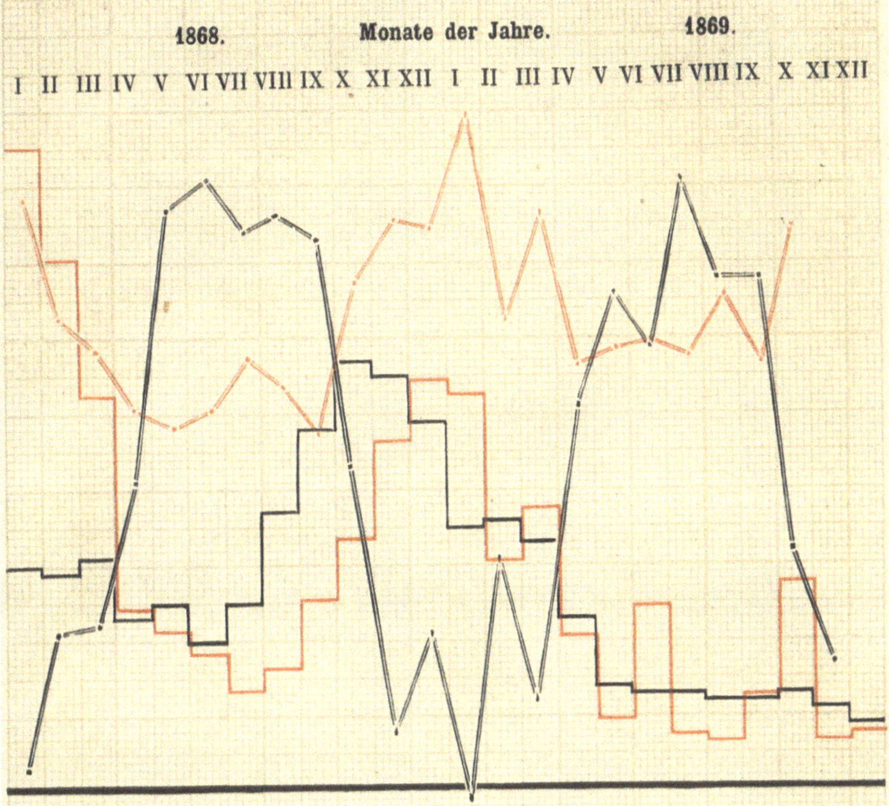

Tab. XIX. — 5220 Erkrankungen an Diphtherie, 939 an Croup, im Jahre 1868 und 1869 in Mittelfranken.

Nach den Berichten der mittelfränkischen Aerzte, bayr. ärztl. Intelligenzblatt 1869 und 1870.

Erkrankungen an Diphtherie, 1 mm = 8 Erkrankungen.

» an Croup, 1 mm = 3 Erkrankungen.

Mittlere Temperatur in München, 1 mm = 0,3° C.

Mittlerer Feuchtigkeitsgehalt in München, 1 mm = 1 %.

In den betr. Monaten, 2 Uhr Nachmittags, nach den Angaben der Münchener Sternwarte berechnet.

Beiblatt 14.

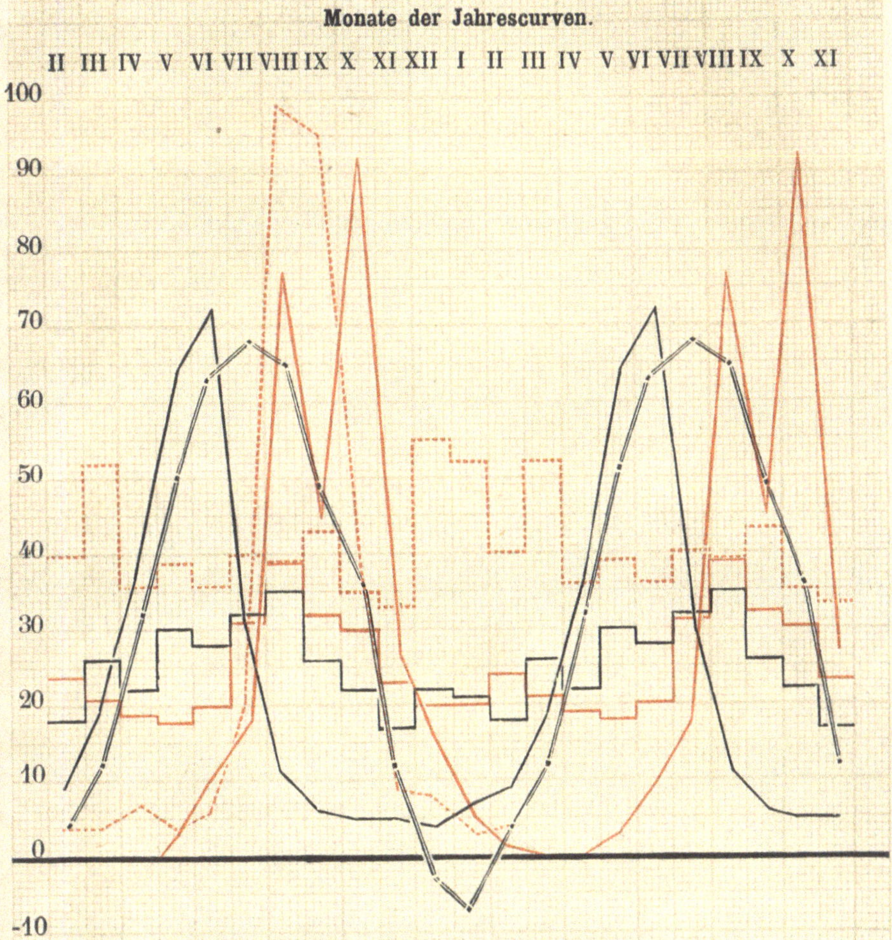

Tab. XX. — Das Absteigen der Krankheiten der Digestionsorgane.

Nach der Morbiditätsstatistik des allgemeinen Krankenhauses zu Wien, 1846-1855, Haller, die Volkskrankheiten, 1860.

Mittlere Temperatur in Wien, 1846-1855. 1 mm = 0,3° C.

Mittlerer Gang des Scorbut, 989 Erkrankungen.

» » Cholera, 2825 »

» » Magencatarrh, 7506 Erkrankungen.

» » Darmcatarrh, 3985 »

» » Typhus, 12,105 Erkrankungen.

Mittlere Sterblichkeit an Ruhr in Strassburg, 1819-1870, 1070 Sterbfälle.

5 mm = 1 % der Erkrankungen an Typhus; 3 mm = 1 % aller übrigen Erkrankungen und der Sterbfälle an Ruhr.

Beiblatt 15.

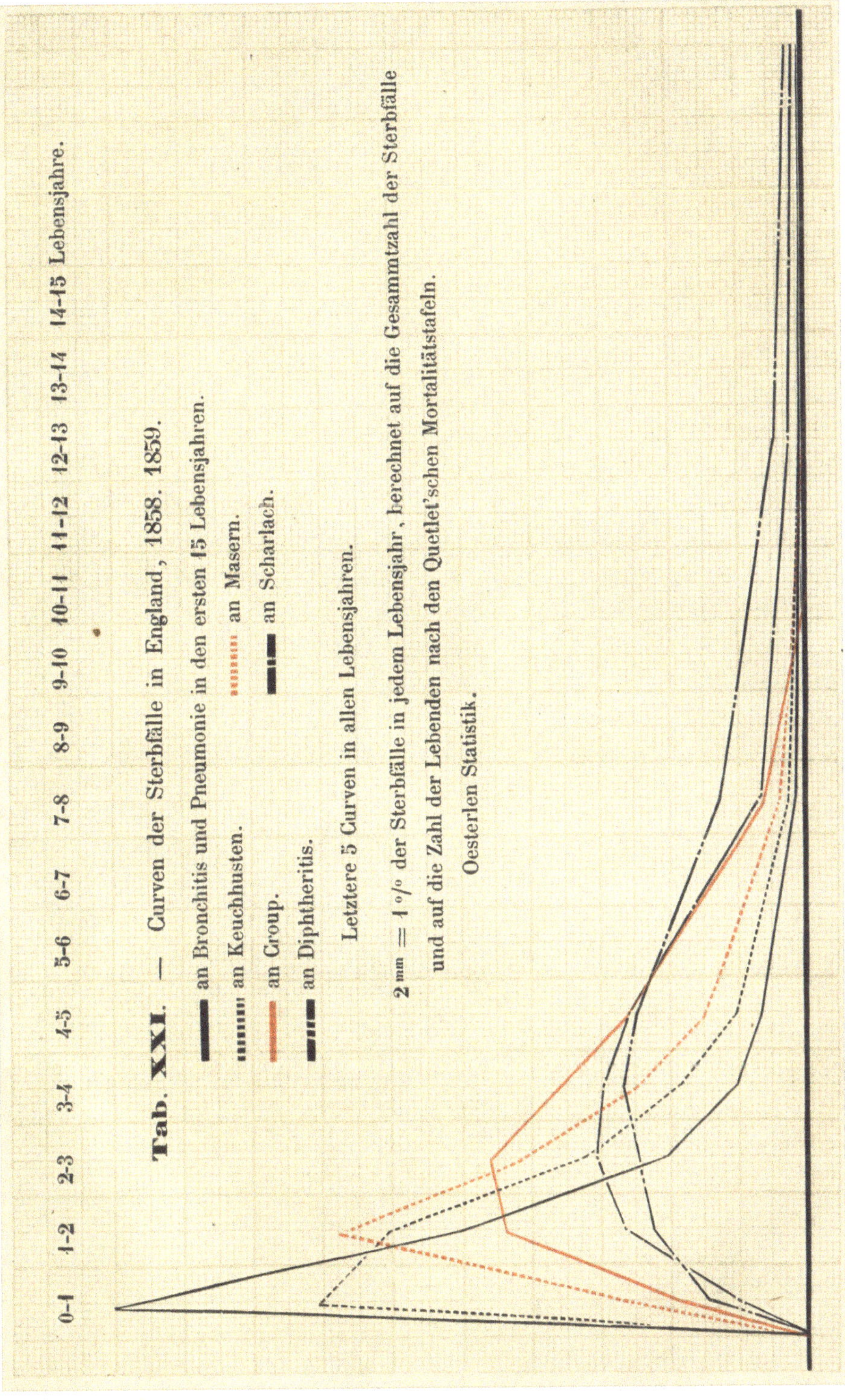

0-1
1-2
2-3
3-4
4-5
5-6
6-7
7-8
8-9
9-10
10-11
11-12
12-13
13-14
14-15 Lebensjahre.
Tab. XXI. — Curven der Sterbfälle in England, 1858. 1859.
an Bronchitis und Pneumonie in den ersten 15 Lebensjahren.
an Keuchhusten.
an Masern.
an Group.
an Scharlach.
an Diphtheritis.
Letztere 5 Curven in allen Lebensjahren.
2 mm = 1 % der Sterbfälle in jedem Lebensjahr, berechnet auf die Gesammtzahl der Sterbfälle
und auf die Zahl der Lebenden nach den Quetlet'schen Mortalitätstafeln.
Oesterlen Statistik.

Beiblatt 16.

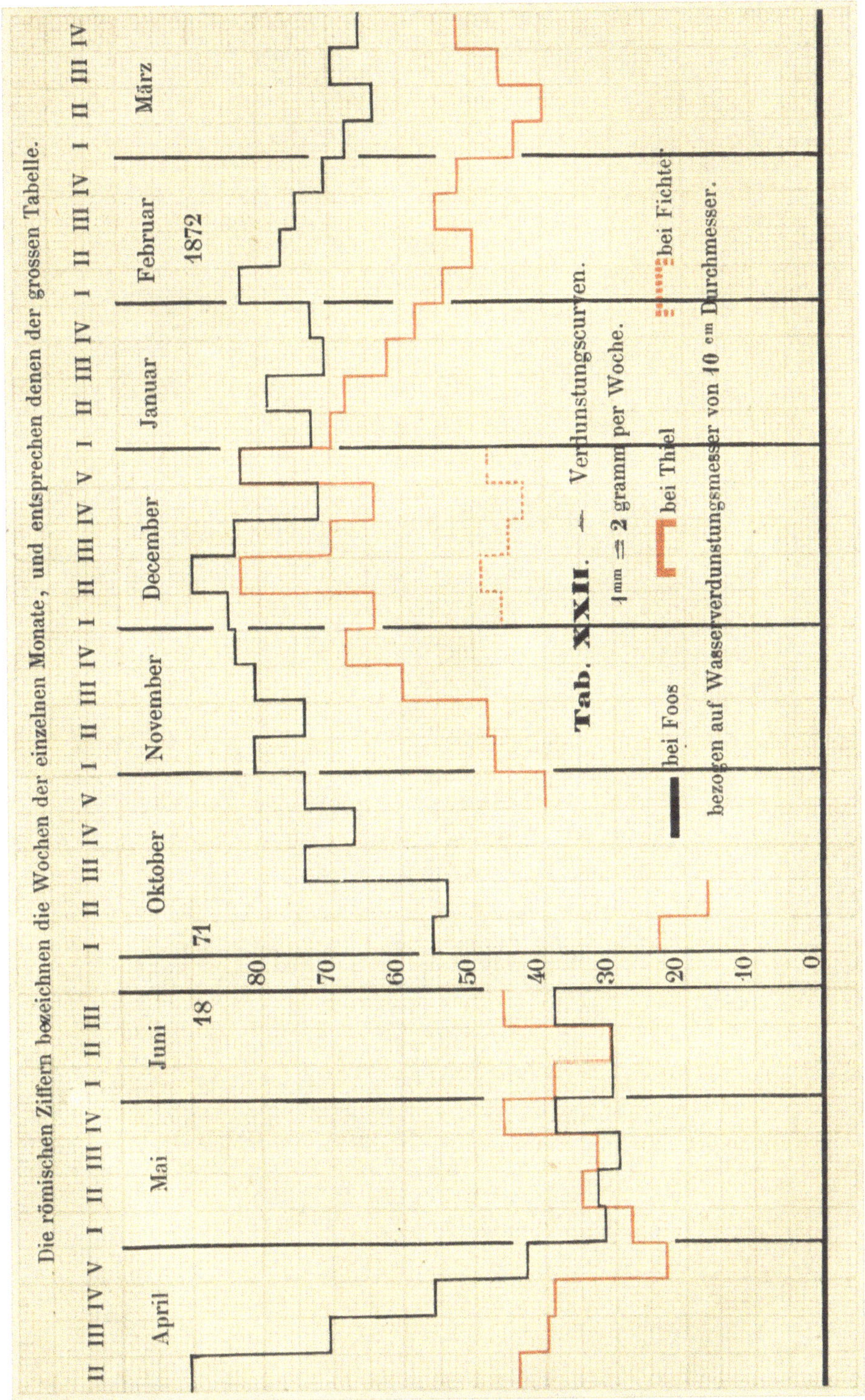
Die römischen Ziffern bezeichnen die Wochen der einzelnen Monate, und entsprechen denen der grossen Tabelle.
April
Mai
Juni
18
71
Oktober
November
December
Januar
Februar
1872
März
80
70
60
50
40
30
20
10
0
Tab. XXII. — Verdunstungscurven.
1mm = 2 gramm per Woche.
bei Foos
bei Thiel
bei Fichte
bezogen auf Wasserverdunstungsmesser von 10 cm Durchmesser.

Beiblatt 17.

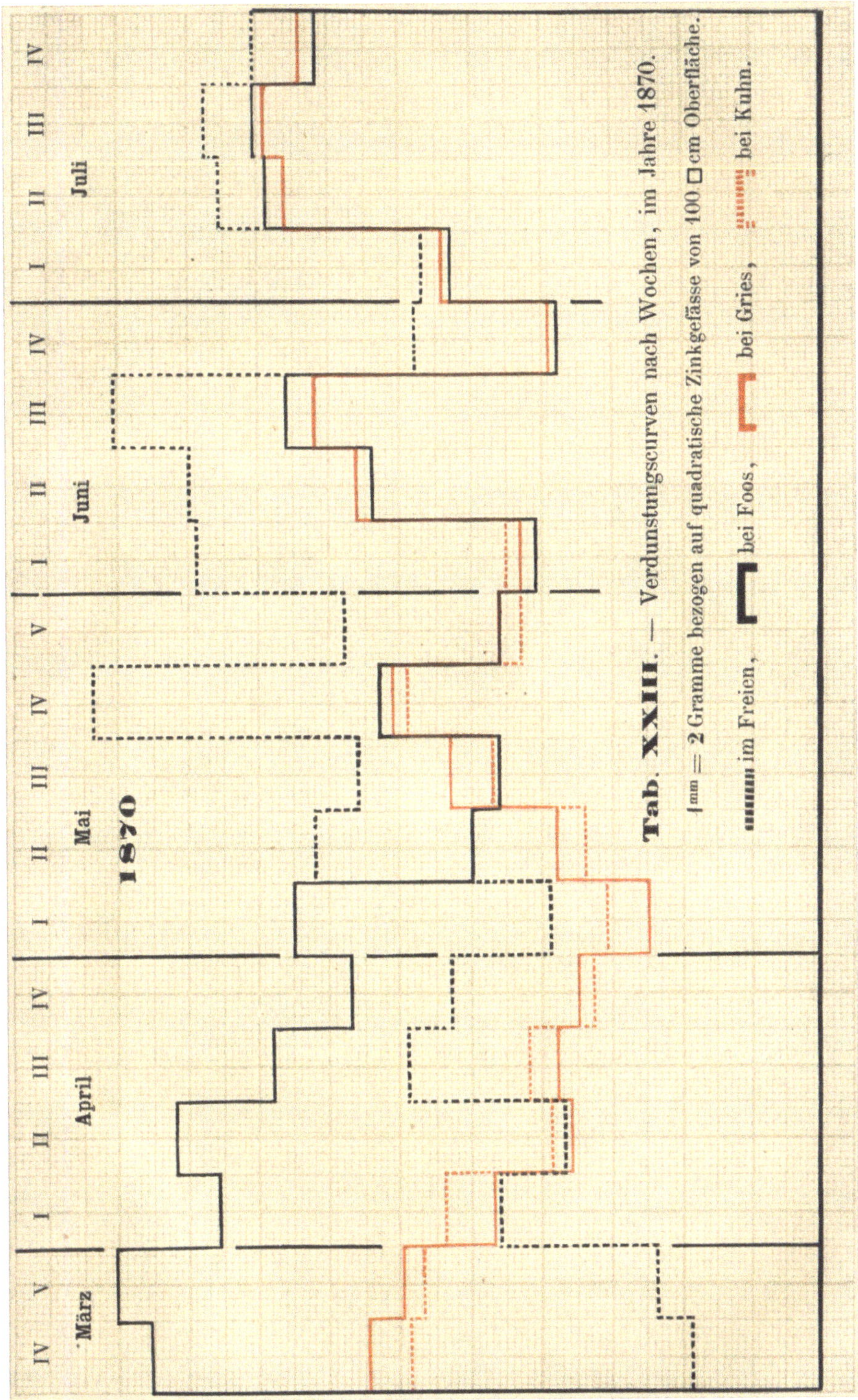

Tab. XXIII. — Verdunstungscurven nach Wochen, im Jahre 1870.

1mm = 2 Gramme bezogen auf quadratische Zinkgefässe von 100 □cm Oberfläche.

im Freien, bei Foos, bei Gries, bei Kuhn.

Beiblatt 18.

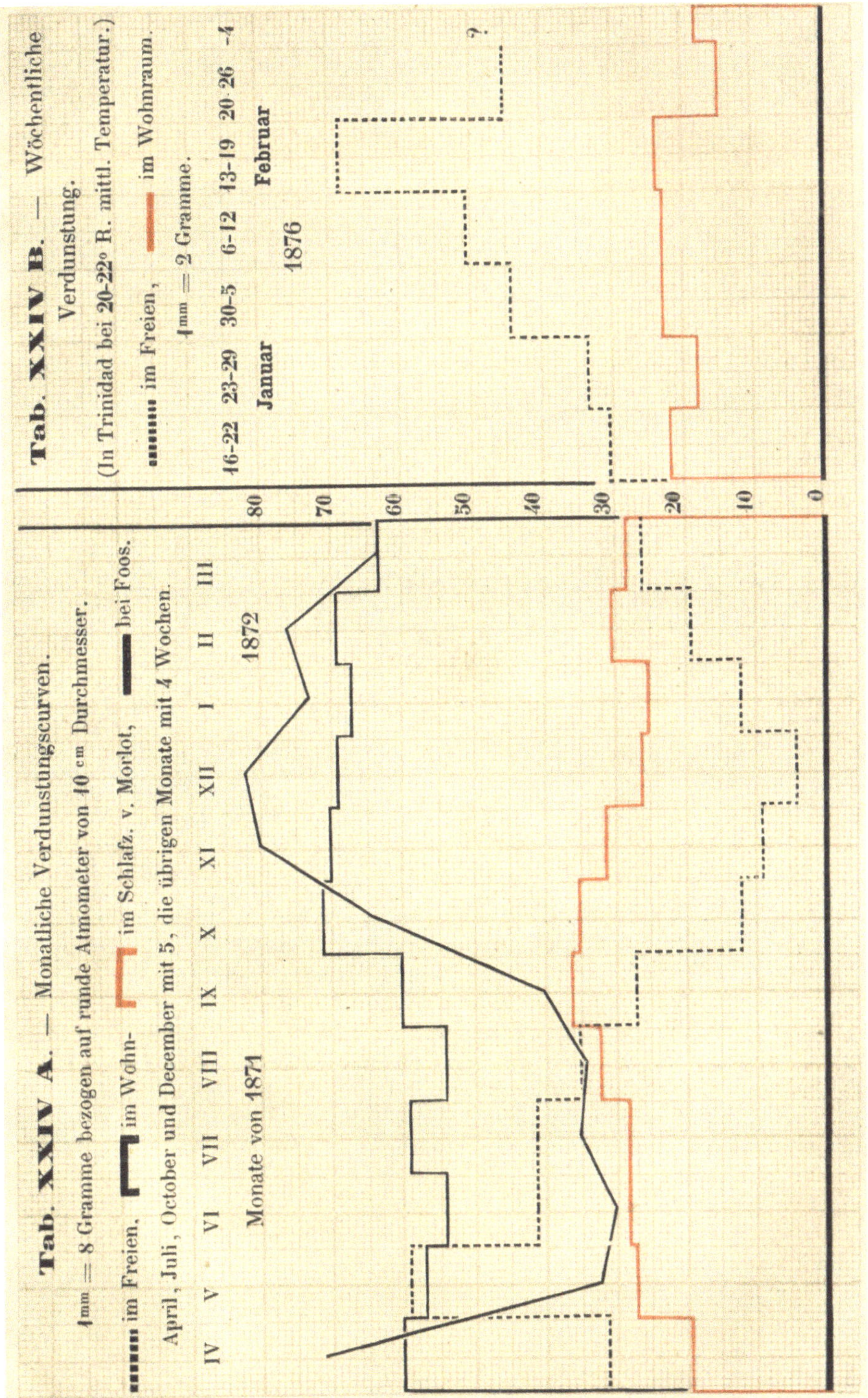
Tab. XXIV A. — Monatliche Verdunstungscurven.
1mm = 8 Gramme bezogen auf runde Atmometer von 40 cm Durchmesser.
im Freien, im Wohn- im Schlafz. v. Morlot, bei Foos.
April, Juli, October und December mit 5, die übrigen Monate mit 4 Wochen.
IV V VI VII VIII IX X XI XII I II III
Monate von 1871
1872
Tab. XXIV B. — Wöchentliche Verdunstung.
(In Trinidad bei 20-22° R. mittl. Temperatur.)
im Freien, im Wohnraum.
1mm = 2 Gramme.
16-22 23-29 30-5 6-12 13-19 20-26 -4
Januar
1876
Februar
?
80 70 60 50 40 30 20 10 0

Beiblatt 19.

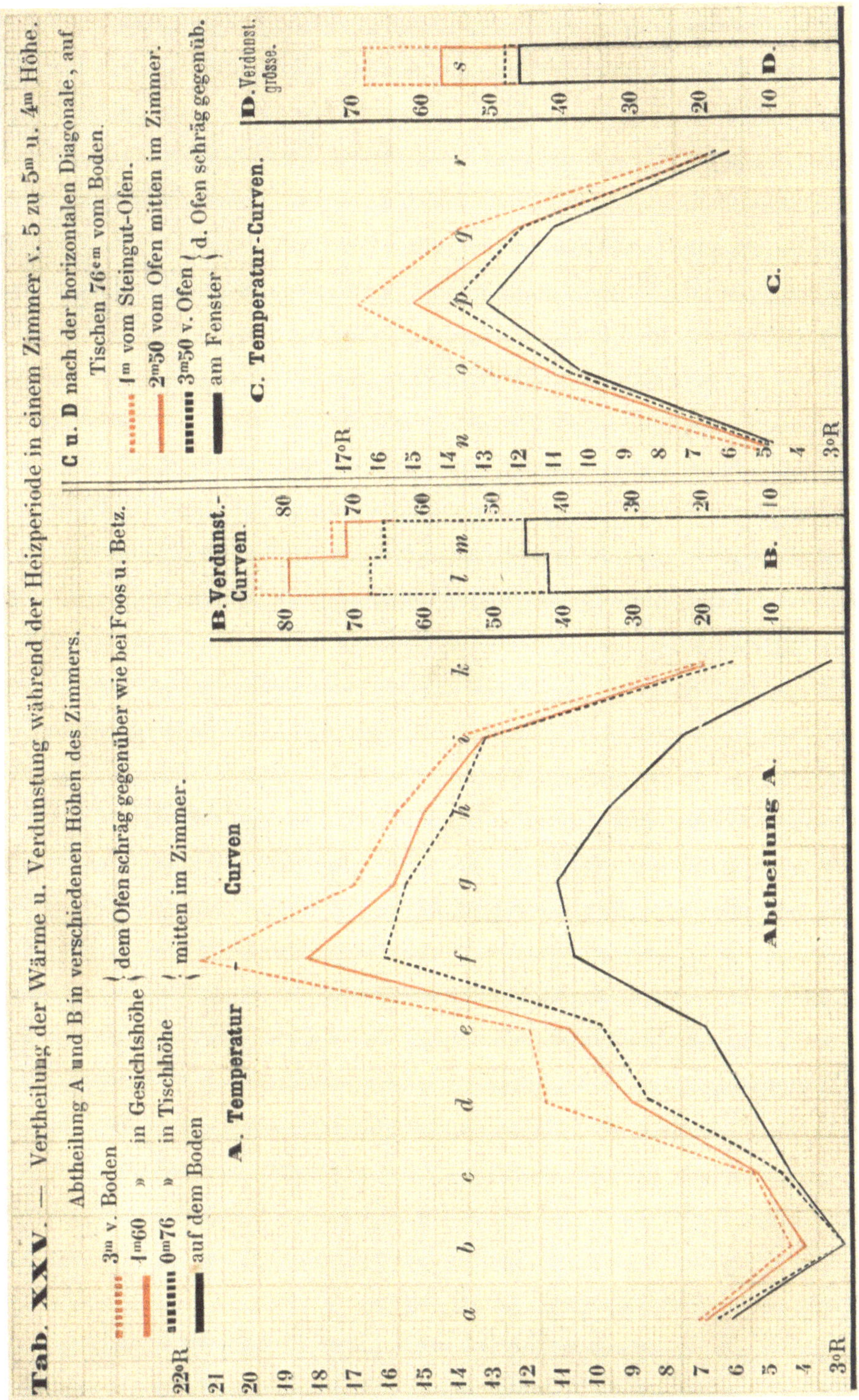
Tab. XXV. — Vertheilung der Wärme u. Verdunstung während der Heizperiode in einem Zimmer v. 5 zu 5m u. 4m Höhe.
Abtheilung A und B in verschiedenen Höhen des Zimmers.
3m v. Boden
1m60 » in Gesichtshöhe
0m76 » in Tischhöhe
auf dem Boden
dem Ofen schräg gegenüber wie bei Foos u. Betz.
mitten im Zimmer.
A. Temperatur Curven
Abtheilung A.
B. Verdunst.-Curven
B.
C u. D nach der horizontalen Diagonale, auf Tischen 76cm vom Boden.
1m vom Steingut-Ofen.
2m50 vom Ofen mitten im Zimmer.
3m50 v. Ofen
am Fenster
d. Ofen schräg gegenüb.
C. Temperatur-Curven.
C.
D. Verdunst. grösse.
D.

Beiblatt 20.

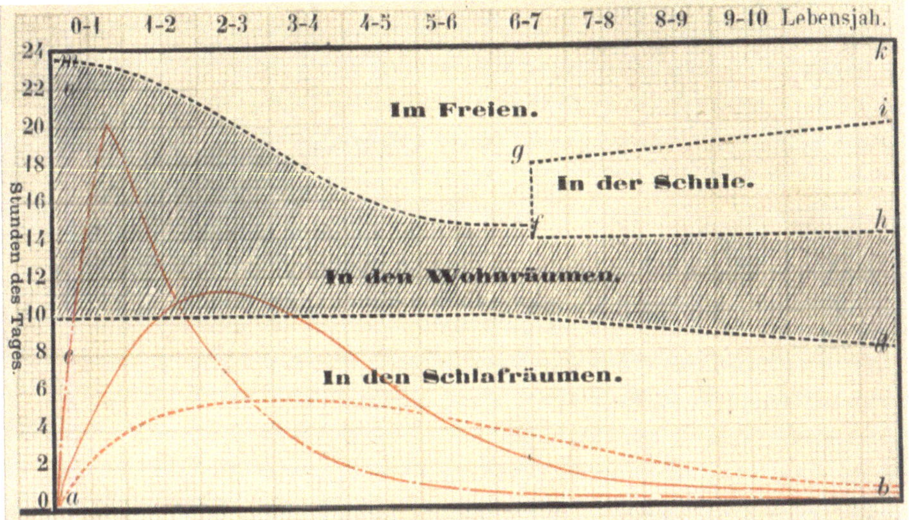

Tab. XXVI A. — Schematische Darstellung der mittleren Zeit, welche die Kinder von der Geburt bis zum 14. Lebensjahr während eines Wintertages unseres Climas im Freien und unter Dach verbringen.

Die Curven der Mortalität an Bronchitis-Pneumonie ▬ · ▬, Croup ▬▬, Diphtheritis ┈┈┈ sind in rother Farbe eingezeichnet, u. sind identisch mit Tab. II, Beibl. I.

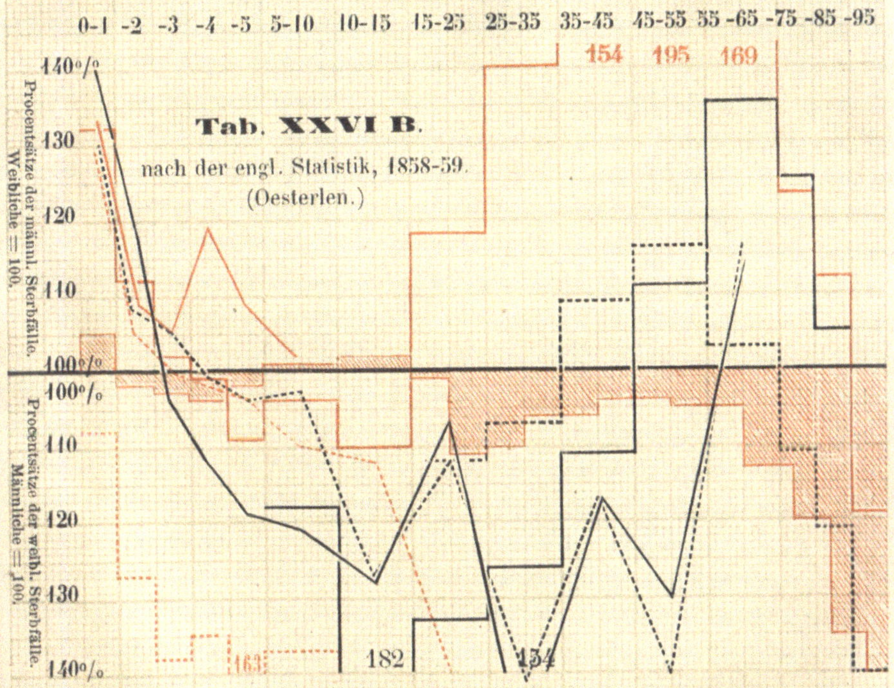

Curven der Pneumonie, Bronchitis, Phthisis, Diphtheritis, Croup, Scharlach, Masern, Keuchhusten.

Curve der in den betr. Altersclasse Lebenden.

Beiblatt 21.

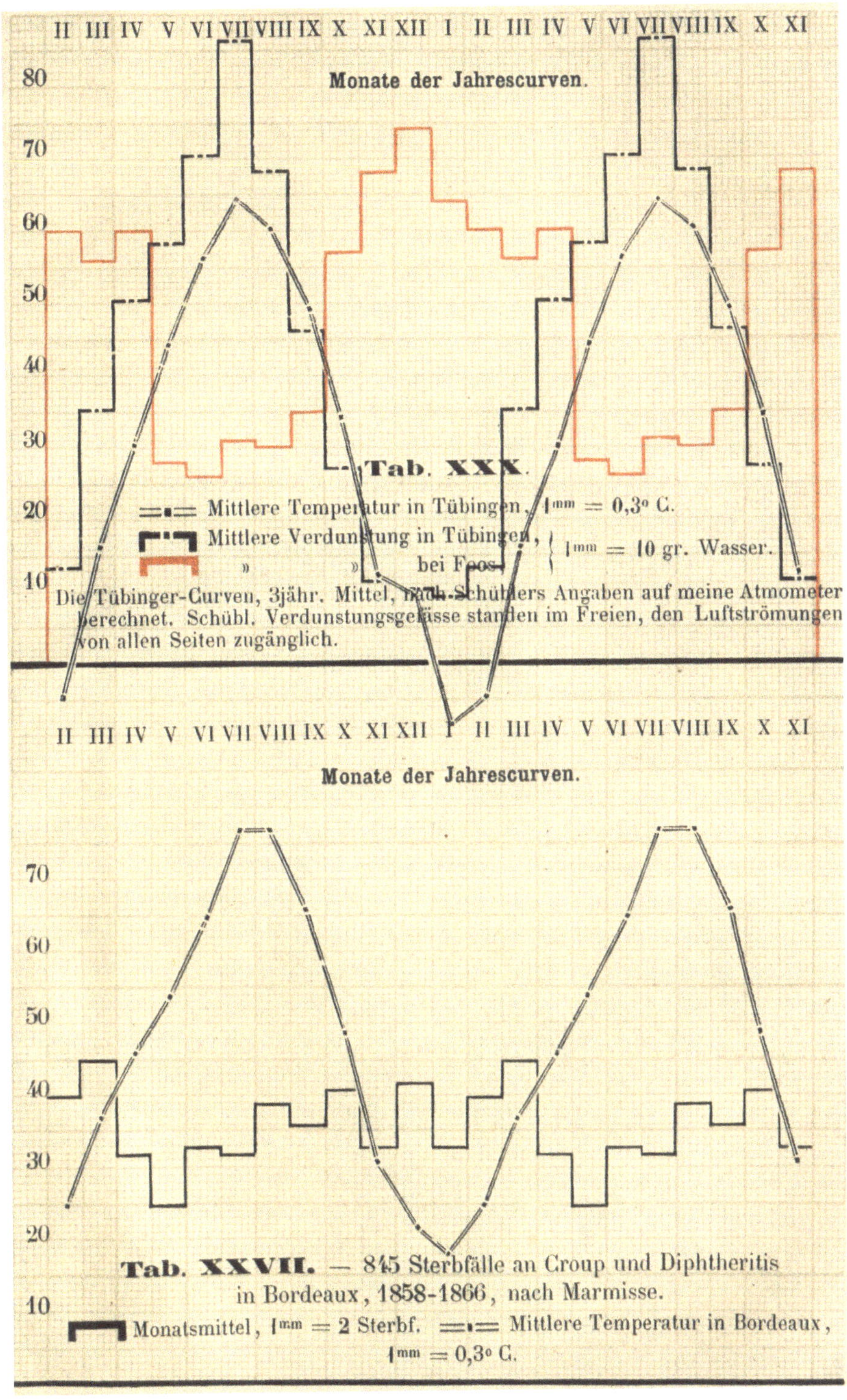
Monate der Jahrescurven.
Tab. XXX.
Mittlere Temperatur in Tübingen, 1mm = 0,3° C.
Mittlere Verdunstung in Tübingen,
» » bei Foos,
1mm = 10 gr. Wasser.
Die Tübinger-Curven, 3jähr. Mittel, nach Schüblers Angaben auf meine Atmometer berechnet. Schübl. Verdunstungsgefässe standen im Freien, den Luftströmungen von allen Seiten zugänglich.
Monate der Jahrescurven.
Tab. XXVII. — 845 Sterbfälle an Croup und Diphtheritis in Bordeaux, 1858-1866, nach Marmisse.
Monatsmittel, 1mm = 2 Sterbf.
Mittlere Temperatur in Bordeaux, 1mm = 0,3° C.

Beiblatt 22.

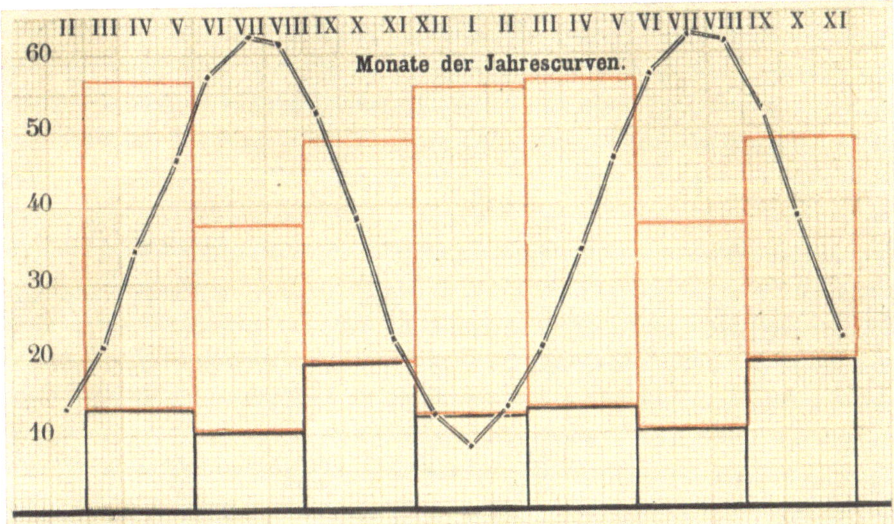

Tab. XXVIII. — ═╪═ Mittlere Temperatur in Paris, 1 mm = 0,3° C.

▭ Erkrankungen an Diphtheritis des Pharynx (Diphthérie restée localisée à l'arrière-bouche).

▭ Erkrankungen an diphtherischem Croup (Diphthérie propagée aux voies aériennes).

Nach Roger u. Peter im Dict. encycl. des sciences méd., 1866, p. 17. Die Angaben beziehen sich auf das Hôpital des Enfants und das Jahr 1858, und sind nach Jahreszeiten gegeben. Die Verfasser fügen hinzu : les résultats comparés des années 1859. 1860 donnent des conclusions identiques.

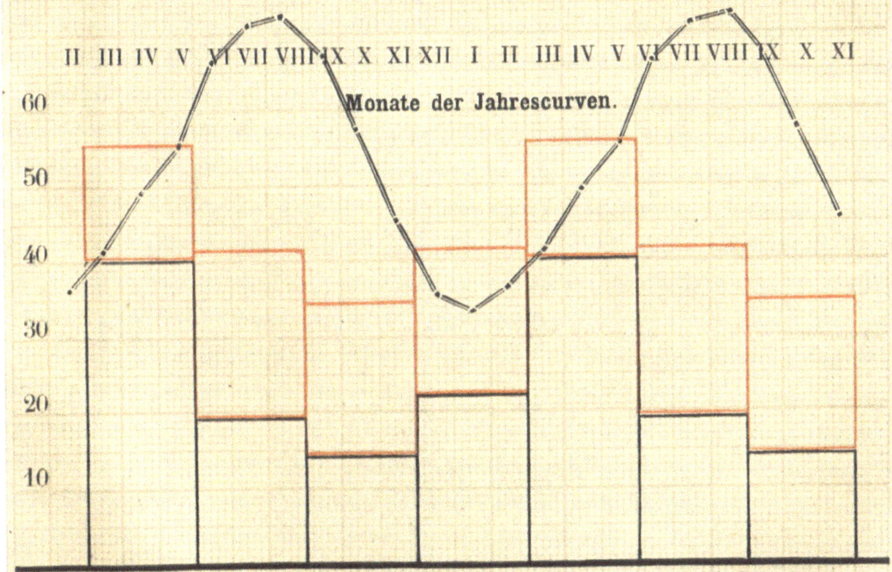

Tab. XXIX. — Diphth.-Epidemieen in Lissabon, 1857-1859, n. Barbosa.

═╪═ Mittlere Temperatur daselbst, 1 mm = 0,3° C.

▭ Sterbfälle an Diphth. des Pharynx, ▭ an diphth. Croup n. Jahreszeiten.

Beiblatt 23.

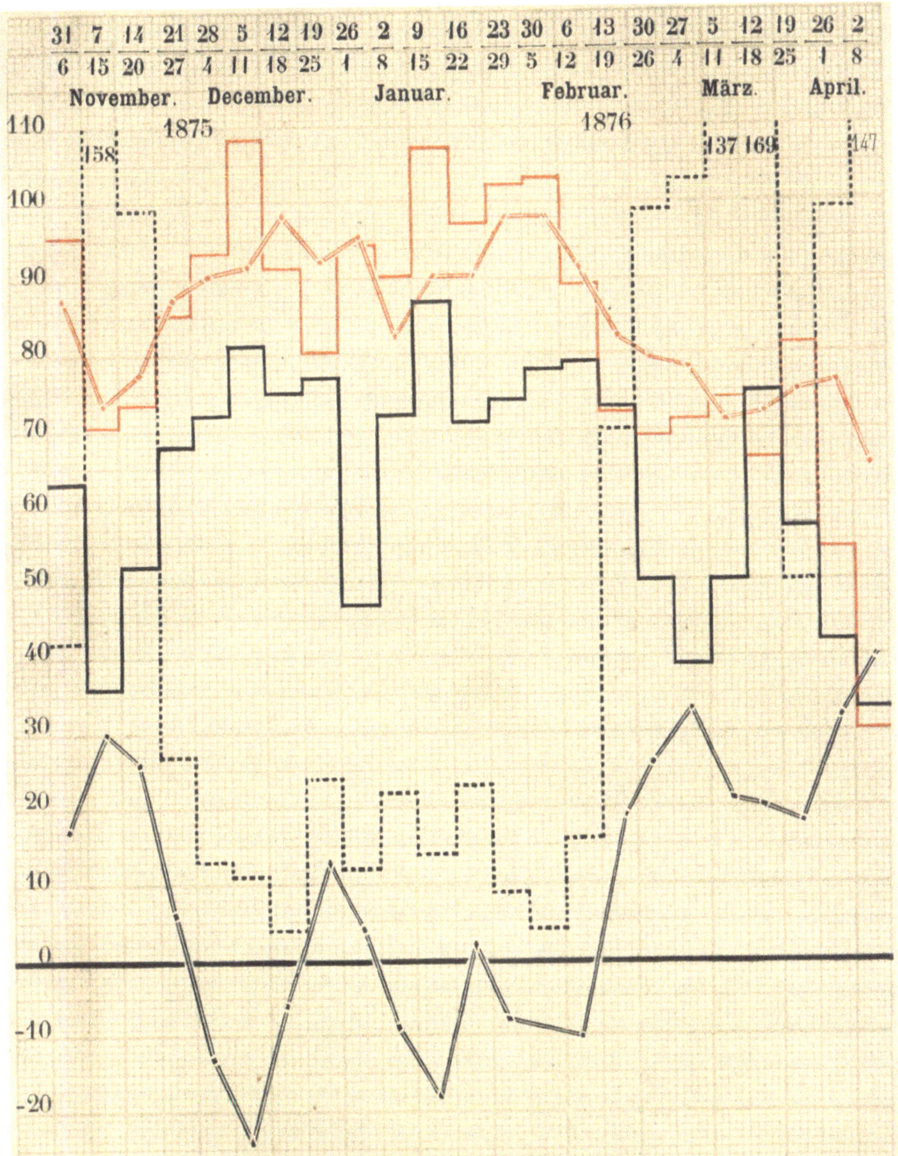

Tab. XXXI.

Mittlere Wochentemperatur in Strassburg, 1mm = 0,3° C.

Mittlerer Feuchtigkeitsgehalt der Luft in %. 1mm = 1 % nach den Angaben der meteorologischen Station der hiesigen Universität.

Verdunstung im Freien
in einem Büreau bei Z
im Wohnraum von S
} 1mm = 1 Gr. Wasser. Verdunstungsmesser von 10 cm Durchmesser.

Beiblatt 24.

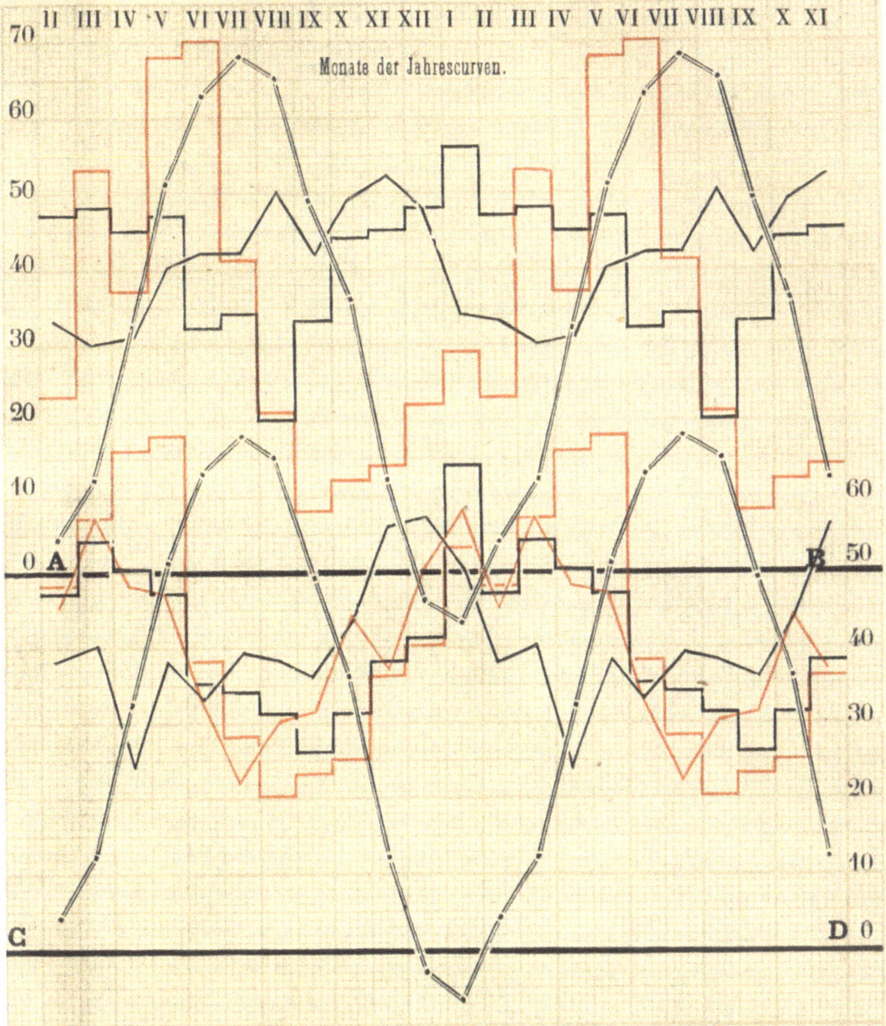

Tab. XXXII. — Die Curven der acuten Exantheme in vergleichende Verbindung mit denen der Respirationsorgane gebracht, nach der Wiener Statistik.

==•== Mittlere Temperatur in Wien, 1846-1855. 1mm = 0,3° C.

Von der Basis AB erheben sich die Monatscurven der acuten Exantheme:

der Blattern, des Scharlach, der Masern.

1 mm = 5 % von 4613 Erkrankungen an Blattern; = 4 % von 706 Erkrankungen an Masern; = 5 % von 1483 Sterbfällen an Scharlach.

Von der Basis CD erheben sich die Monatscurven der Respirationskrankheiten:

der Diphtheritis, Croup, Lungencatarrh, Pneumonie.

Letztere Curven sind identisch mit Tab. XVI, Beiblatt 10. Die Diphtheritis-, Croup- und Scharlach-Curven nach den Berichten des Wiener-Stadtphysikates 1871-1874 incl., die andern Curven nach Haller, die Volkskrankheiten 1860.

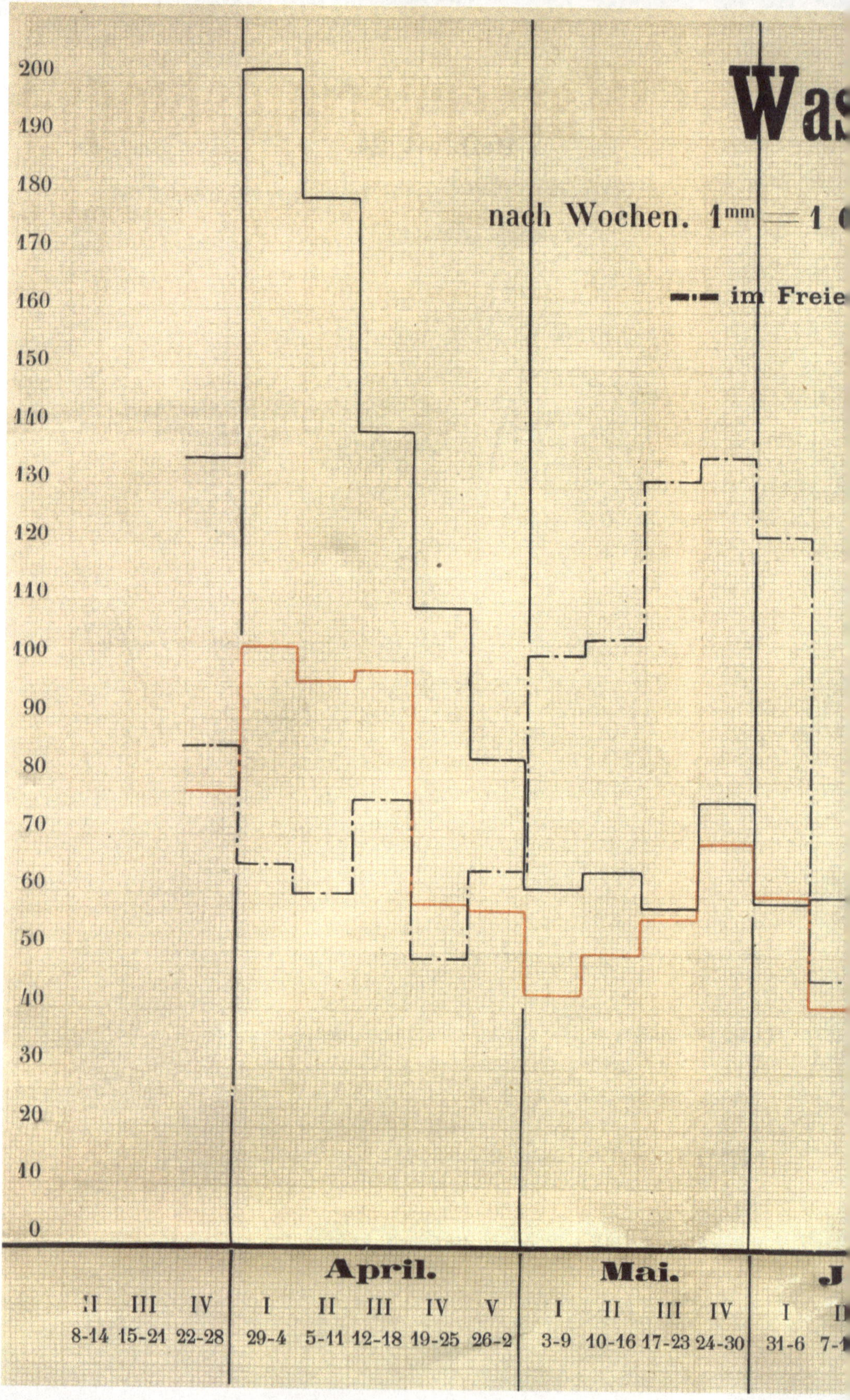

Was
nach Wochen. 1mm = 1
im Freie
200
190
180
170
160
150
140
130
120
110
100
90
80
70
60
50
40
30
20
10
0
April.
Mai.
J
II III IV
8-14 15-21 22-28
I II III IV V
29-4 5-11 12-18 19-25 26-2
I II III IV
3-9 10-16 17-23 24-30
I
31-6

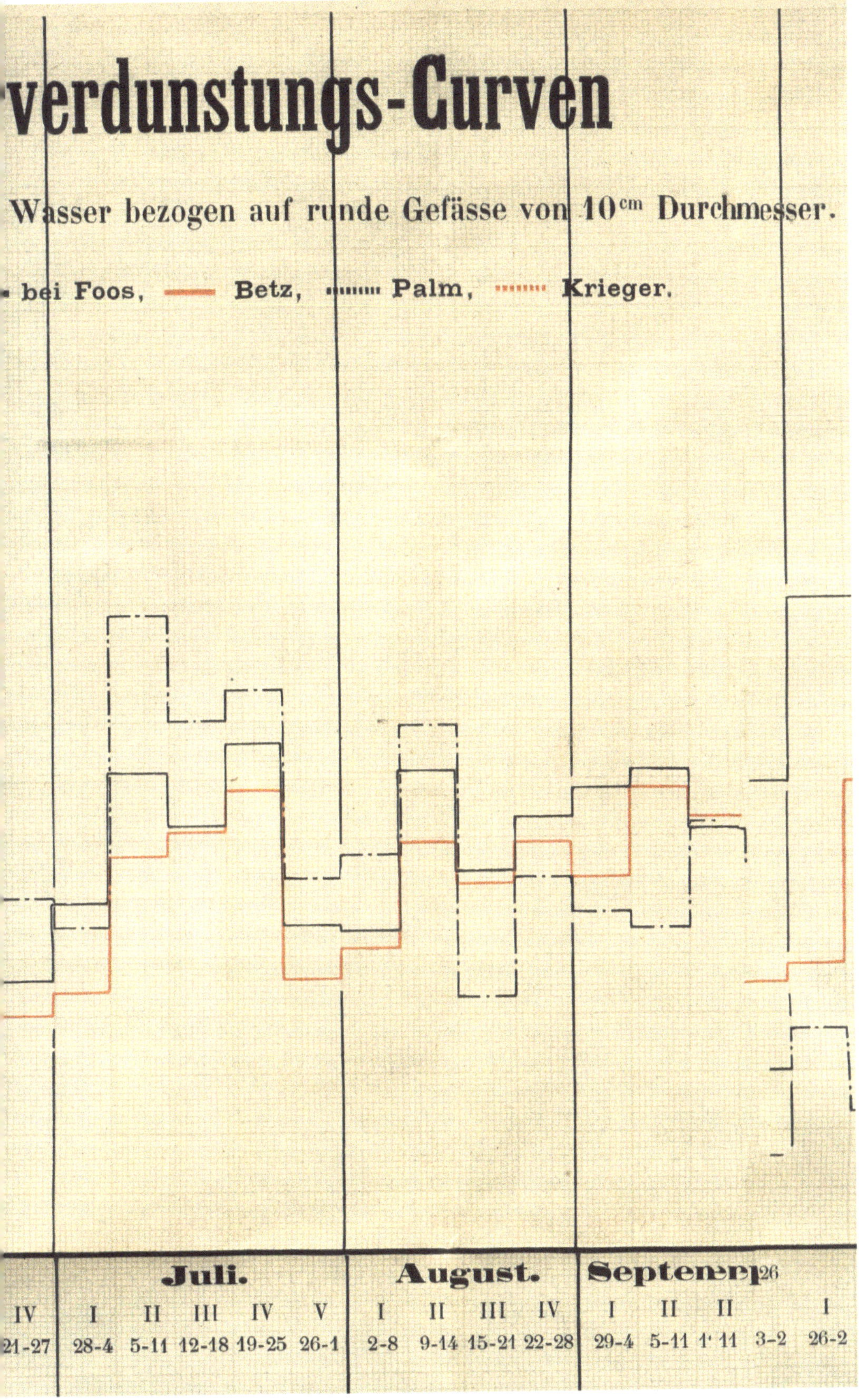
verdunstungs-Curven
Wasser bezogen auf runde Gefässe von 10cm Durchmesser.
bei Foos, Betz, Palm, Krieger.
Juli.
August.
September
IV I II III IV V I II III IV I II II I
21-27 28-4 5-11 12-18 19-25 26-1 2-8 9-14 15-21 22-28 29-4 5-11 1-11 3-2 26-2

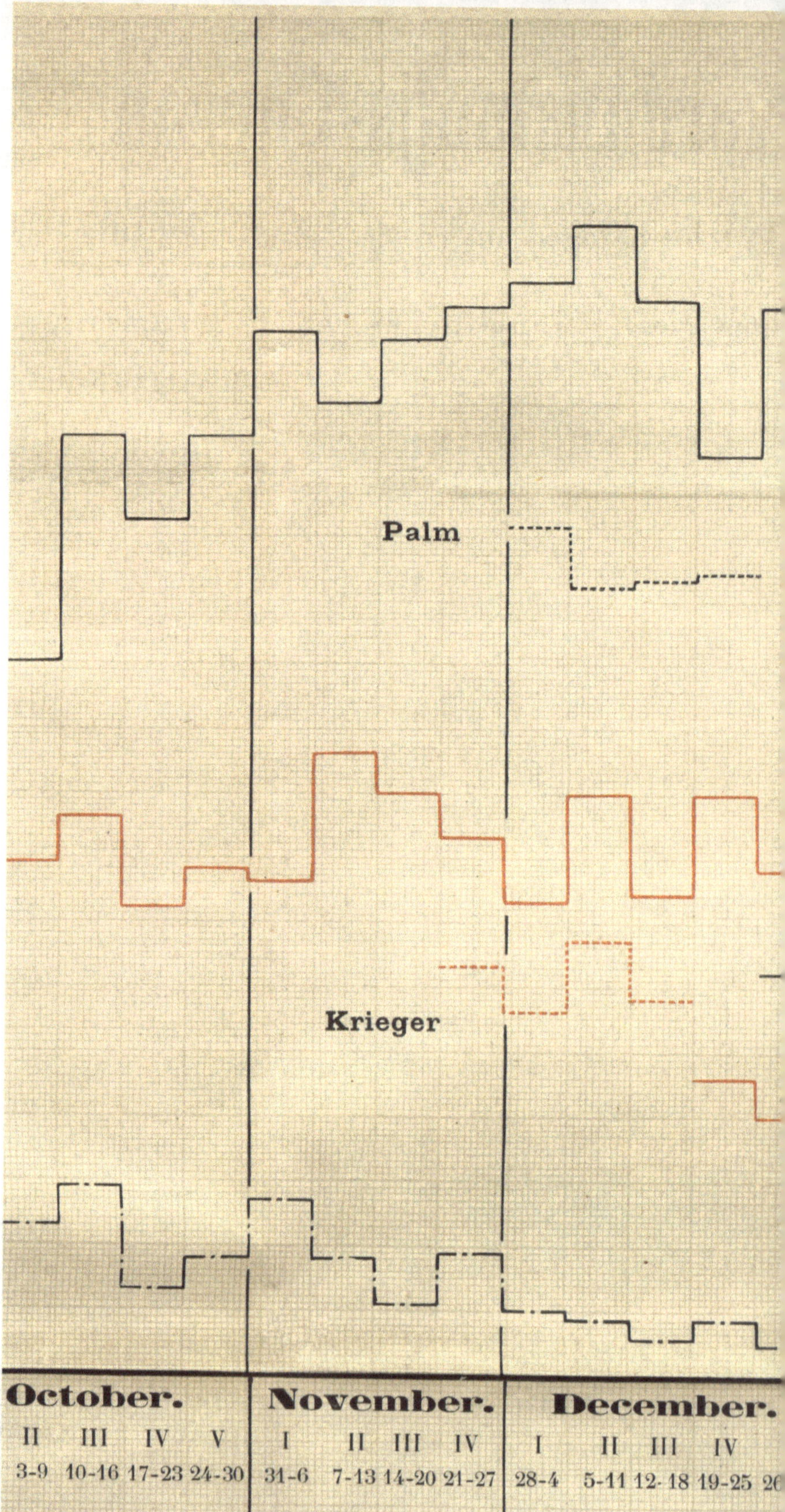

Palm
Krieger
October.
II III IV V
3-9 10-16 17-23 24-30
November.
I II III IV
31-6 7-13 14-20 21-27
December.
I II III IV
28-4 5-11 12-18 19-25

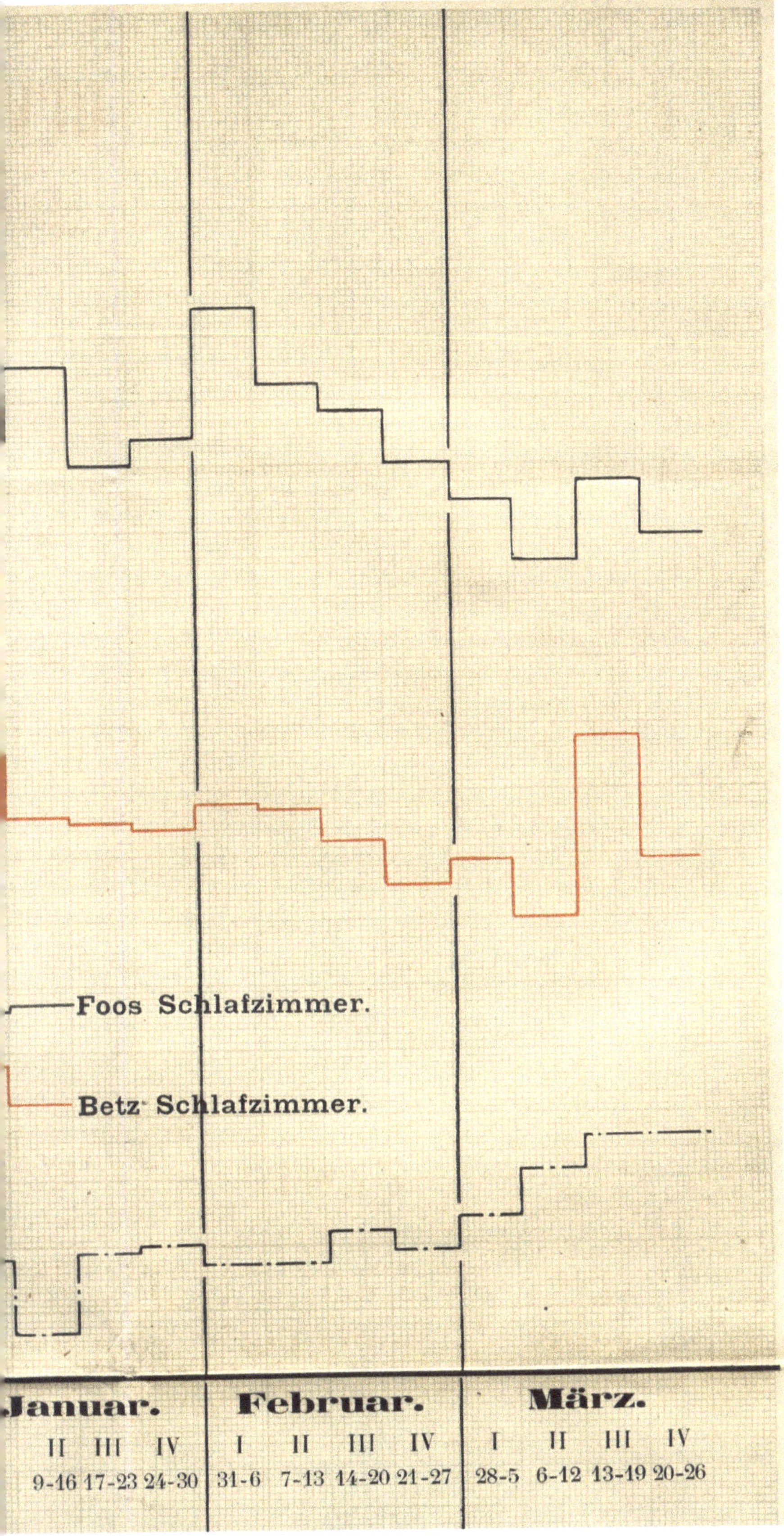

Foos Schlafzimmer.
Betz Schlafzimmer.
Januar.
Februar.
März.
II III IV I II III IV I II III IV
9-16 17-23 24-30 31-6 7-13 14-20 21-27 28-5 6-12 13-19 20-26

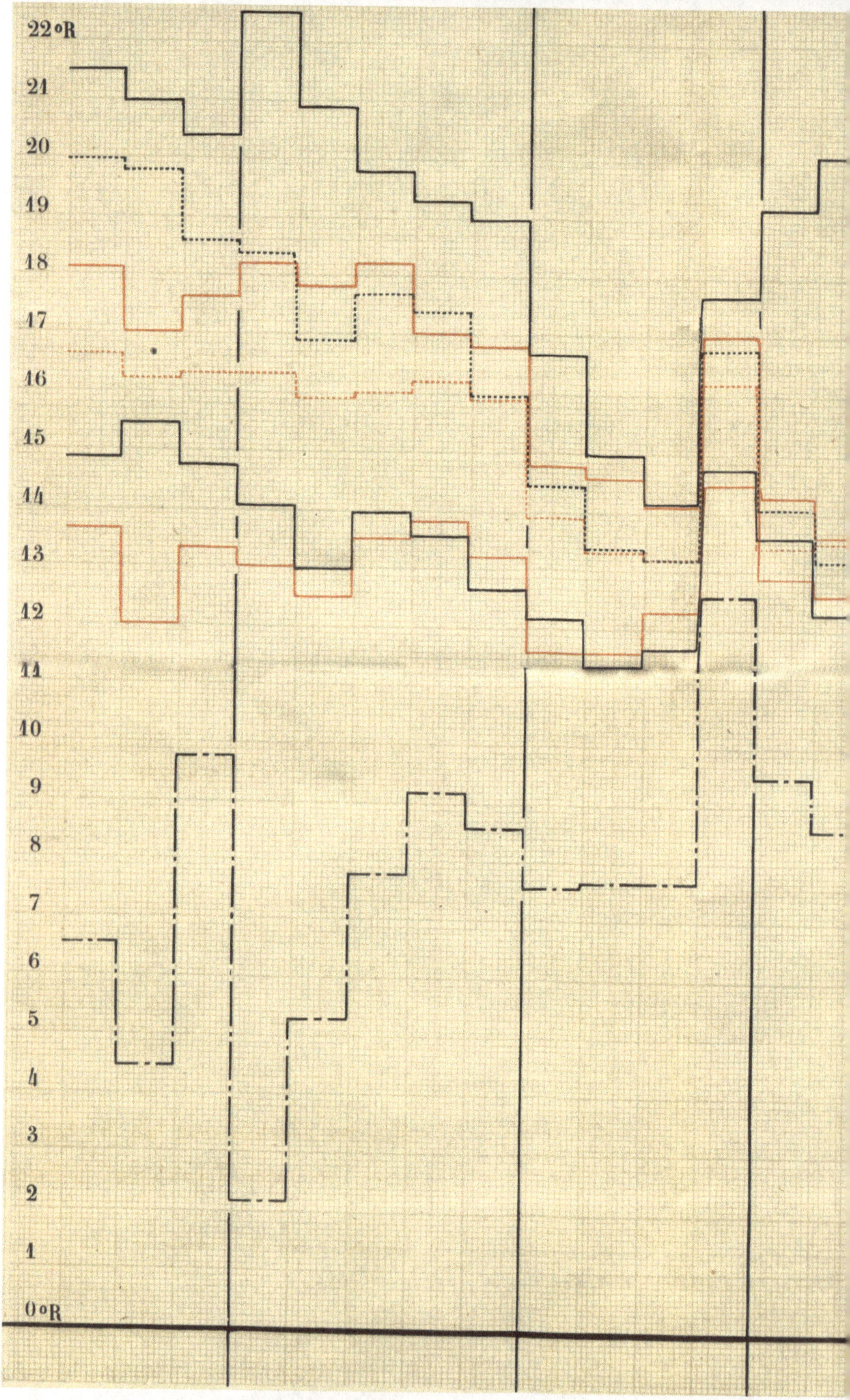
22 °R
21
20
19
18
17
16
15
14
13
12
11
10
9
8
7
6
5
4
3
2
1
0 °R

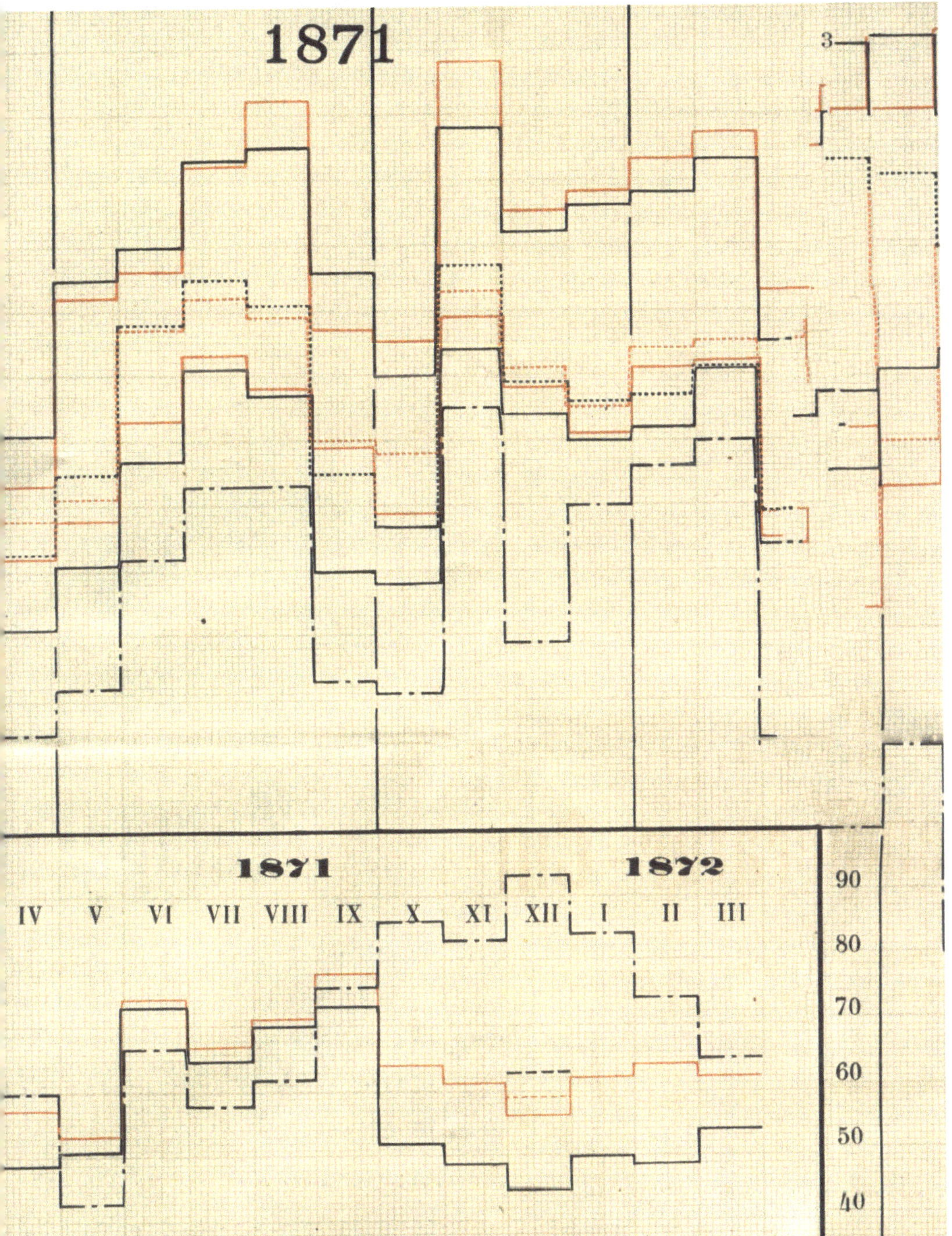

Mittlerer Feuchtigkeitsgehalt der Luft in den Stunden von 10-2 Uhr, nach Monaten und in Procenten. 1mm = 1 %

—·— im Freien, —— bei Foos, —— bei Betz, ······ bei Krieger, ······ bei Palm.

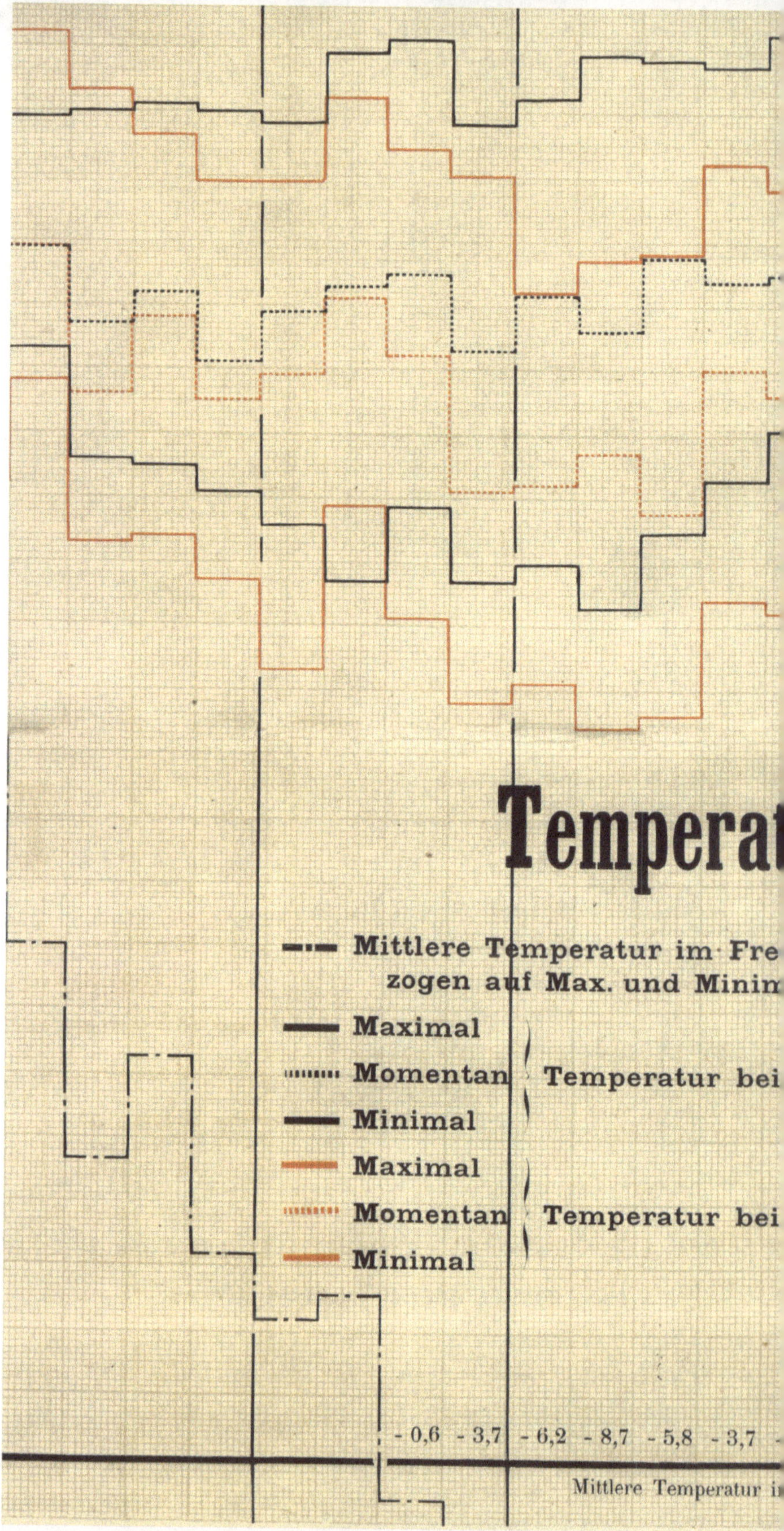
Temperat
Mittlere Temperatur im Fre
zogen auf Max. und Minim
Maximal
Momentan
Minimal
Temperatur bei
Maximal
Momentan
Minimal
Temperatur bei
- 0,6 - 3,7 - 6,2 - 8,7 - 5,8 - 3,7
Mittlere Temperatur i

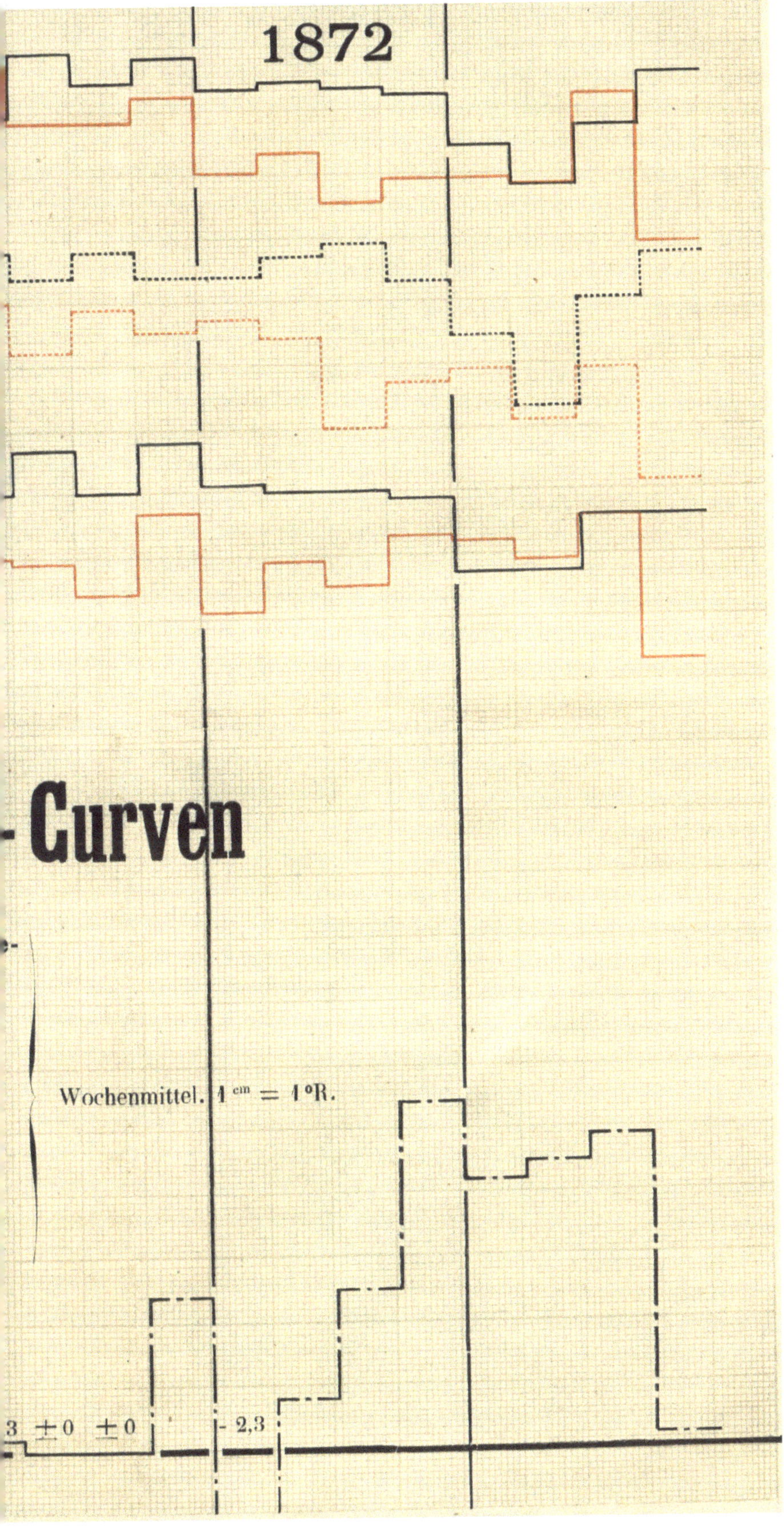
1872
-Curven
e-
Wochenmittel. 1 cm = 1 °R.
3 ±0 ±0
- 2,3

FSC
www.fsc.org
MIX
Papier | Fördert
gute Waldnutzung
FSC® C083411

Zeitfracht Medien GmbH
Ferdinand-Jühlke-Straße 7
99095 Erfurt, Deutschland
produktsicherheit@kolibri360.de